Emma Silverman

YOGA: DIE KLEINE ERLEUCHTUNG FÜR ZWISCHENDURCH

mosaik

Emma Silverman

YOGA: Die kleine Erleuchtung für zwischendurch

50 Übungsfolgen

Illustriert von Kerri Frail

Aus dem Amerikanischen
von Christina Raftery

mosaik

MIX
Papier aus verantwortungsvollen Quellen
FSC® C005833

Verlagsgruppe Random House FSC® N001967
Das für dieses Buch verwendete FSC®-zertifizierte
Papier *Maxioffset* von UPM liefert IGEPA.

Dieses Buch ist auch als E-Book erhältlich.

1. Auflage
Deutsche Erstausgabe März 2015

Originaltitel: The Joy of Yoga. Fifty sequences for Your home and Studio Practice
Originalverlag: Skyhorse Publishing, Inc., New York
Umschlaggestaltung: zeichenpool, München
Umschlagillustration: Kerri Frail
Redaktion: Christina Raftery
Illustrationen: Kerri Frail
Satz: Uhl + Massopust, Aalen
Druck und Bindung: Těšínská tiskárna, Český Těšín
Printed in the Czech Republic
CL · Herstellung: IH
ISBN 978-3-442-39280-3

www.mosaik-verlag.de

Ich widme dieses Buch meiner Familie – meinem Vater, meiner Mutter, Danny, Rachel und Jake.
Emma Silverman

Für meine Familie, allen voran meine Schwester, für ihre Geduld und Unterstützung während des gesamten Projekts.
Kerri Frail

Inhalt

Einleitung

Ich habe mir Yoga mithilfe eines Buches beigebracht. Damals war ich sieben Jahre alt, durfte nicht fernsehen und stöberte auf der Suche nach Unterhaltung im Bücherregal meiner Eltern. Das Buch, das schließlich meine Aufmerksamkeit auf sich zog, war *Das große illustrierte Yogabuch* von Swami Vishnudevananda. Sein blassoranger, an den Rändern sehr abgenutzter Umschlag zeigte einen friedvoll wirkenden Inder im Meditationssitz mit perfekt gekreuzten Beinen. Im Innenteil faszinierten mich die Fotos desselben Mannes, diesmal mit zurückgerollten Augen und ausgestreckter Zunge. Was mich jedoch überhaupt nicht mehr losließ, waren die vielen Abbildungen der verschiedenen Haltungen, oder *ASANAS* auf Sanskrit. Die zwölf Bilder, die den Sonnengruß A beschreiben, haben mein Leben verändert.

Das gleiche Buch, das ich aus dem Regal meiner Eltern stibitzte (Entschuldigung, Mama!), befindet sich heute in meiner eigenen Sammlung. Rückblickend kann ich kaum glauben, dass ich so viel Zeit mit diesem Werk verbrachte. Mit Ausnahme der Sonnengruß-Bilder bestand das Buch hauptsächlich aus Text und zeigte extrem fortgeschrittene Haltungen. Ich erinnere mich, wie ich eine beliebige Seite aufschlug und die Haltung sofort ausprobierte. Mein Glück war, dass ich sehr jung war. Würde ich das heute ohne Aufwärmen versuchen, würde ich mir wahrscheinlich mehrere Wirbel ausrenken.

YOGA – DIE KLEINE ERLEUCHTUNG FÜR ZWISCHENDURCH veranschaulicht 50 einfache Sequenzen, darunter Aufwärmübungen, die sich sowohl an absolute Einsteiger jeden Alters als auch an Yogalehrer richten. Verbindet man die Abbildungen der Haltungen zu einer Sequenz, erhält man eine komplette Yogastunde. Das Wunderbare an der Yogapraxis ist, dass sie die unterschiedlichsten physischen, psychischen und emotionalen Beschwerden lindern kann. Bei der Entwicklung dieser Sequenzen konzentrierte ich mich auf die Anliegen, die ich regelmäßig bei meinen Schülern beobachte – von steifen Hüften bis zu Liebeskummer. Ich bin mir sicher, dass auch Sie auf die Sequenz stoßen werden, die Sie heute und in genau diesem Moment brauchen können.

Die Benutzung dieses Buches ist einfach. Betrachten Sie das Inhaltsverzeichnis, finden Sie die passende Sequenz, schlagen Sie die entsprechende Seite auf und folgen Sie den Bildern. Alle Übungsfolgen enthalten Warm-ups, Yogastellungen und eine Entspannungsphase. Wenn Sie ein wenig unter Zeitdruck stehen – und wer ist das nicht? –, können Sie sich, falls es nicht anders angegeben ist, mit einem Atemzug pro Haltung durch die Sequenz bewegen. Wenn Sie die Praxis etwas ausdehnen möchten, können Sie die Positionen länger halten oder verschiedene Sequenzen miteinander kombinieren. Oder Sie verweilen am Schluss einfach ausgiebig in *Shavasana*, der Entspannungshaltung oder Totenstellung.

Dieses Buch eignet sich für ein siebenjähriges Kind, das im Wohnzimmer der Eltern herumstöbert und noch nie von Yoga gehört hat. Es eignet sich für die Oma, die seit den 1970er-Jahren Yoga nach Jane Fonda übt, aber nun etwas Unterstützung für ihre Gelenke braucht. Es richtet sich ebenfalls an den Power Yogi, der seinen Sonnengruß mit Liegestützen anreichert. Und es eignet sich genau für Sie – egal an welcher Stelle Ihres Lebens oder Ihrer Yogapraxis Sie sich gerade befinden mögen. Willkommen auf Ihrem ganz persönlichen Yogaweg!

Sonnengrüße

Die Ursprünge der Sonnengrüße (*Surya Namaskar*) sind nicht genau geklärt, ihre Allgegenwärtigkeit in modernen Yogastudios aber absolut erwiesen. Die Abfolge der hier gezeigten Haltungen wird in einem *Ashtanga* genannten Yogastil praktiziert. Aus ihm haben sich viele Variationen entwickelt, die ähnlich positive Wirkungen auf Gesundheit und Wohlbefinden haben.

Die folgenden beiden Sequenzen heben sich aus mehreren Gründen von den restlichen Übungsfolgen ab. Im Laufe des Buches verwende ich sie ohne nähere Erklärung mehrfach als Element einer größeren Sequenz. Wenn Sie den Sonnengruß noch lernen, können Sie diese Seite also als Referenz verwenden. Mit zunehmender Praxis werden Sie sich selbstständiger durch die Abfolge bewegen. Abgesehen davon eignet sich der abwechslungsreiche, dynamische Sonnengruß als Warm-up für andere Yogahaltungen, ist jedoch auch eine großartige eigenständige Übungsreihe, wenn Sie nur ein paar Minuten Zeit für Yoga haben.

Nach Lust und Laune können Sie jeder Sequenz in diesem Buch einen (oder zwölf oder hundert …) Sonnengruß voranschicken. Er verleiht Ihnen Energie, Feuer und inneres wie äußeres Leuchten – genau wie die Sonne!

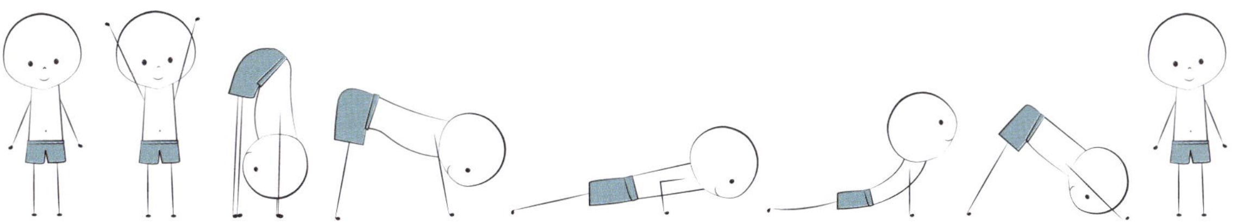

Sonnengruß A

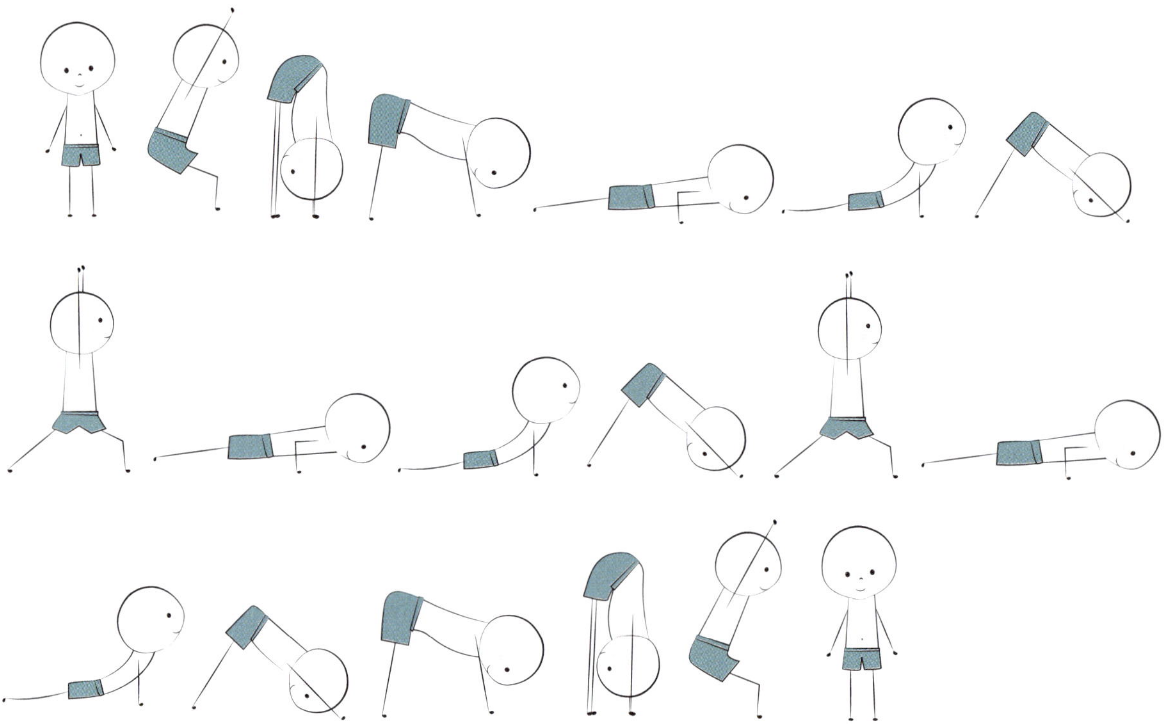

Sonnengruß B

Flüge, Züge und Autos

Yoga auf Reisen

Yoga im Flugzeug

Ich werde oft gefragt, warum ich Yogalehrerin geworden bin. Die Kurzantwort ist, dass ich viel zu viel Zeit in Flugzeugen verbracht habe. Ich arbeitete als Unternehmensberaterin und musste mindestens 4-mal im Monat reisen. Ziemlich schnell nahm mein Körper die Form eines Flugzeugsitzes an. Also entwickelte ich eine Flugroutine, die den schädlichen Einfluss des Fliegens etwas reduzierte. Dadurch werden Sie an Bord eventuell etwas seltsam wirken, aber nach der Landung als einziger Passagier beschwerdefrei aussteigen.

1. Atmen Sie tief in Bauch, Rippen und unter das Schlüsselbein und leeren Sie diese Bereiche mit der Ausatmung (dreiteiliger yogischer Atem) vollständig.
2. Rollen Sie im Meditationssitz Ihrer Wahl den Nacken, die Schultern, die Handgelenke und die Knöchel.
3. Verschränken Sie die Finger und heben Sie Ihre Arme über den Kopf. Bewegen Sie den Oberkörper sanft von Seite zu Seite und strecken Sie die Seiten.
4. Legen Sie die Hände auf den oberen Teil Ihres Vordersitzes, lassen Sie Kopf und Nacken fallen und dehnen Sie den oberen Rücken.
5. Bewegen Sie sich etwas zum vorderen Rand Ihres Sitzes und bringen Sie Ihre Hände hinter sich. Heben Sie Ihren Brustkorb sanft nach oben.
6. Üben Sie in sitzender Position die Katze-Kuh-Haltung.
7. Nutzen Sie beide Armlehnen für einen sanften Drehsitz in beide Richtungen.

Fortsetzung der Sequenz auf Seite 16

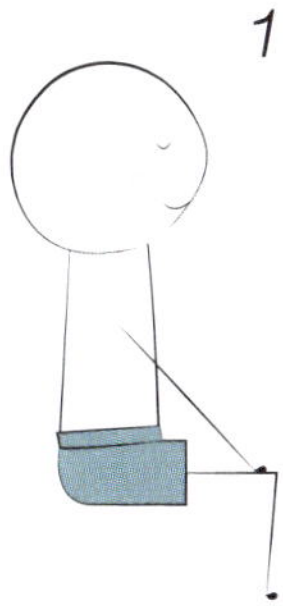

Sitzende
Meditationshaltung

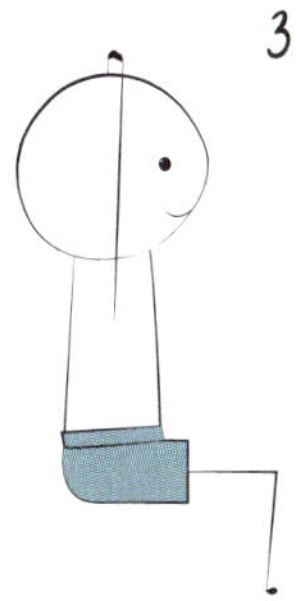

Arme
über den Kopf

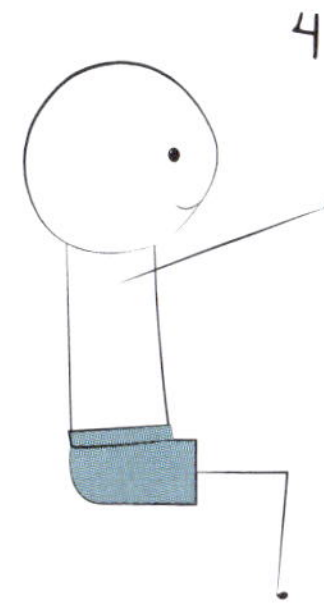

Hände auf
Kopfstütze

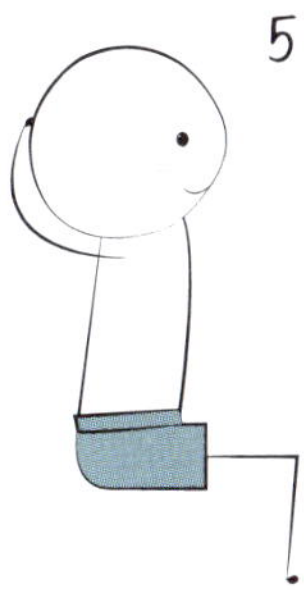

Brustkorb heben

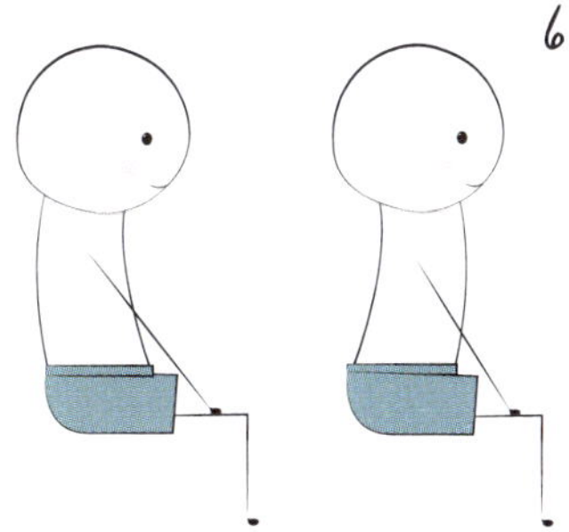

Katze/Kuh im Sitzen

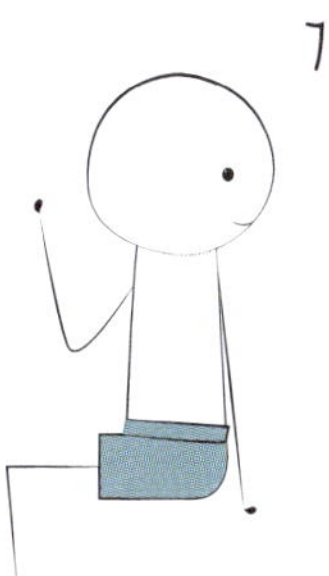

Drehsitz
nach links

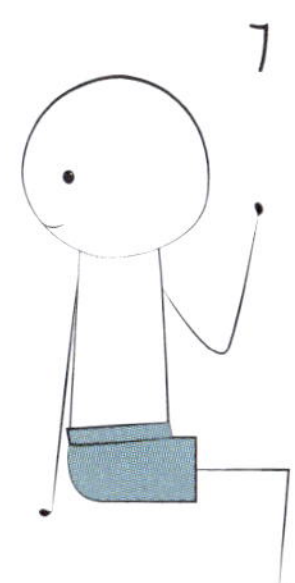

Drehsitz
nach rechts

8. Warten vor der Toilette: *Natarajasana* (Tänzer). Wiederholen Sie die Übung auf der anderen Seite.
9. *Tadasana* (Berghaltung)
10. *Pavana Muktasana* (Knie zum Kopf, stehend)
11. *Tadasana*
12. *Tadasana,* sitzend
13. Wiederholen Sie alle Schritte, sobald der Körper erneut zu verspannen droht.

8

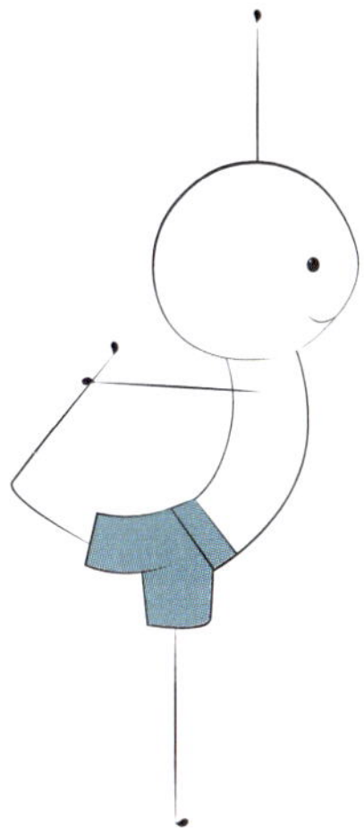

Natarajasana

9

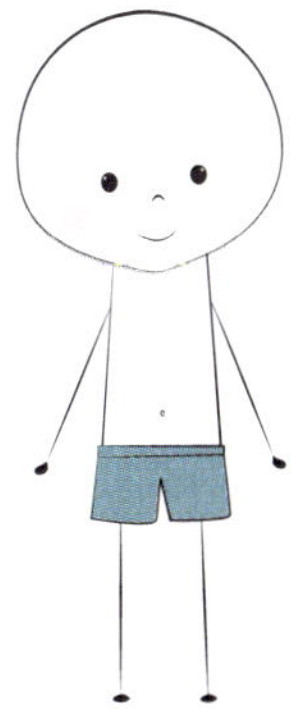

Tadasana

10

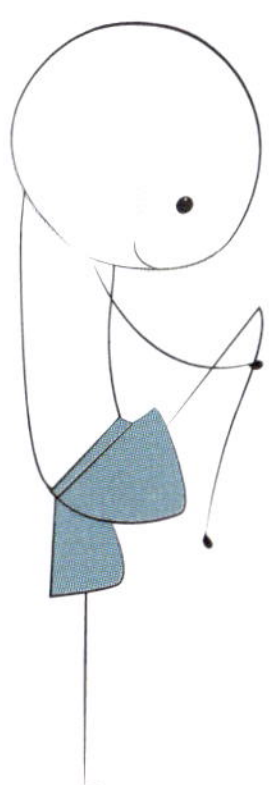

Pavana Muktasana

11

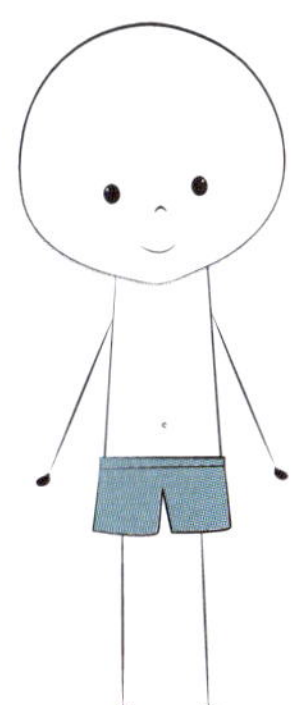

Tadasana

12

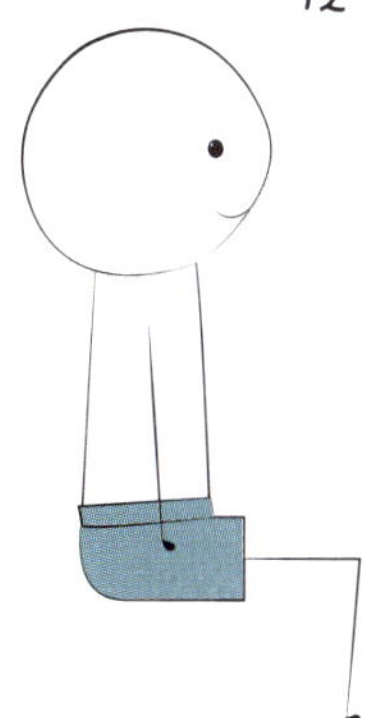

Tadasana, sitzend

Yoga auf großer Fahrt

Bevor ich mich an meinem jetzigen Wohnort Ithaca im US-Bundesstaat New York niederließ, reiste ich fast ein Jahr auf der Suche nach einer neuen Heimat quer durch die USA. Nach einer Tour durch dreißig Staaten erhielt New York den Zuschlag. Währenddessen besuchte ich überall zahllose Yogastunden und genoss das sehr. Wenn kein Studio in der Nähe war oder Zeit und Geld knapp waren, sorgte meine regelmäßige eigene Yogapraxis dafür, dass es mir gut ging. Hier sind Vorschläge gegen einen schmerzenden Hintern oder Stechen im unteren Rücken.

1. Meditation
2. *Ardha Matsyendrasana* (Drehsitz)
3. Vierfüßlerstand
4. Katze/Kuh im Vierfüßlerstand
5. *Adho Mukha Shvanasana* (Herabschauender Hund). Verweilen Sie für 5 Atemzüge in der Haltung, um die Beine zu bewegen.
6. 6 bis 12 Sonnengrüße, um den Kreislauf in Schwung zu bringen
7. *Ardha Shalabhasana* (Halbe Heuschrecke)
8. *Shalabhasana* (Heuschrecke)

Fortsetzung der Sequenz auf Seite 20

1

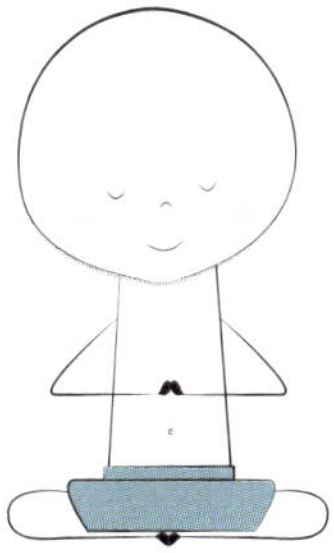

Meditation

2

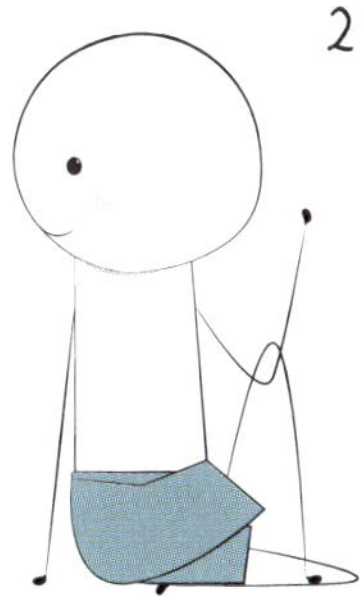

Ardha Matsyendrasana

3

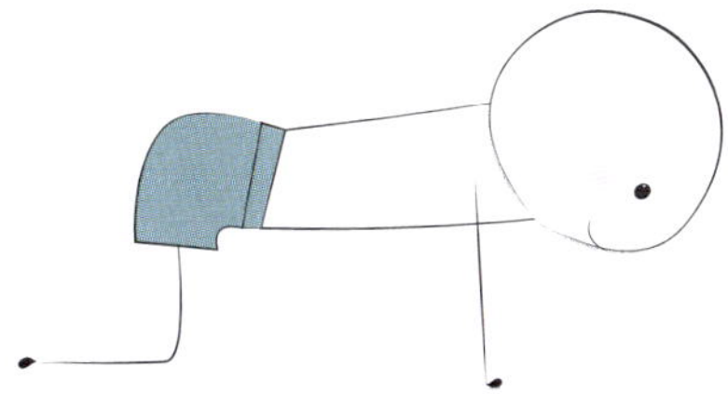

Vierfüßlerstand

4

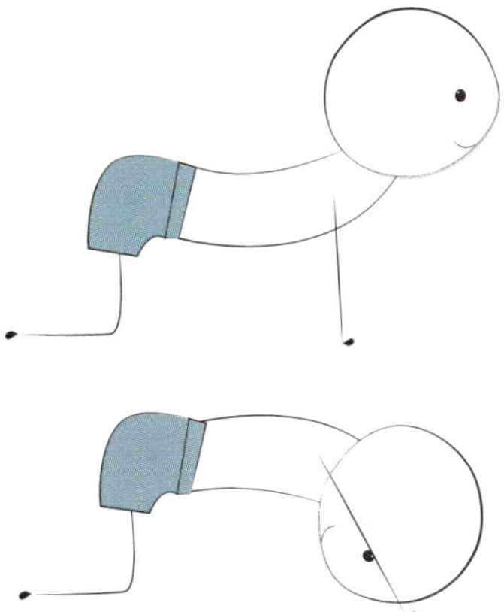

Katze/Kuh im
Vierfüßlerstand

5

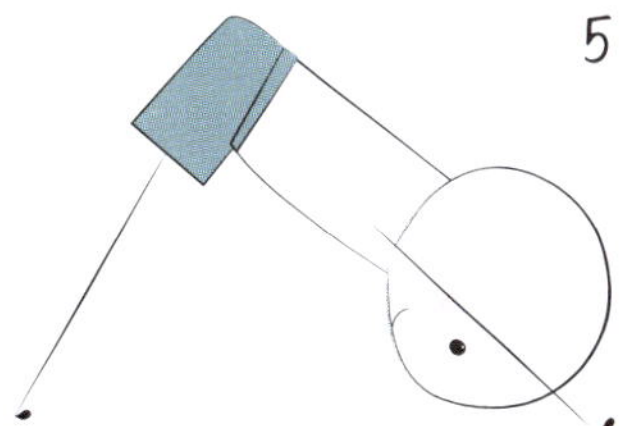

Adho Mukha Shvanasana

6

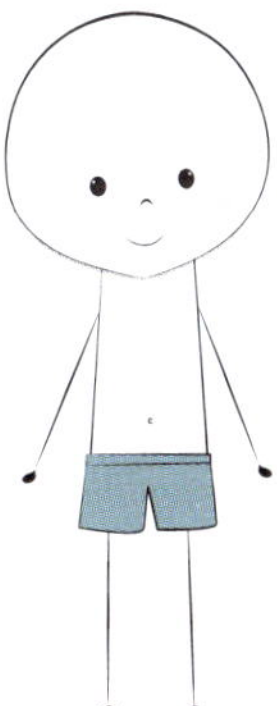

Sonnengrüße –
siehe Seite 11 und 12

7

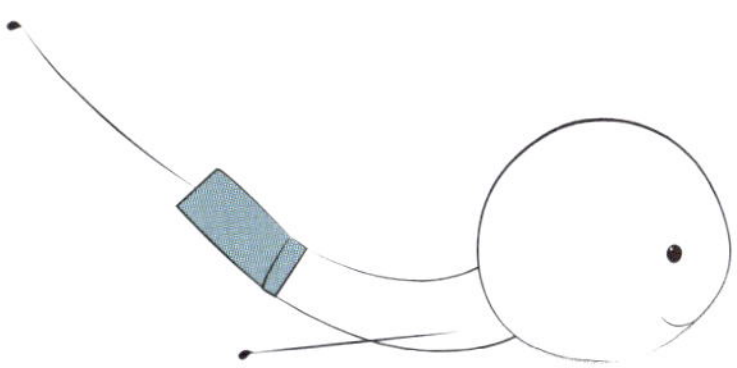

Ardha Shalabhasana

8

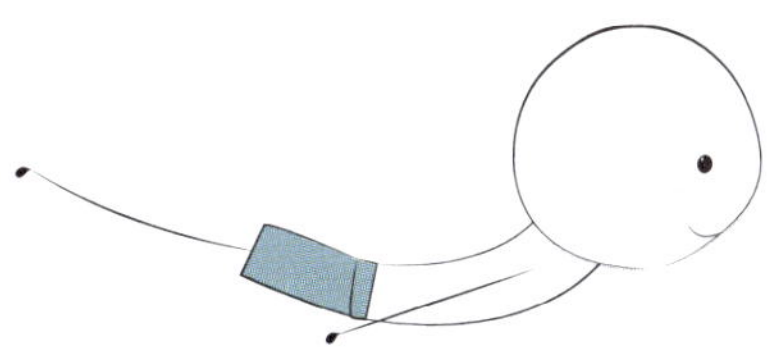

Shalabhasana

9. *Dhanurasana* (Bogen)
10. *Balasana* (Kindhaltung)
11. *Adho Mukha Svanasana* (Herabschauender Hund)
12. *Supta Kapotasana* (Taube, liegend)
13. *Janu Sirsasana* (Kopf-Knie-Haltung)
14. *Parivrtta Janu Sirsasana* (Gedrehte Kopf-Knie-Haltung)
15. *Ardha Matsyendrasana* (Drehsitz)
16. Wiederholen Sie die Schritte 13 bis 15 auf der anderen Seite.
17. *Shavasana* (Totenstellung)

9

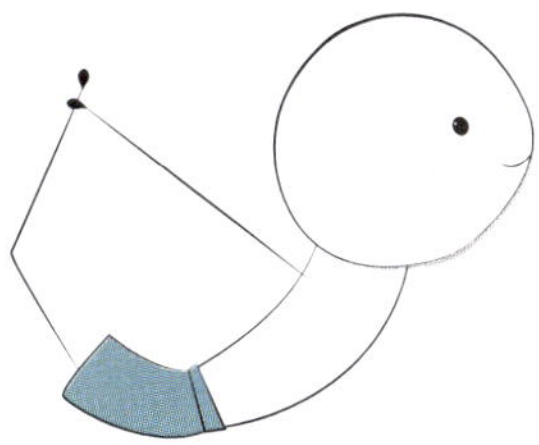

Dhanurasana

10

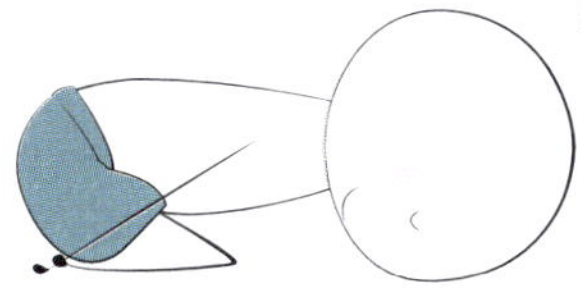

Balasana

11

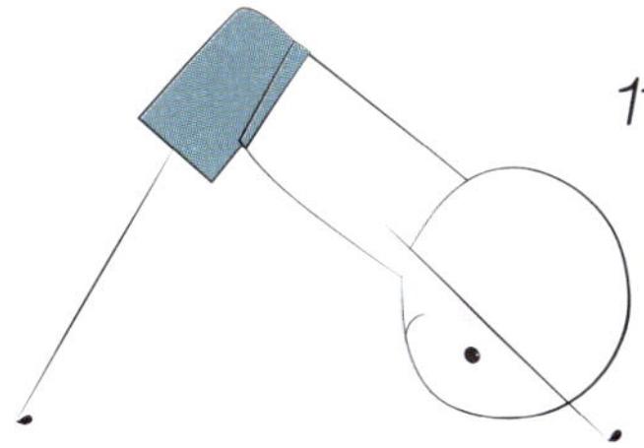

Adho Mukha Shvanasana

12

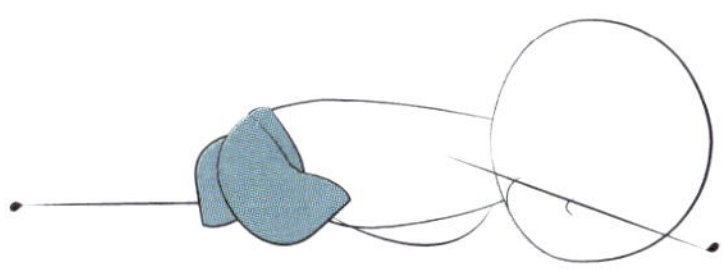

Supta Kapotasana

13

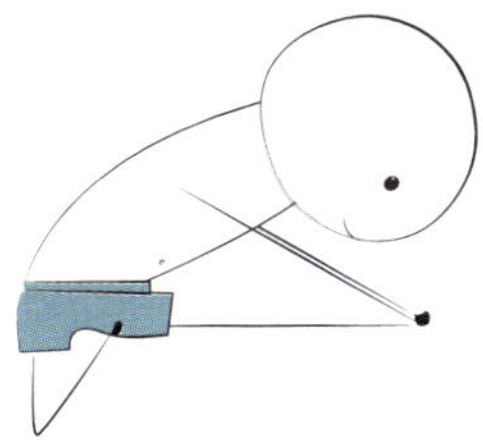

Janu Sirsasana

14

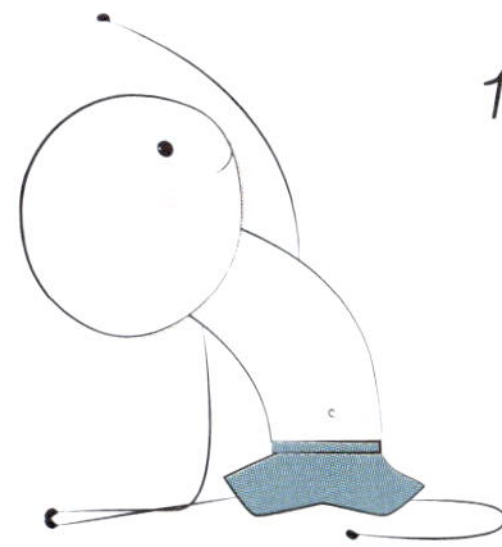

Parivrtta Janu Sirsasana

15

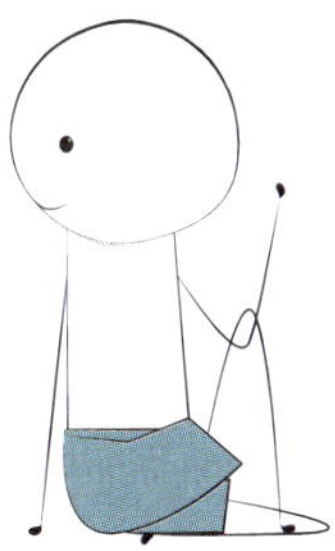

Ardha Matsyendrasana

17

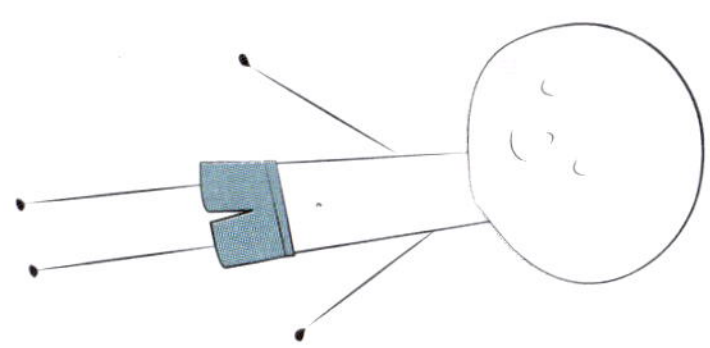

Shavasana

Yoga am Bahnsteig

Ich lebte eine Weile in Mexico City, wo ich ebenfalls Yogaunterricht nahm. Selbst wenn ich von meinen unzureichenden Spanischkenntnissen einmal absehe, war es eine seltsame Erfahrung. Mexico City ist eine der Städte mit der weltweit größten Luftverschmutzung (tut mir leid, Los Angeles, du liegst weit abgeschlagen zurück!), und ein tiefer Atemzug konnte direkt zu einem Hustenanfall führen. Dabei ist dies ein Kernelement jeder Yogapraxis: reichlich *Ujjayi* oder »siegreiche« Ein- und Ausatmung durch die Nase. Ich empfehle das Gleiche für Yoga in der U-Bahn oder am Fernbahnhof. Finden Sie diesen tiefen, geräuschvollen Atem, praktizieren Sie ein paar Haltungen und lassen Sie die anderen Pendler wissen, dass einen Yogi nichts erschüttern kann.

1. *Deviasana* (Göttinnen-Haltung)
2. *Virabhadrasana II* (Krieger II)
3. *Deviasana*
4. *Virabhadrasana II*, andere Seite
5. Wiederholen Sie die Schritte 1 bis 4 von einer Seite zur anderen wechselnd über 5 bis 10 Runden von *Ujjayi Pranayama* (siegreiche Atmung)
6. Beugen und strecken Sie im weiten Ausfallschritt Ihr vorderes Bein
7. *Parsvottanasana* (Intensive Flankendehnung)
8. Wiederholen Sie die Haltungen 6 und 7 auf der anderen Seite.
9. *Prasarita Padottanasana* (Vorbeuge in der weiten Grätsche)
10. *Simhasana* (Löwe)

1

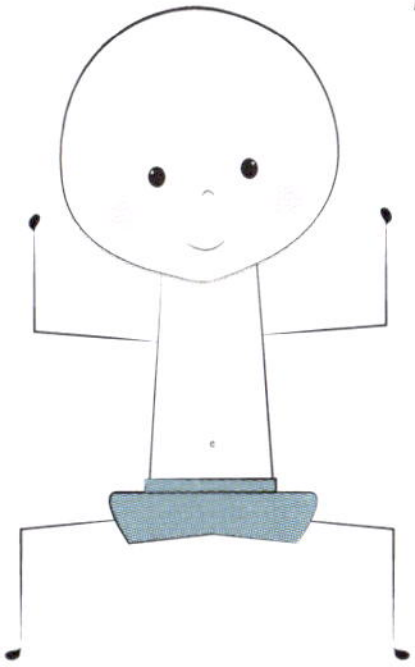

Deviasana

2

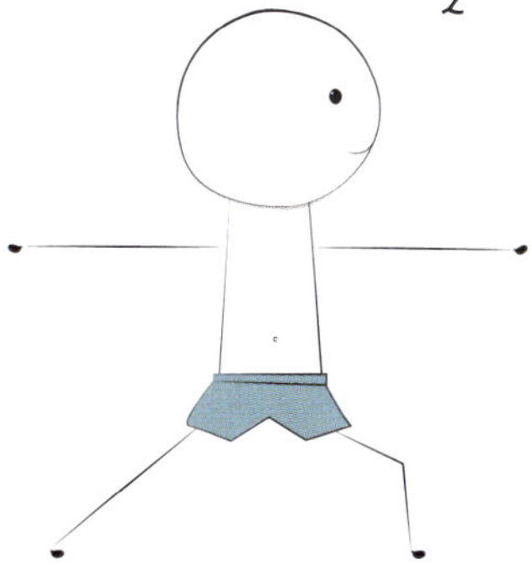

Virabhadrasana II

3

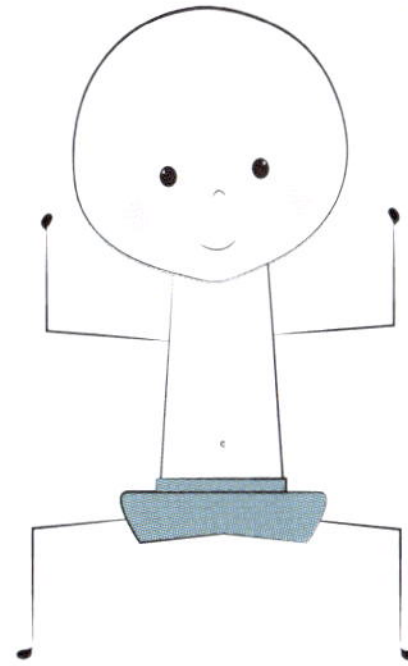

Deviasana

4

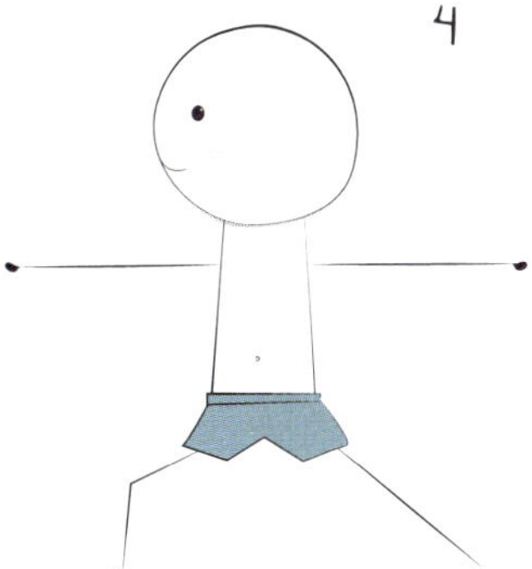

Virabhadrasana II

6

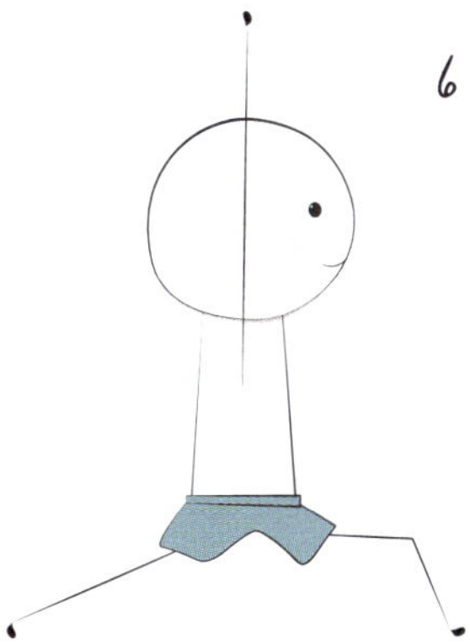

weiter Ausfallschritt

7

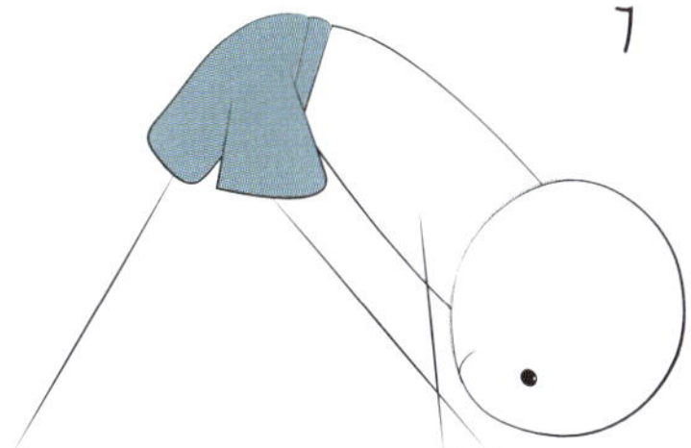

Parsvottanasana

9

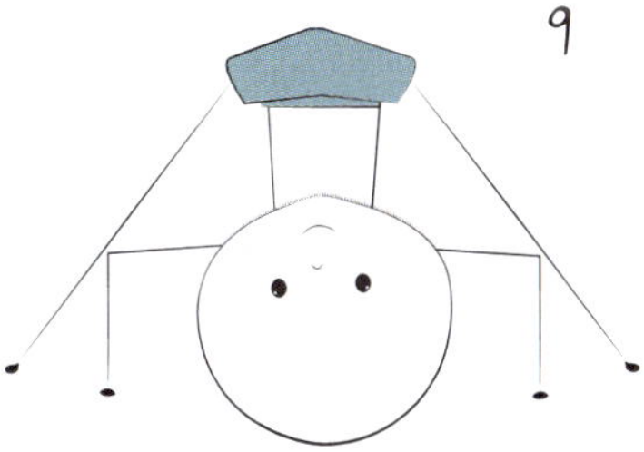

Prasarita Padottanasana

10

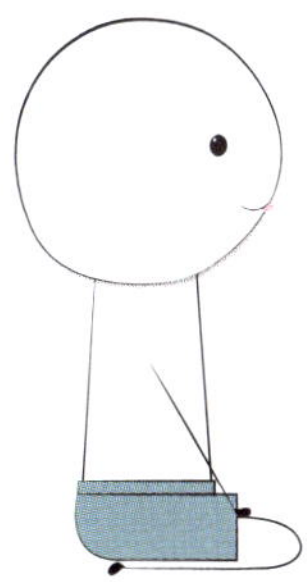

Simhasana

Yoga an der Bushaltestelle

Das Wichtigste an Yogaübungen, die man an der Bushaltestelle macht, ist wohl, dass man dabei nicht aussieht wie ein gemeingefährlicher Wahnsinniger. Die folgenden sanften Stretchübungen entspannen und erschrecken niemanden.

1. *Tadasana* (Berghaltung)
2. *Yoga Mudrasana* (Vorbeuge mit hinter dem Rücken verschränkten Händen)
3. *Urdhva Hastasana* (Berg mit zum Himmel gestreckten Armen)
4. Zwischen Schritt 2 und 3 atmen. In Haltung 2 ausatmen, in Haltung 3 einatmen.
5. *Pavana Muktasana* (Windlösende Haltung / Bauchpresse). Mit dem anderen Bein wiederholen.
6. Sanfter *Natarajasana* (Tänzer). Mit dem anderen Bein wiederholen.
7. Katze/Kuh stehend, mit den Händen auf den Knien.
8. *Tadasana* (Berg)

1

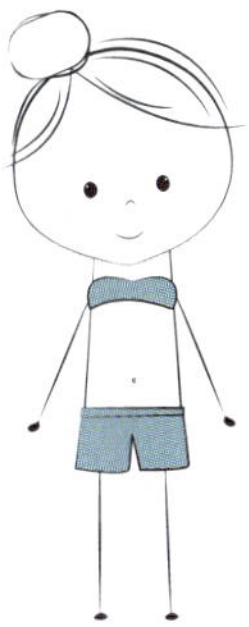

Tadasana

2

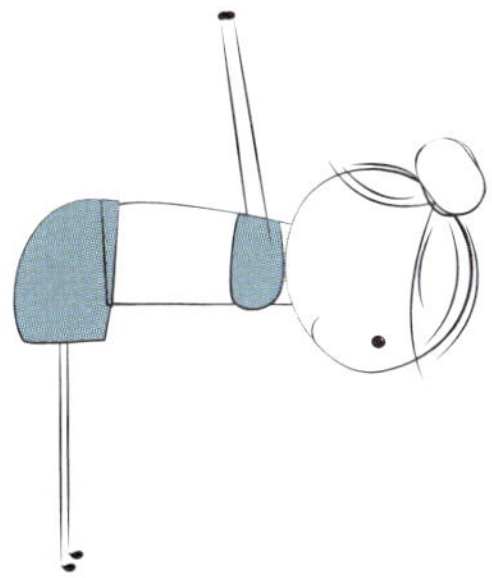

Yoga Mudrasana

3

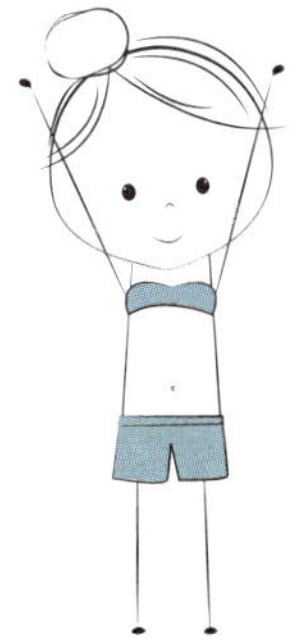

Urdhva Hastasana

5

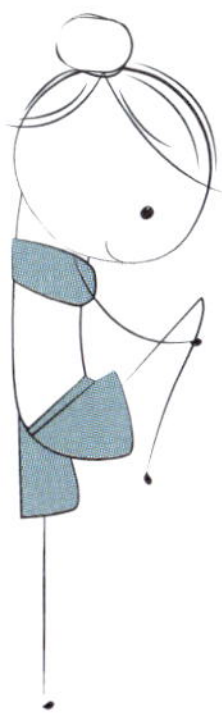

Pavana Muktasana

6

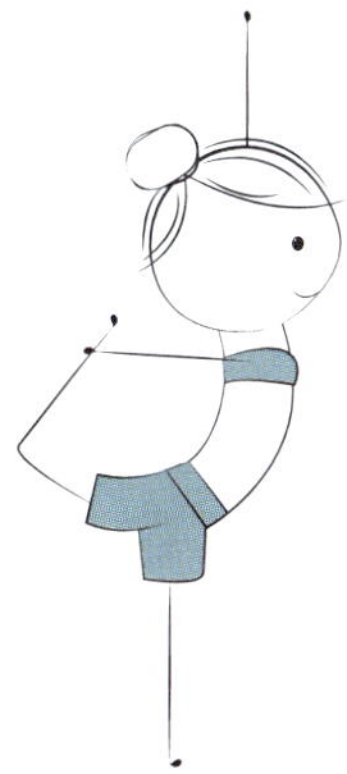

Natarajasana

7

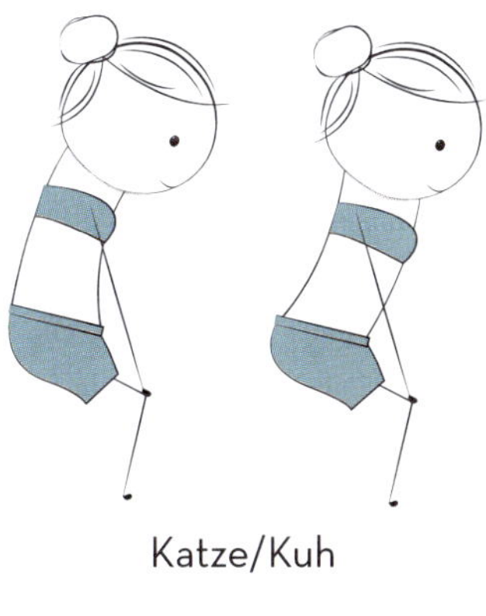

Katze/Kuh

8

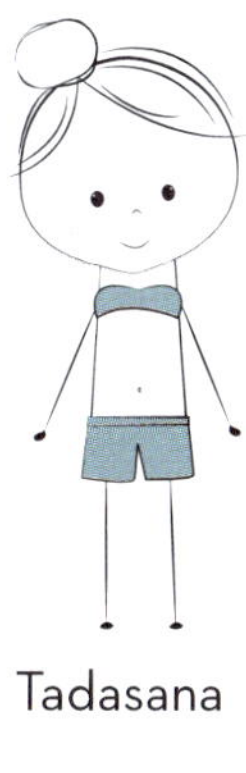

Tadasana

Yoga für das Immunsystem

Auf all unseren wunderbaren Reisen möchten wir auf keinen Fall krank werden, oder? Ob im Alltag oder unterwegs – Yoga ist eine hervorragende Unterstützung für unser Immunsystem. Einer der Hauptgründe für häufige Krankheiten ist Stress. Eine regelmäßige Yogapraxis senkt den Stresslevel, sorgt für Bewegung der Lymphflüssigkeit und versorgt das Blut mit neuem Sauerstoff. Unter den vielen Asanas gibt es wahre Anti-Erkältungsspezialisten, darunter Vorwärtsbeugen, Rückbeugen und Drehungen, die vor allem die Verdauungsorgane aktivieren.

1. *Sukhasana* (Einfache Haltung)
2. *Balasana* (Kindhaltung). Halten Sie diese Position 1 Minute oder 5 Atemzüge.
3. *Bhujangasana* (Kobra, sanfte Variation)
4. Wechseln Sie 5-mal zwischen *Bhujangasana* und *Balasana*.
5. *Gomukhasana* (Kuhgesicht). Wiederholen Sie die Übung auf der anderen Seite.
6. Katze/Kuh in der Tischhaltung
7. *Adho Mukha Shvanasana* (Herabschauender Hund)
8. *Urdhva Hastasana* (Gestreckte Berghaltung). Halten Sie die Position 5 Atemzüge lang.
9. *Tadasana* (Berghaltung)
10. 5 bis 10 Runden Sonnengrüße

Fortsetzung der Sequenz auf Seite 28

1

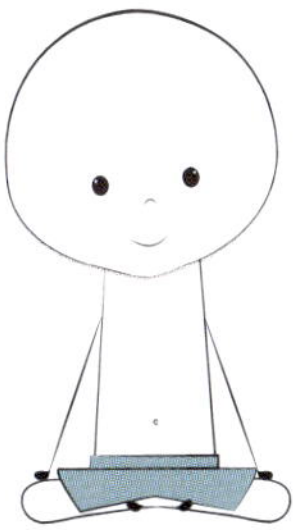

Sukhasana

2

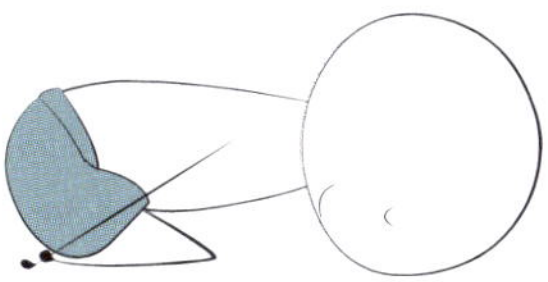

Balasana

3

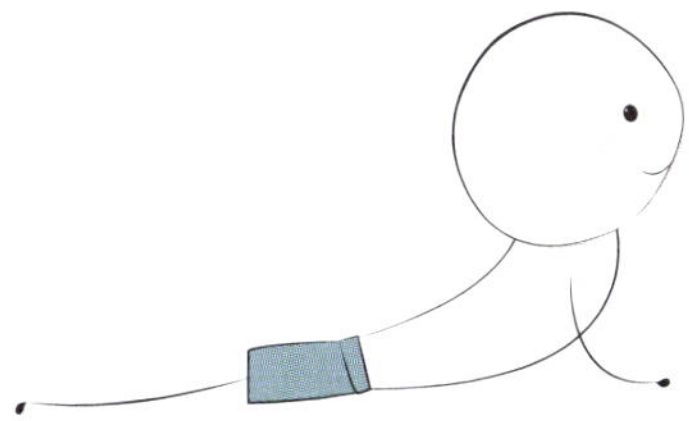

Bhujangasana

5

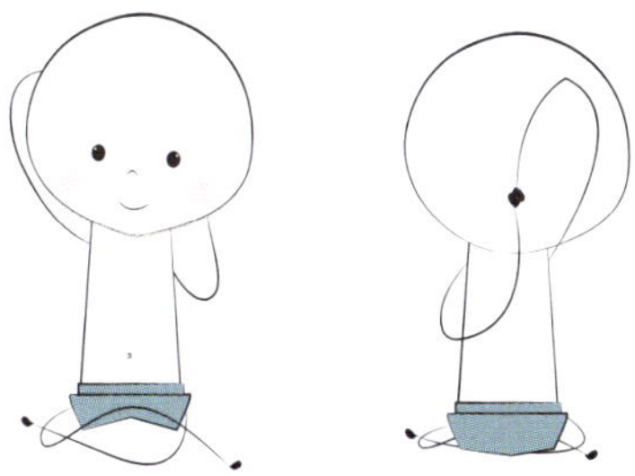

Gomukhasana

6

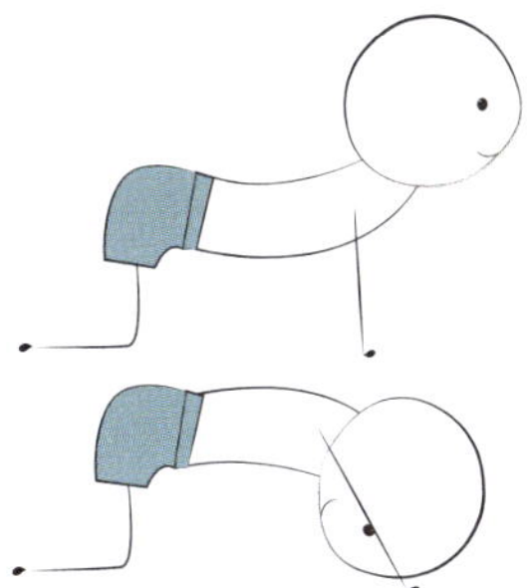

Katze/Kuh im Vierfüßlerstand

7

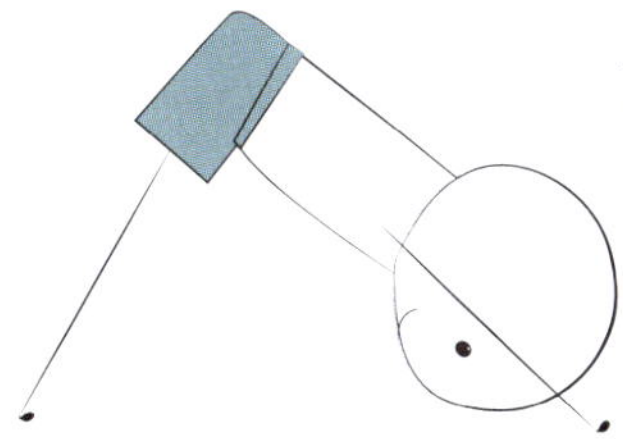

Adho Mukha Shvanasana

8

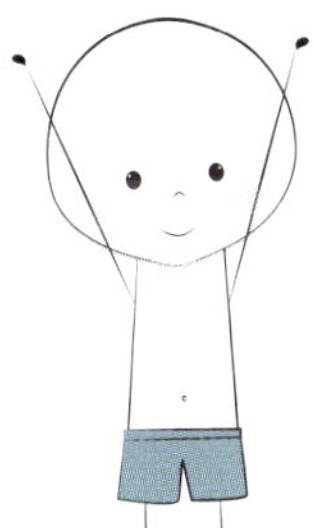

Urdhva Hastasana

9

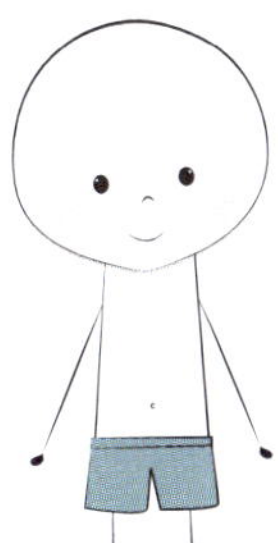

Tadasana

10

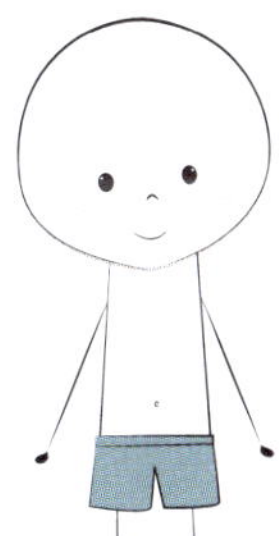

Sonnengrüße (siehe Seiten 11 und 12)

11. *Uttanasana* (Stehende Vorwärtsbeuge). Halten Sie diese Position 1 bis 2 Minuten.
12. *Adho Mukha Shvanasana*
13. *Parivrtta Alanasana* (Gedrehter Ausfallschritt)
14. *Parsvottanasana* (Intensive Flankendehnung)
15. Wiederholen Sie die Schritte 15 bis 14 auf der anderen Seite.
16. *Adho Mukha Shvanasana*
17. *Shavasana* (Totenstellung)
18. *Supta Pavana Muktasana* (Knie zum Brustkorb, liegend)
19. *Supta Matsyendrasana* (Drehung auf dem Rücken)
20. Wiederholen Sie die Schritte 18 und 19 auf der anderen Seite.
21. *Viparita Karani* (Umkehrhaltung mit Beinen an der Wand)

11

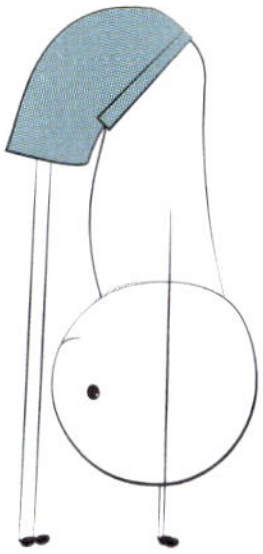

Uttanasana

12

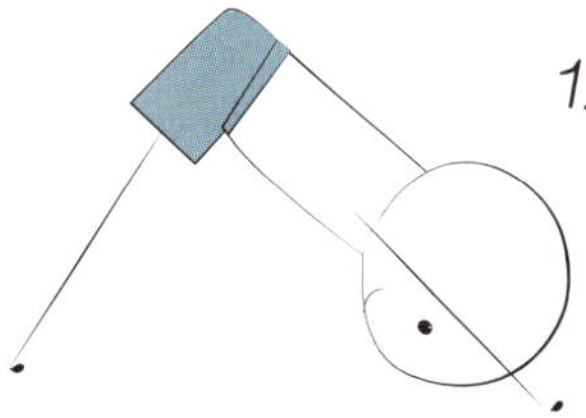

Adho Mukha Shvanasana

13

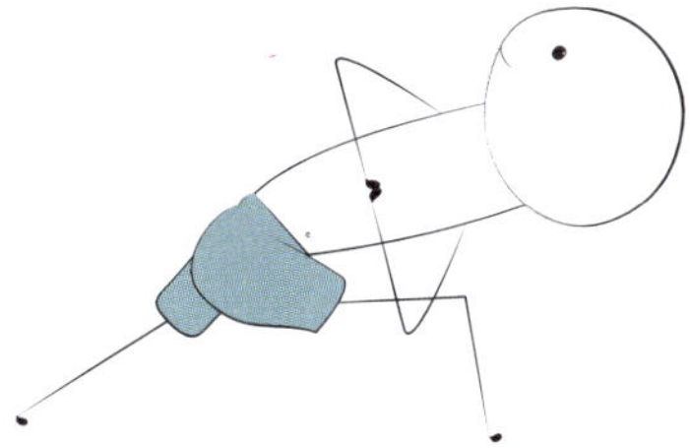

Parivrtta Alanasana

14

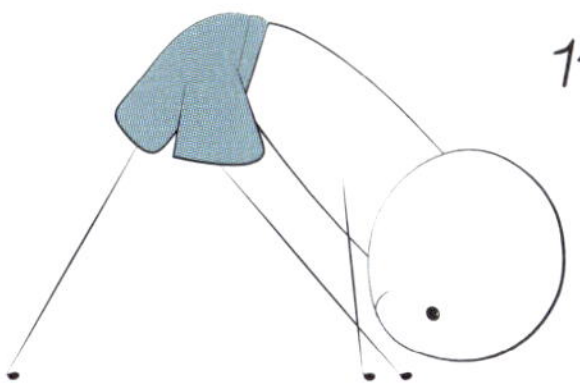

Parsvottanasana

16

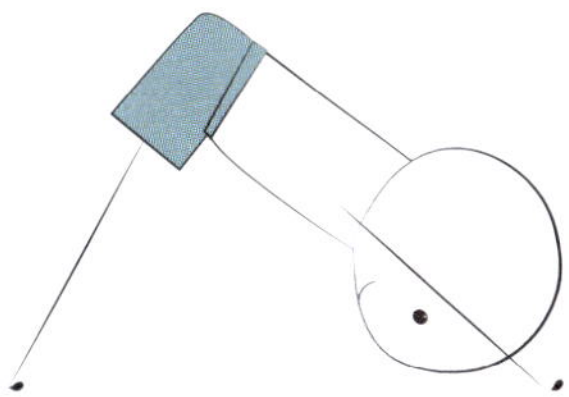

Adho Mukha Shvanasana

17

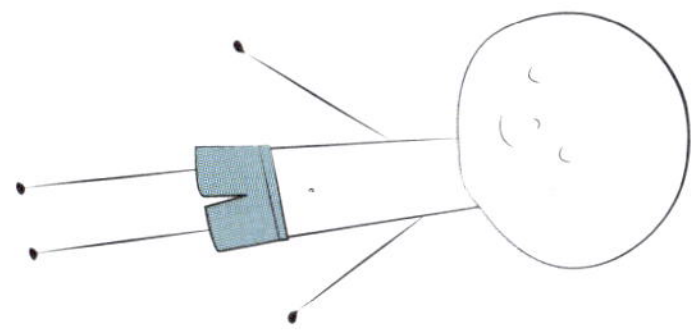

Shavasana

18

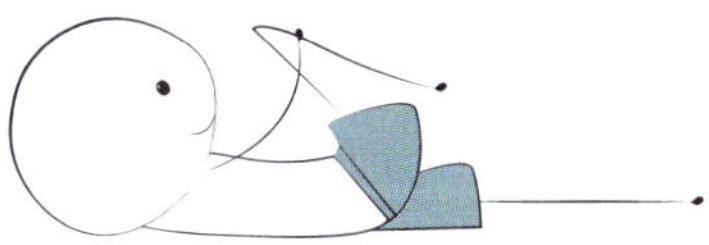

Supta Pavana Muktasana

19

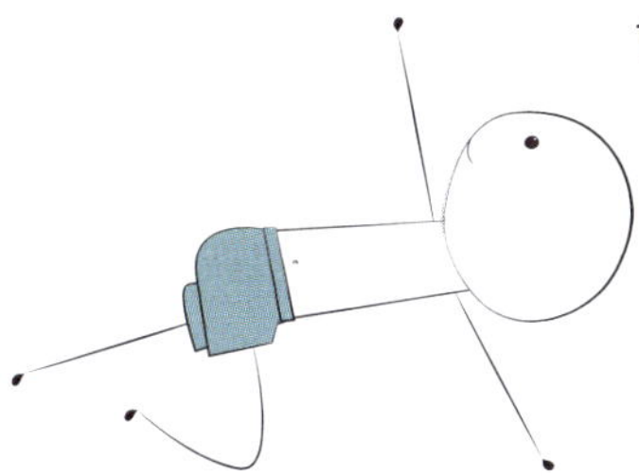

Supta Matsyendrasana

21

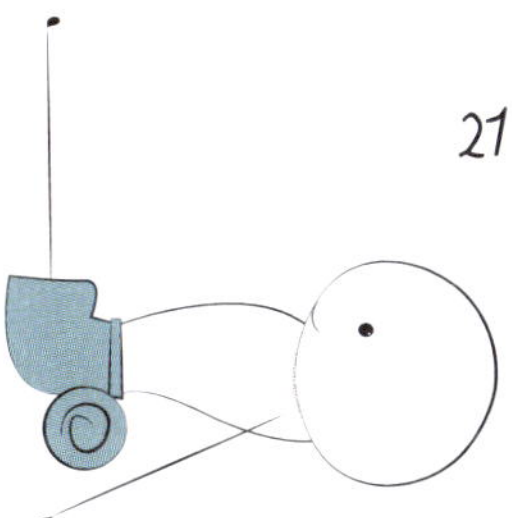

Viparita Karani

Rund um die Uhr

Yoga zu Hause

Beim Wasserkochen

Ich nehme an, Sie kochen Wasser, um sich damit eine Kanne belebenden Tees zu machen. Bis der volle Wasserkocher anfängt zu brodeln, bleiben Ihnen ungefähr 5 Minuten, um ein bisschen Yoga zu machen. Also hören Sie besser auf zu lesen und fangen Sie an! Hier eine kleine Übungsrunde, wenn Sie nur 5 Minuten Zeit, aber für 5 Stunden Energiebedarf haben!

1. *Tadasana* (Berghaltung)
2. Heben Sie mit der Einatmung die Hände über den Kopf zu *Urdhva Hastasana* (Gestreckte Berghaltung).
3. Senken Sie mit der Ausatmung die Hände in *Tadasana*.
4. Wiederholen Sie Schritt 1 und 2 für 1 Minute.
5. *Virabhadrasana I* (Krieger I)
6. *Virabhadrasana II* (Krieger II)
7. *Deviasana* (Göttin)
8. *Prasarita Padottanasana* (Vorbeuge in der weiten Grätsche)
9. Wiederholen Sie Schritt 5 und 6 mit dem anderen Bein.
10. *Tadasana* (Berghaltung)

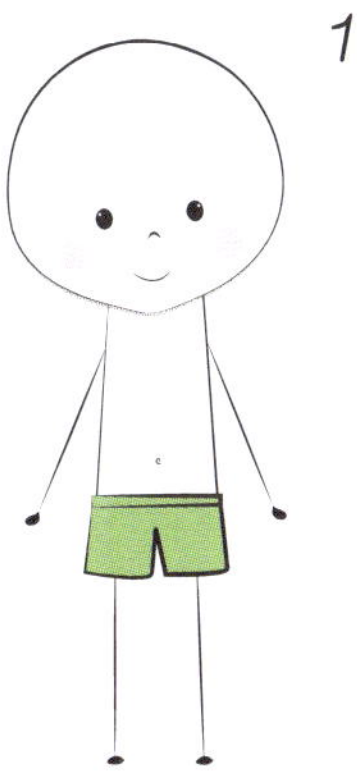

Tadasana

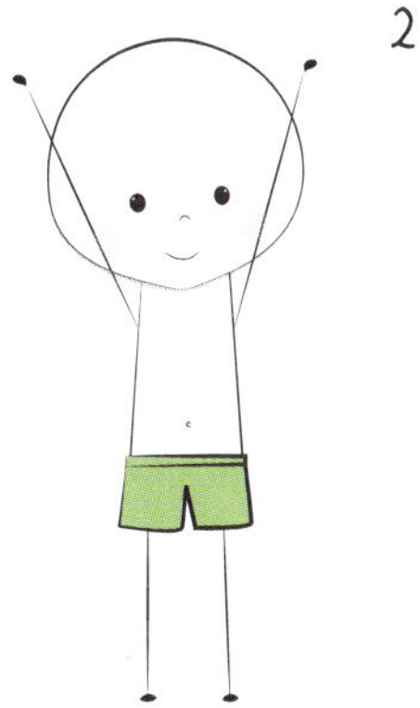

Urdhva Hastasana

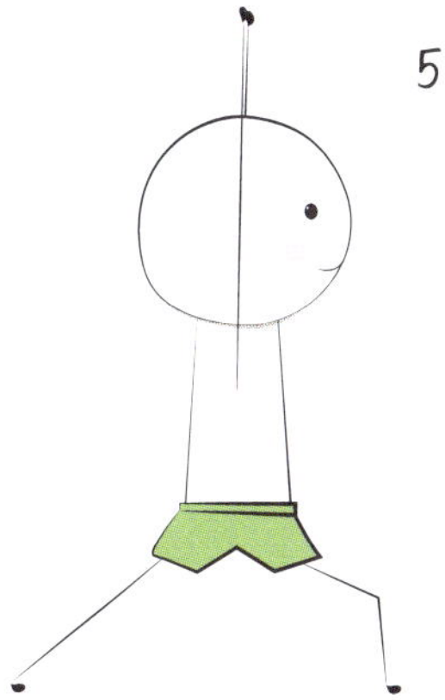

Virabhadrasana I

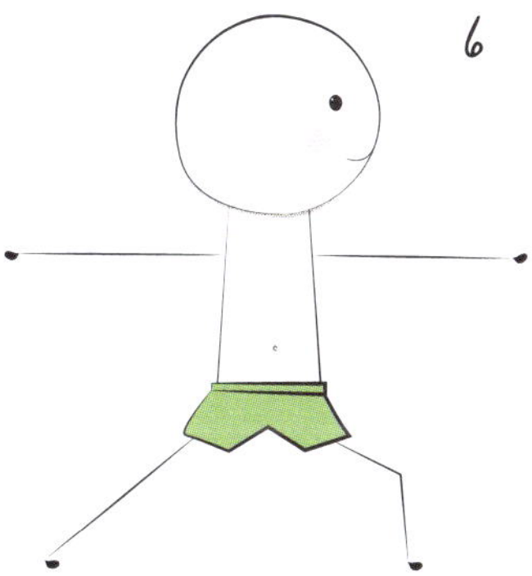

Virabhadrasana II

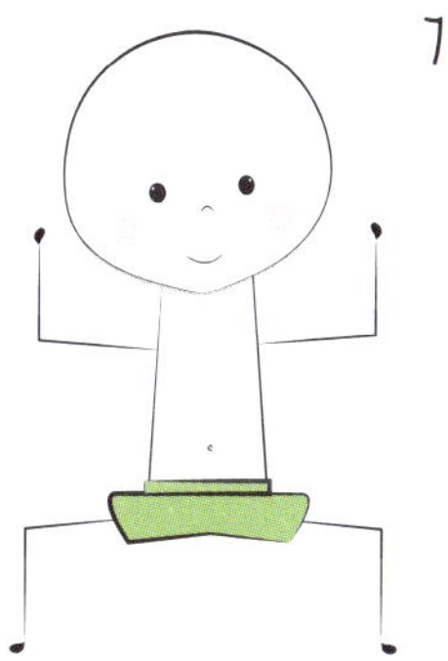

Deviasana

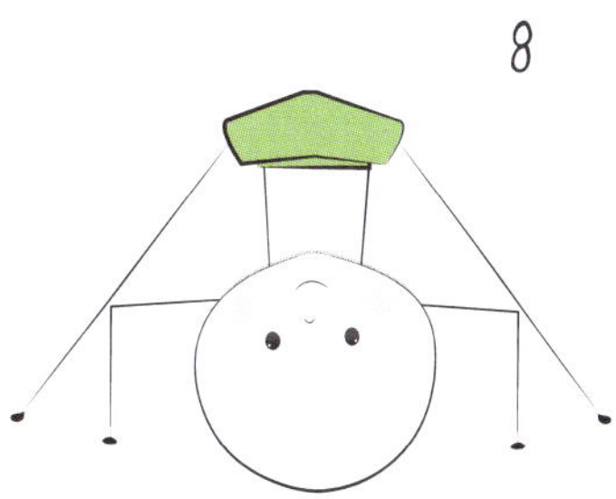

Prasarita Padottanasana

Gegen die Wand

Ein toller Begleiter für jede Yogapraxis ist eine schlichte Wand. Vielleicht brauchen Sie Halt bei Balanceübungen. Vielleicht wollen Sie die Positionen generell unterstützen. Oder Sie suchen neue Inspiration für Ihre Praxis. Hier einige Tipps, wie die nächstgelegene Wand Ihr Programm bereichern kann.

1. *Sukhasana* (Einfache Haltung)
2. *Dandasana* (Stockhaltung). Setzen Sie sich mit dem Rücken zur Wand und nehmen Sie wahr, welche Teile des Rückens die Wand berühren und welche nicht.
3. *Paschimottanasana* (Sitzende Vorwärtsbeuge)
4. *Tadasana* (Berghaltung)
5. Stellen Sie sich mit dem Blick zur Wand: *Uttanasana* (Stehende Vorwärtsbeuge)
6. *Urdhva Hastasana* (Gestreckte Berghaltung)
7. *Ardha Chandrasana* (Halbmond). Wiederholen Sie die Übung auf der anderen Seite.
8. *Virabhadrasana* III (Krieger III) mit dem Fuß an der Wand. Wiederholen Sie die Übung auf der anderen Seite.
9. *Dandayamana Janushirasana* (Kopf zum Knie im Stehen) mit dem Fuß an der Wand. Wiederholen Sie die Übung auf der anderen Seite.
10. *Supta Baddha Konasana* (Liegender festgehaltener Winkel) mit dem Oberkörper am Boden und den Beinen an der Wand.
11. *Supta Upavistha Konasana* (Sitzende Grätsche) mit dem Oberkörper am Boden und den Beinen an der Wand.
12. *Viparita Karani* (Umkehrhaltung mit den Beinen an der Wand). Halten Sie diese Position 5 bis 10 Minuten.

1

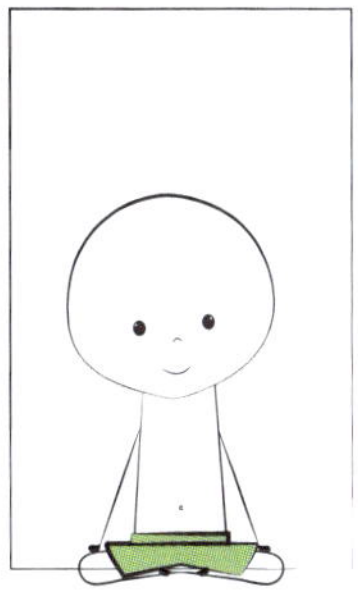

Sukhasana

2

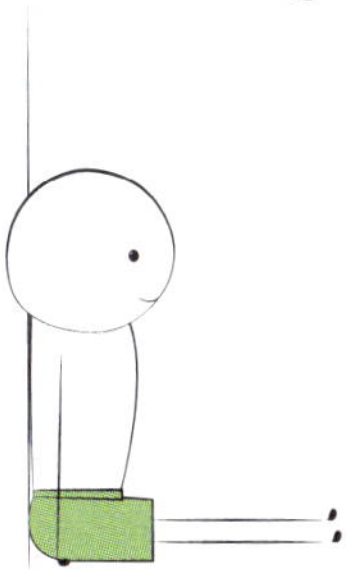

Dandasana

3

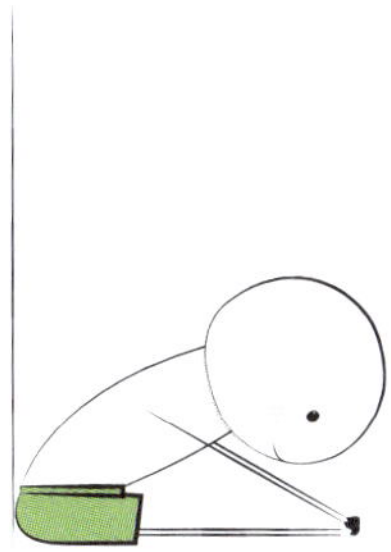

Paschimottanasana

4

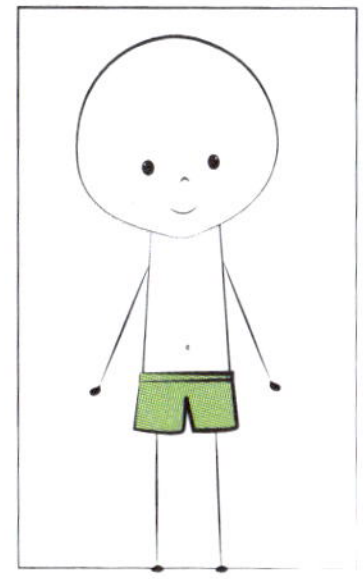

Tadasana

5

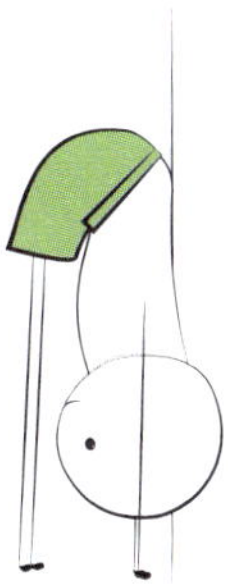

Uttanasana

6

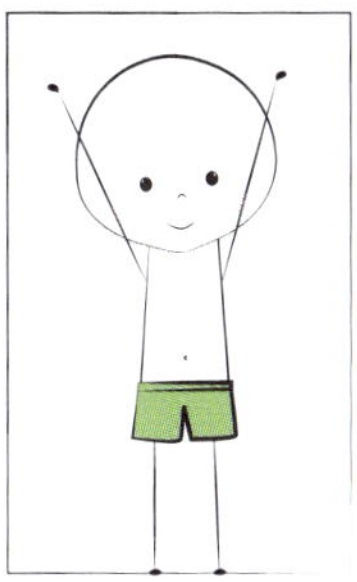

Urdhva Hastasana

7

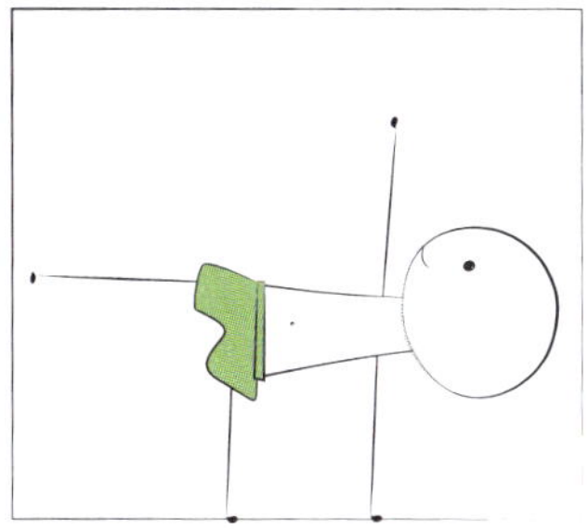

Ardha Chandrasana

8

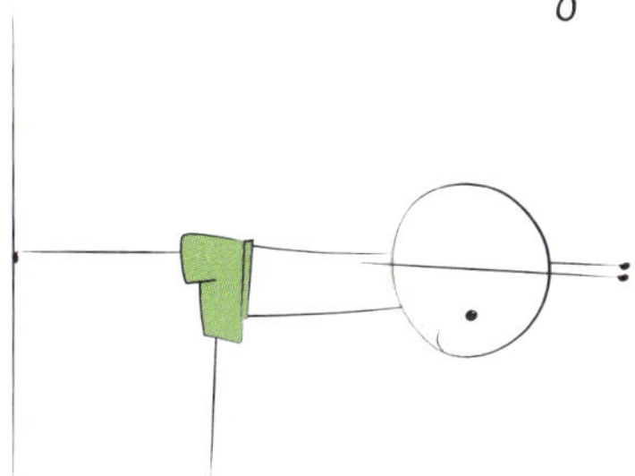

Virabhadrasana III

9

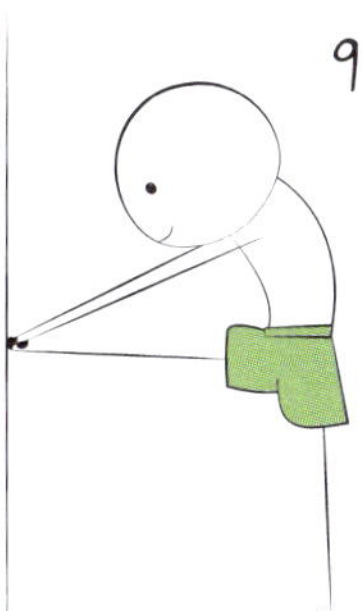

Dandayamana
Janushirasana

10

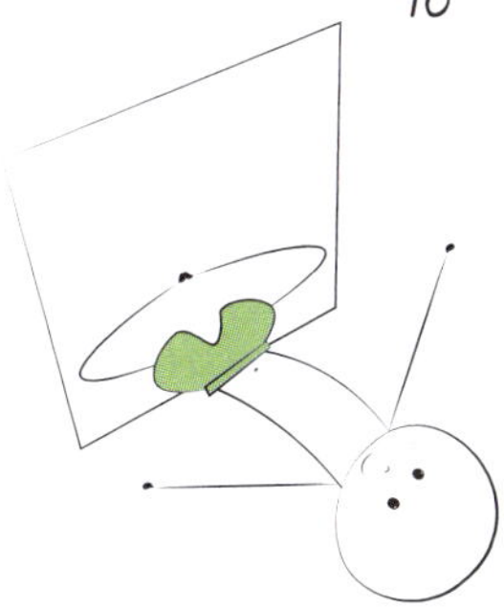

Supta Baddha Konasana

11

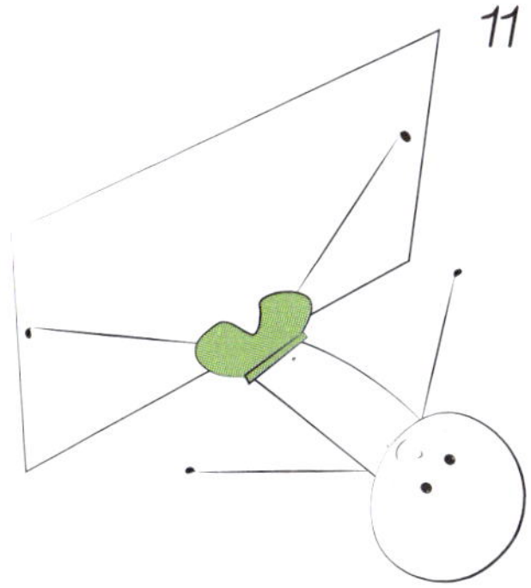

Supta Upavistha Konasana

12

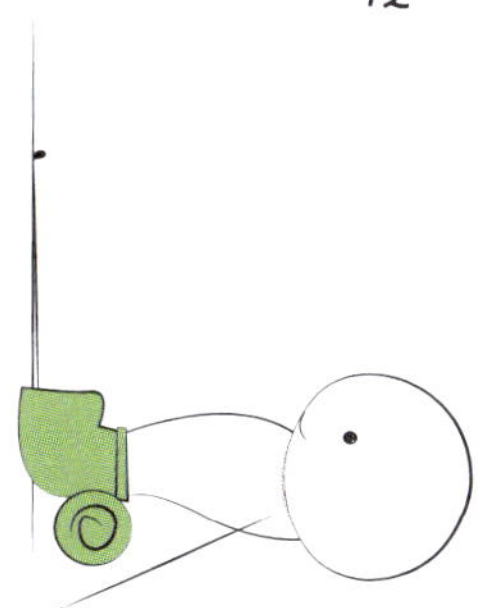

Viparita Karani

Yoga für Ausgeschlafene

Ich gehöre nicht zu den Menschen, die morgens mit einem Lied auf den Lippen aus den Federn springen. Vielmehr ziehe ich mir nach dem Aufwachen noch mal die Decke über den Kopf und bete, dass ich wieder einschlafen darf. Obwohl ich mich morgens eher auf die Matte schleppen muss, bereue ich es niemals. Auch wenn Sie zu den Morgenmuffeln gehören, empfehle ich es Ihnen dringend! Eine ausgewogene Yogapraxis reguliert den Adrenalinfluss im Körper und ist wesentlich effektiver als jede XXL-Tasse Kaffee.

1. *Shavasana* (Totenstellung)
2. *Supta Matsyendrasana* (Liegende Drehung). Wiederholen Sie die Übung auf der anderen Seite.
3. *Balasana* (Kindhaltung). Halten Sie die Position 2 bis 3 Minuten.
4. *Adho Mukha Shvanasana* (Herabschauender Hund)
5. *Urdhva Mukha Shvanasana* (Aufschauender Hund)
6. Wechseln Sie zwischen den Schritten 4 und 5 ab und wärmen Sie Ihren Körper auf.
7. Stehen Sie mit dem Blick in Richtung aufgehende Sonne und genießen Sie 12 Runden Sonnengruß A.
8. *Balasana*. Halten Sie die Position 2 bis 3 Minuten.
9. *Supta Matsyendrasana* (Liegende Drehung). Wiederholen Sie die Übung auf der anderen Seite.
10. Meditation

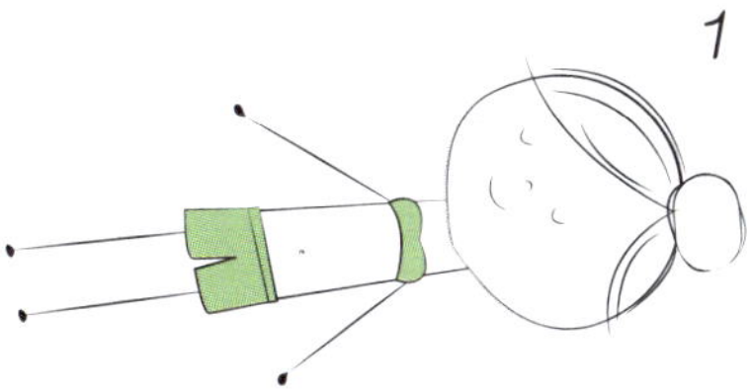

Shavasana

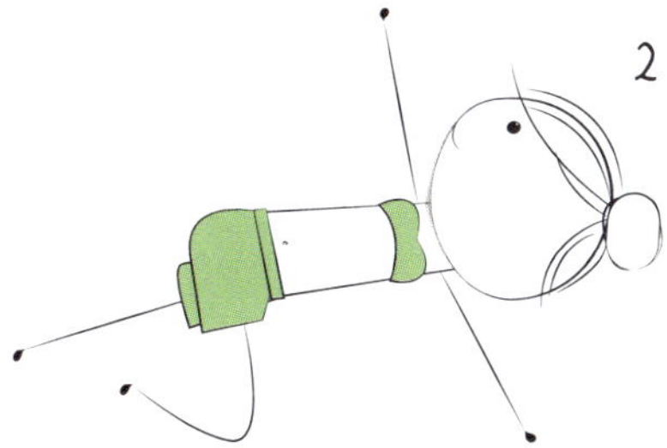

Supta Matsyendrasana

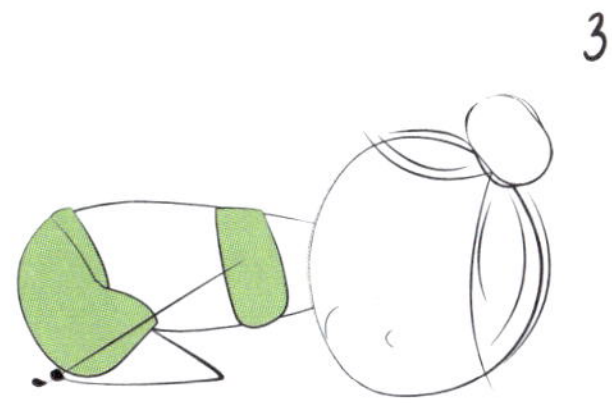

Balasana

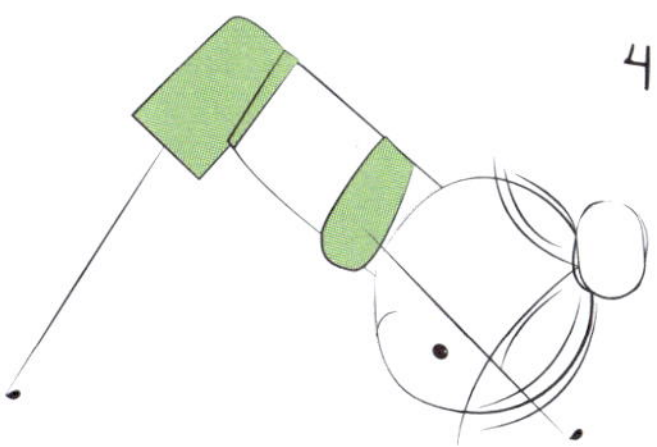

Adho Mukha Shvanasana

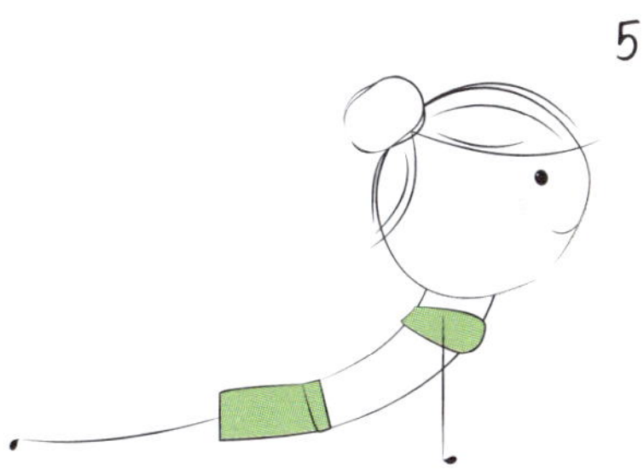

Urdhva Mukha Shvanasana

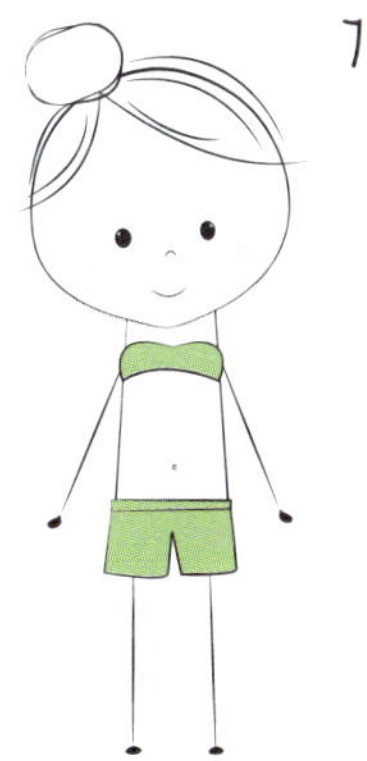

Sonnengrüße (Seiten 11 und 12)

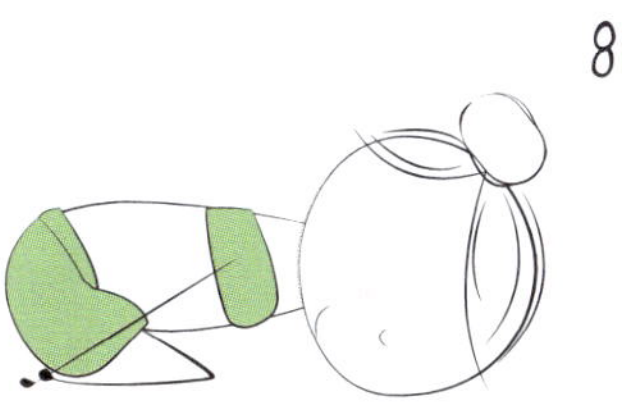

Balasana

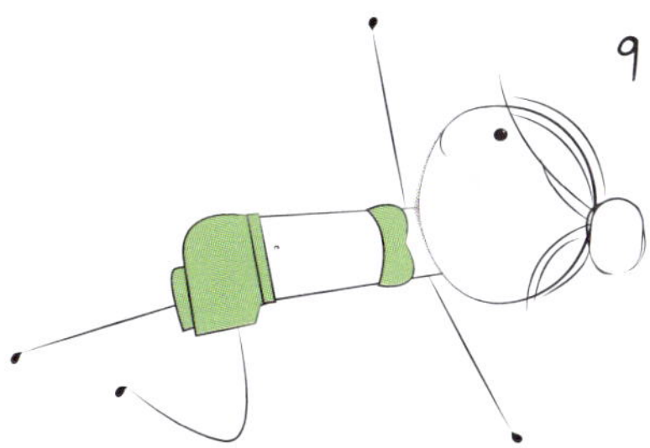

Supta Matsyendrasana

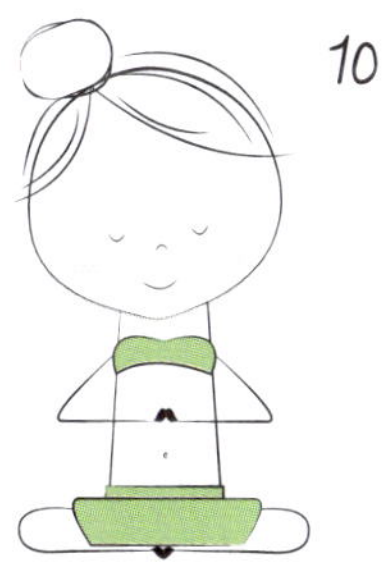

Meditation

Gute-Nacht-Yoga

Wenn Sie tagsüber nicht zum Yoga gekommen sind und durch die Praxis auf einen guten Schlaf vorbereitet sind, können Sie direkt vor dem Zubettgehen diese kurze beruhigende Sequenz ausprobieren. Sie regt den Parasympathikus an, der dem Stoffwechsel, der Regeneration und dem Aufbau körpereigener Reserven dient, und senkt den Blutdruck sowie die Herzfrequenz. Eh Sie sich versehen, zählen Sie yogische Schäfchen.

1. *Sukhasana* (Einfache Haltung)
2. *Nadi Shodana Pranayama* (Wechselatmung), 5 Minuten lang
3. *Paschimottanasana* (Sitzende Vorwärtsbeuge)
4. *Baddha Konasana* (Gebundener Winkel)
5. *Supta Baddha Konasana* (Liegender gebundener Winkel). Nutzen Sie hierzu einige Kissen als Unterstützung, gerne auch bei den anderen Haltungen.
6. *Janu Sirsasana* (Kopf-zum-Knie-Haltung). Wiederholen Sie die Übung auf der anderen Seite.
7. *Setu Bandhasana* (Brücke)
8. *Sharvangasana* (Schulterstand)
9. *Viparita Karani* (Umkehrhaltung mit Beinen an der Wand)
10. *Shavasana* (Totenstellung) – gut zugedeckt im Bett!

1

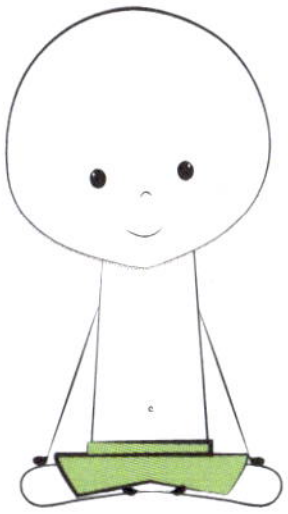

Sukhasana

2

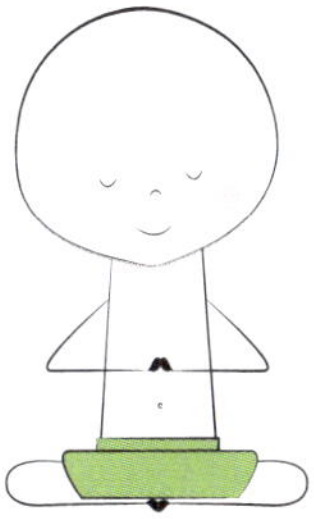

Nadi Shodana Pranayama

3

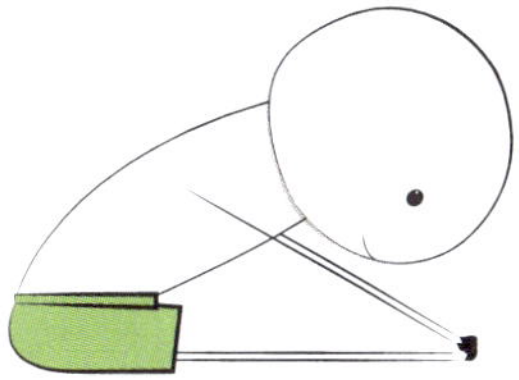

Paschimottanasana

4

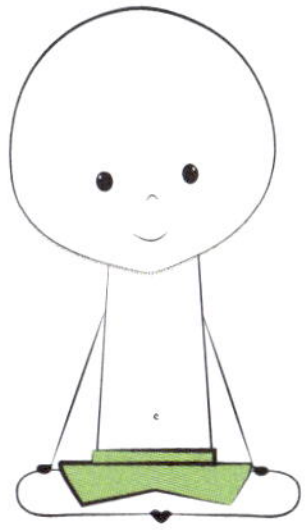

Baddha Konasana

5

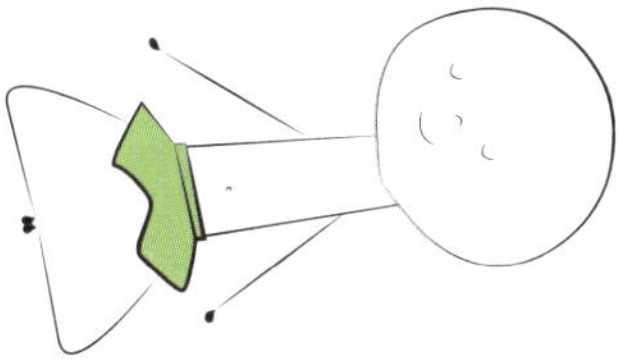

Supta Baddha Konasana

6

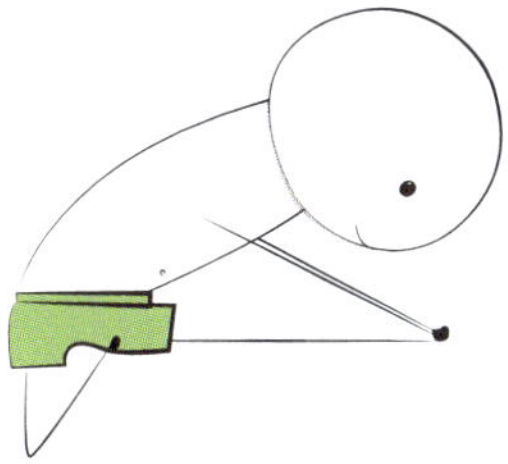

Janu Sirsasana

7

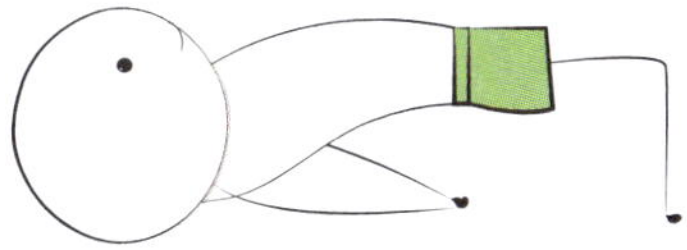

Setu Bandhasana

8

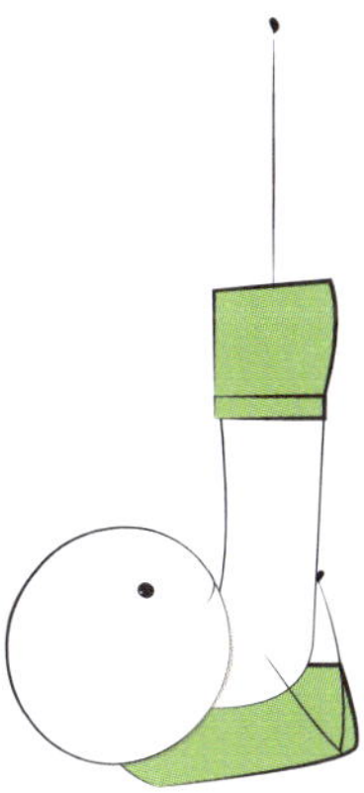

Sharvangasana

9

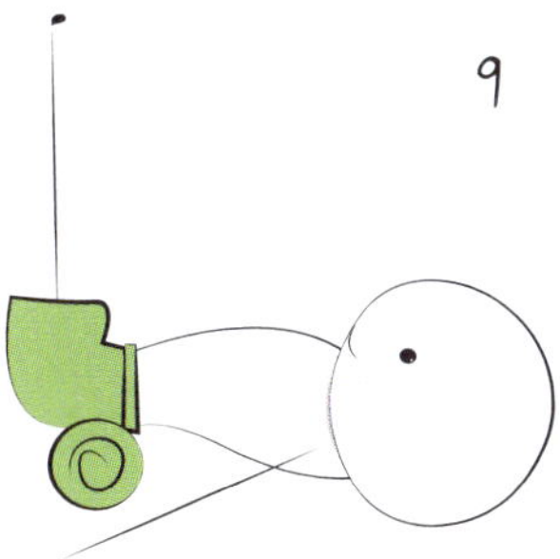

Viparita Karani

10

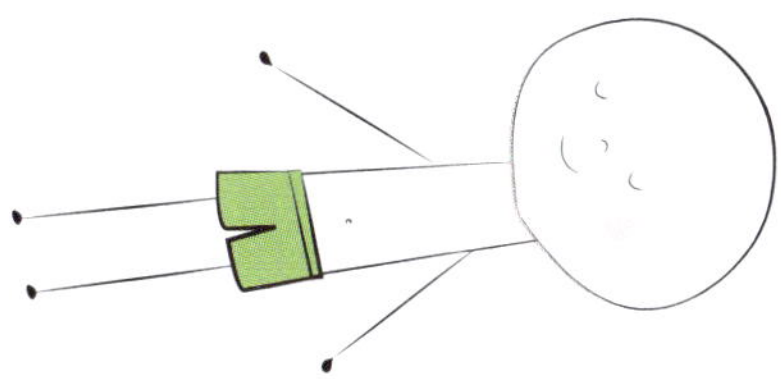

Shavasana

Yoga nach einem langen Tag

Für mich gibt es zwei Sorten von »langen« Tagen. An den einen sind wir pausenlos am Rennen und völlig erschöpft von der großen Aufgabe, kein Detail unseres restlos durchgeplanten Alltags zu vergessen. Die anderen »langen« Tage verbringen wir stundenlang vor dem Computer – bis unsere Augen und das Hirn schmerzen. Zum Glück gibt es für jeden Bedarf die passende Yogapraxis, die wir am besten mit geschlossenen Augen durchführen. Damit lenken wir die Aufmerksamkeit nach innen und schenken als Bonus nicht nur unseren Augen eine wohlverdiente Pause.

1. *Balasana* (Kindhaltung). Halten Sie diese Position über 10 langsame Atemzüge.
2. Vierfüßlerstand
3. Strecken Sie im Vierfüßlerstand die jeweils gegenüberliegenden Arme und Beine aus und wiederholen Sie die Übung auf der anderen Seite.
4. *Vyaghrasana* (Tiger). Wiederholen Sie die Übung auf der anderen Seite.
5. *Adho Mukha Shvanasana*
6. *Uttanasana*
7. *Malasana* (Girlande)
8. Bewegen Sie sich mit der Ausatmung in Schritt 6 und der Einamtung in Schritt 7. Wiederholen Sie die Übung 5- bis 10-mal.
9. *Sukhasana* (Einfache Haltung)

Fortsetzung der Sequenz auf Seite 42

1

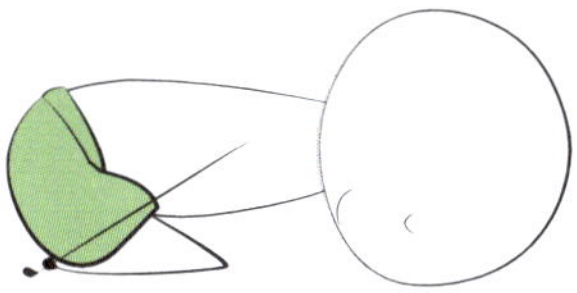

Balasana

2

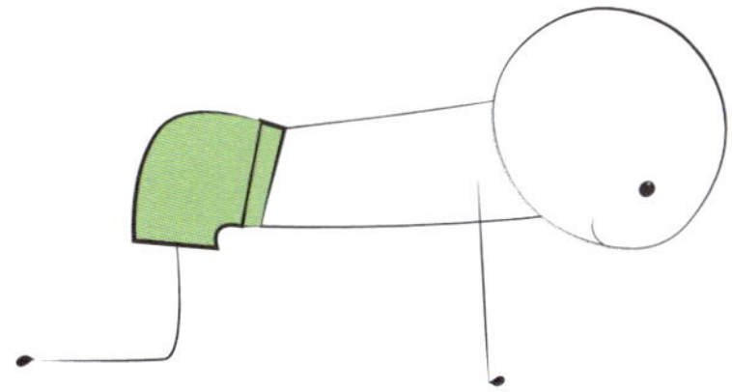

Vierfüßlerstand

4

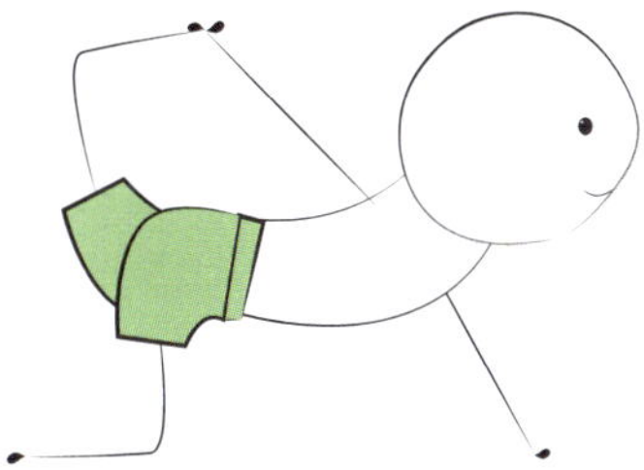

Vyaghrasana

5

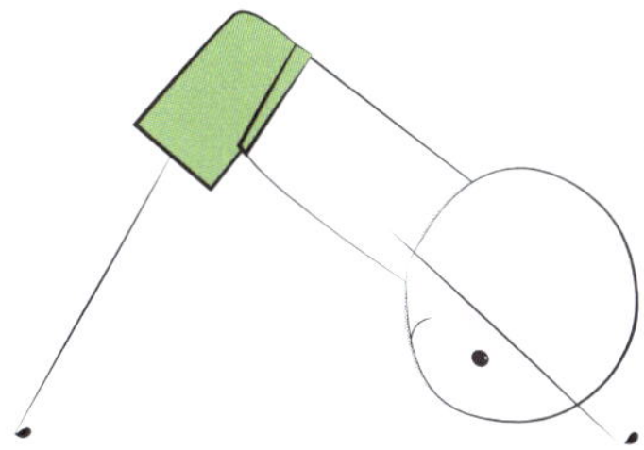

Adho Mukha Shvanasana

6

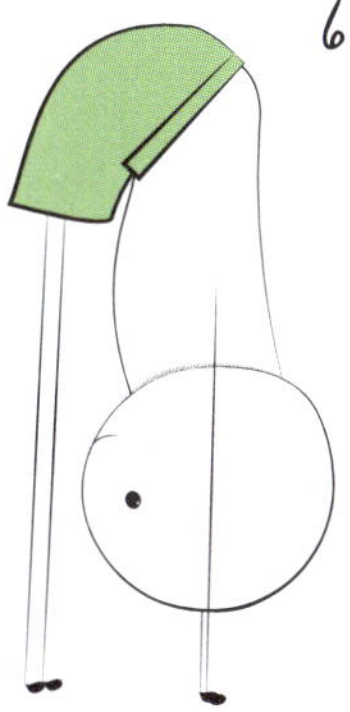

Uttanasana

7

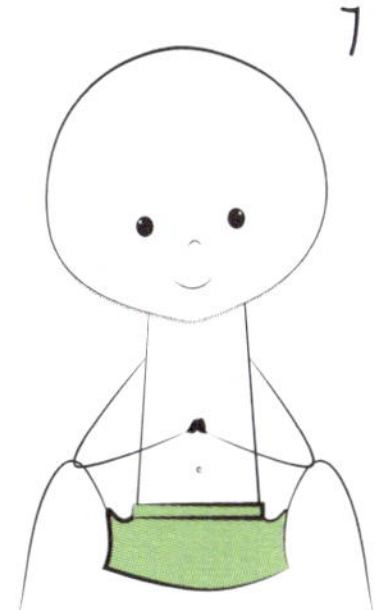

Malasana

9

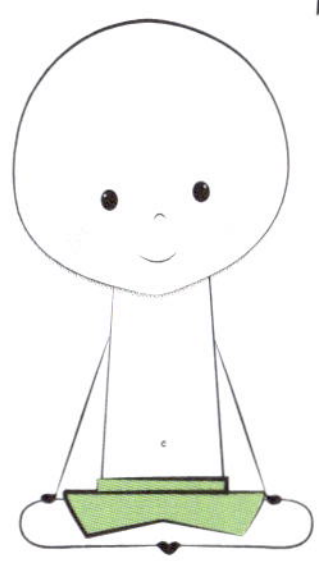

Sukhasana

10. *Ardha Matsyendrasana* (Drehsitz). Wiederholen Sie die Übung auf der anderen Seite.
11. *Paschimottanasana* (Vorwärtsbeuge)
12. *Halasana* (Pflug)
13. *Sharvangasana* (Schulterstand)
14. *Matsyasana* (Fisch)
15. *Supta Matsyendrasana* (Drehung auf dem Rücken). Wiederholen Sie die Übung auf der anderen Seite.
16. *Viparita Karani* (Umkehrhaltung mit den Beinen an der Wand), 5 bis 10 Minuten lang.

10

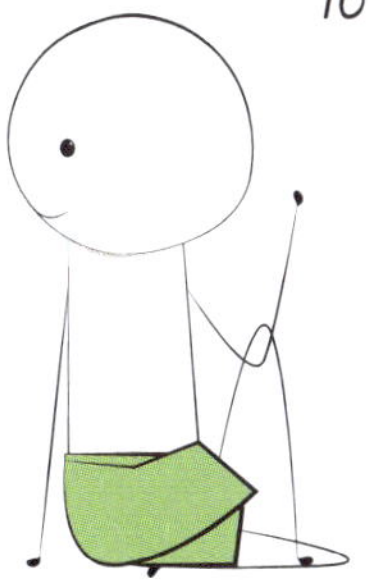

Ardha Matsyendrasana

11

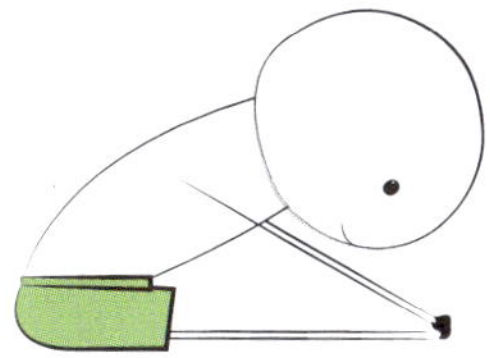

Paschimottanasana

12

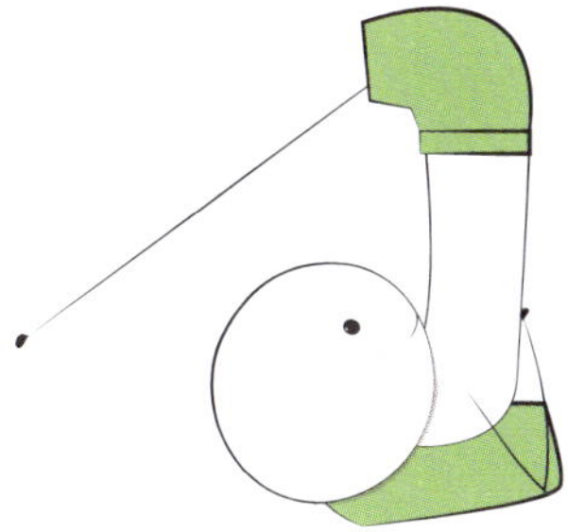

Halasana

13

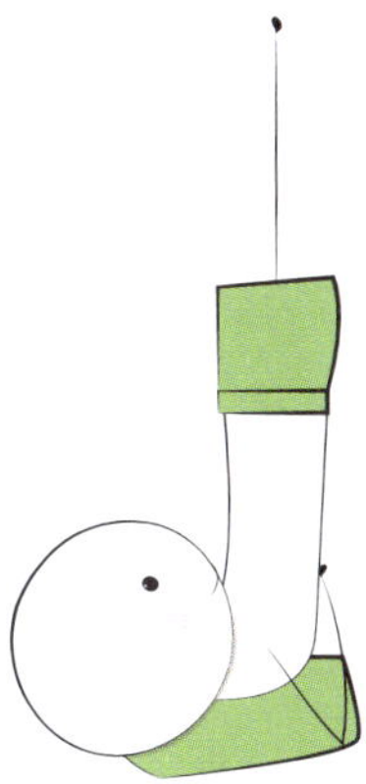

Sharvangasana

14

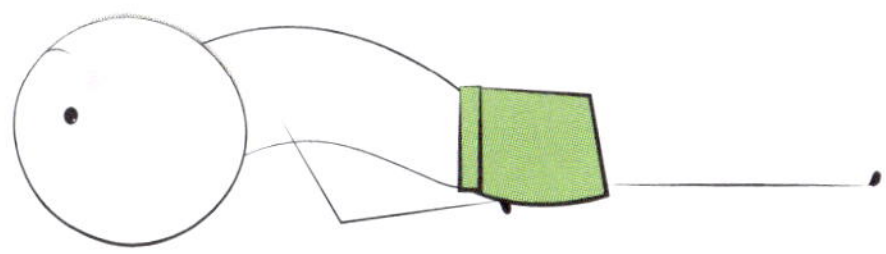

Matsyasana

15

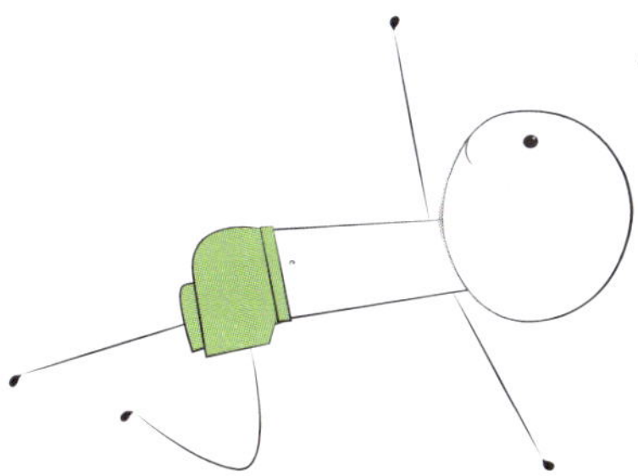

Supta Matsyendrasana

16

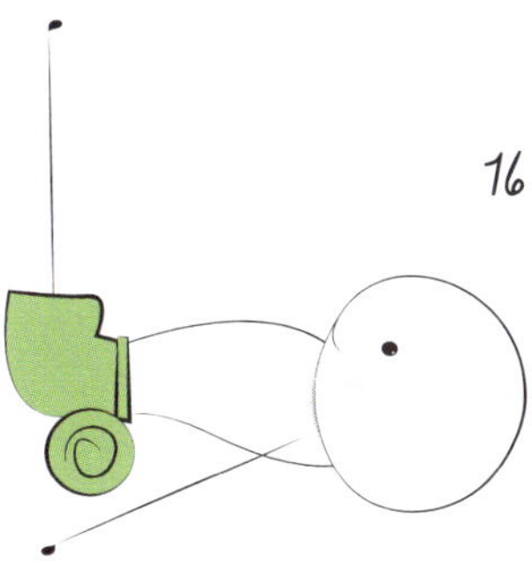

Viparita Karani

Vollständig entspannt

Im regenerativen Yoga, auch unter der Bezeichnung »Restoratives Yoga« bekannt, werden viele Hilfsmittel eingesetzt, um den Körper passiv zu entspannen. Halten Sie die Positionen 3 bis 5 Minuten lang und lenken Sie den Atem in die Bereiche, in denen Sie Dehnung oder Öffnung wahrnehmen. Ich übe diese Haltungen gerne eher spät am Tag: Die tiefe Entspannung bereitet mich ideal auf meine Abendrituale vor. Natürlich können Sie diese Sequenz aber jederzeit üben – wann immer Sie loslassen und dadurch neue Energie tanken wollen.

1. *Sukhasana* (Einfache Haltung)
2. *Dirgha* und *Ujjayi Pranayama* (Volle yogische Atmung und siegreicher Atem). Kommen Sie während dieser Praxis so oft wie möglich zu diesem Atem zurück.
3. *Baddha Konasana* (Gebundener Winkel). Greifen Sie gerne zu Kissen oder gefalteten Decken, um die Knie oder Sitzknochen zu unterstützen.
4. *Gomukhasana* (Kuhgesicht) mit bequem hinter dem Rücken verschränkten Armen.
5. *Upavistha Konasana* (Gegrätschte Vorwärtsbeuge)
6. Wiederholen Sie Übung 4 mit andersherum gekreuzten Beinen
7. *Supta Kapotasana* (Liegende Taube). Wiederholen Sie die Übung auf der anderen Seite, gerne mit einem Kissen unter den Hüften.

Fortsetzung der Sequenz auf Seite 46

1

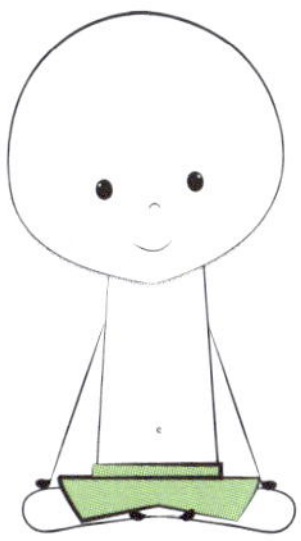

Sukhasana

2

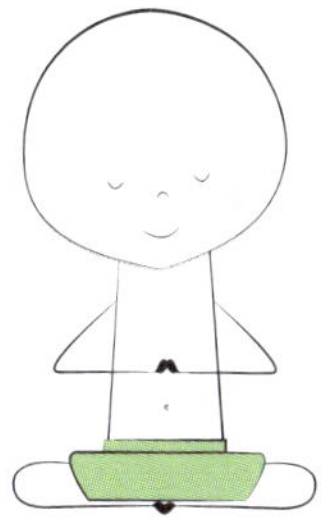

Pranayama

3

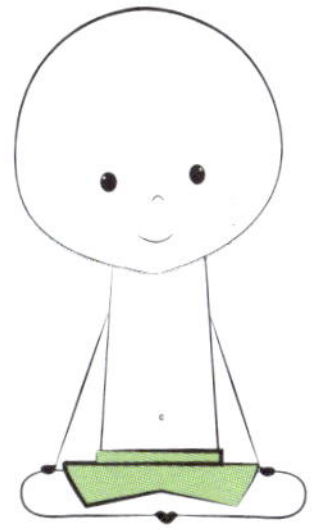

Baddha Konasana

4

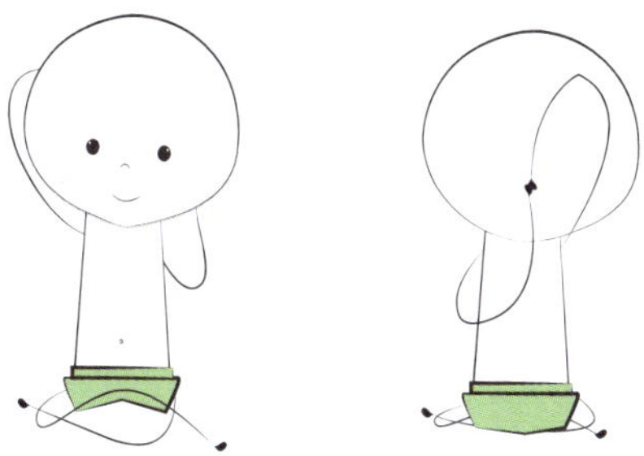

Gomukhasana

5

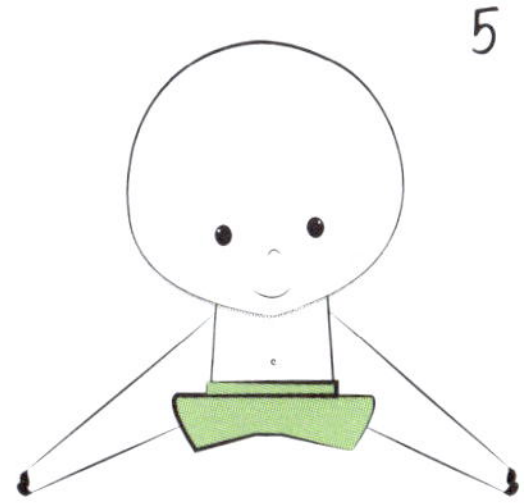

Upavistha Konasana

7

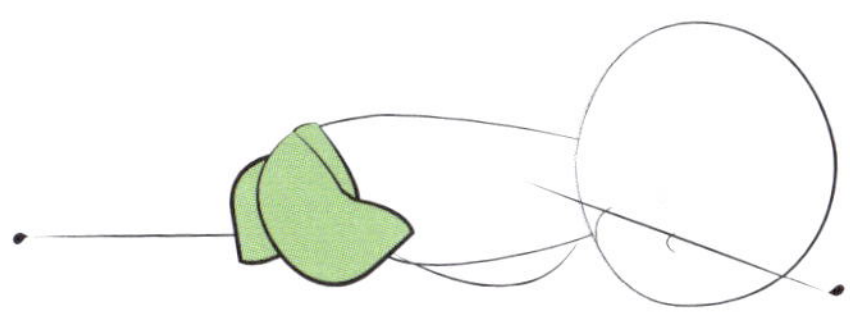

Supta Kapotasana

8. Katze/Kuh im Vierfüßlerstand, 6 bis 10 Atemzüge
9. *Supta Baddha Konasana* (Gebundener Winkel im Liegen)
10. *Supta Virasana* (Liegender Held)
11. *Supta Matsyendrasana* (Drehung im Liegen). Wiederholen Sie die Übung auf der anderen Seite.
12. *Viparita Karani* (Umkehrhaltung mit Beinen an der Wand), 5 bis 10 Minuten lang
13. *Shavasana* (Totenstellung). Verweilen Sie doppelt so lange wie gewohnt in dieser Haltung.

8

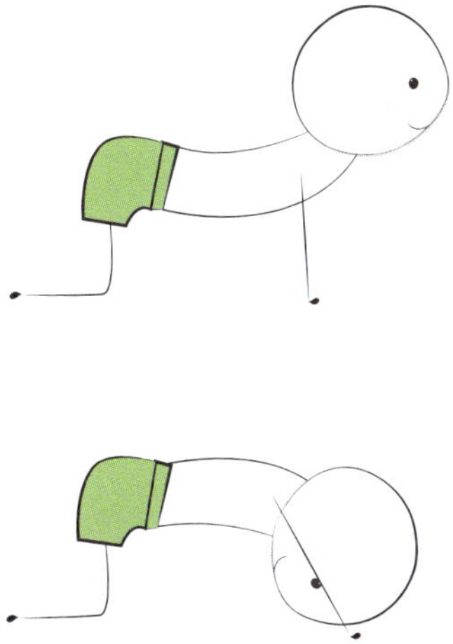

Katze/Kuh im Vierfüßlerstand

9

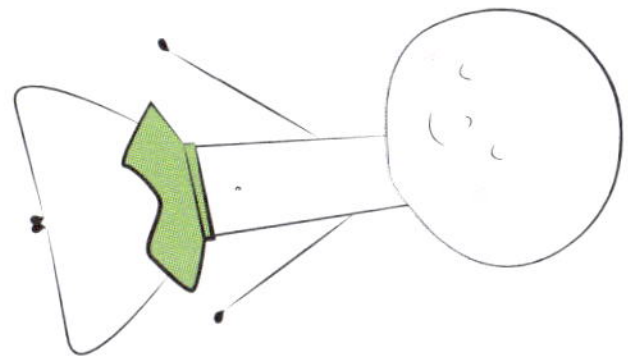

Supta Baddha Konasana

10

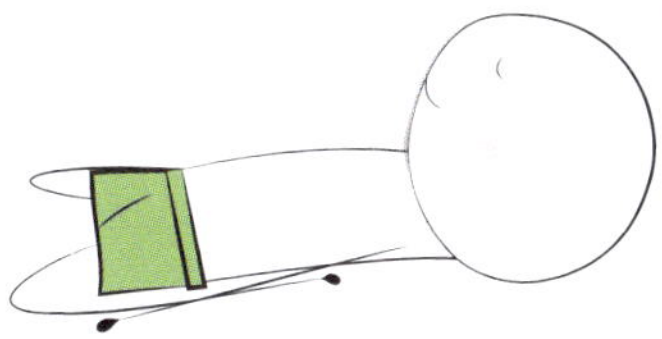

Supta Virasana

11

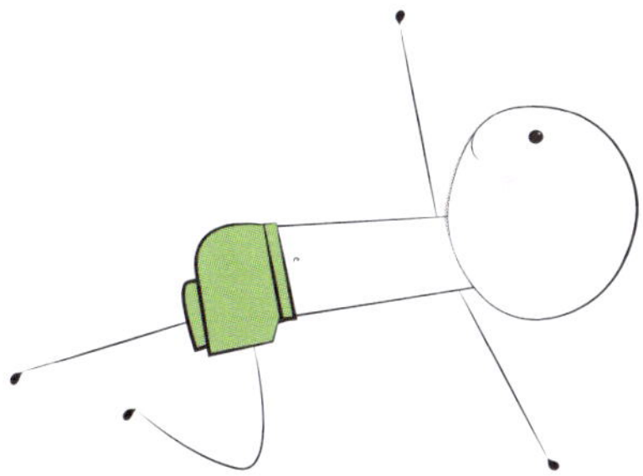

Supta Matsyendrasana

12

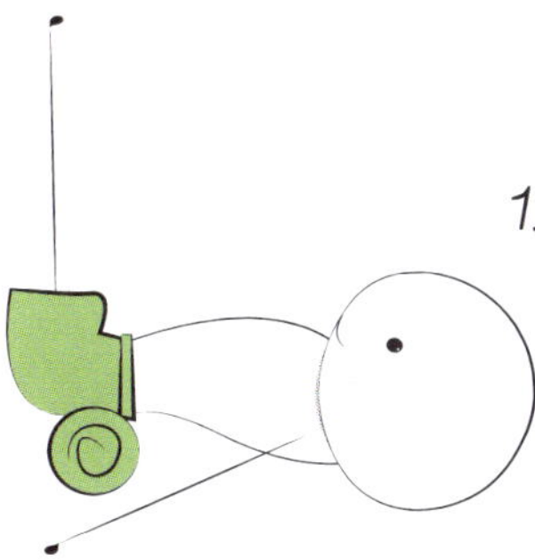

Viparita Karani

13

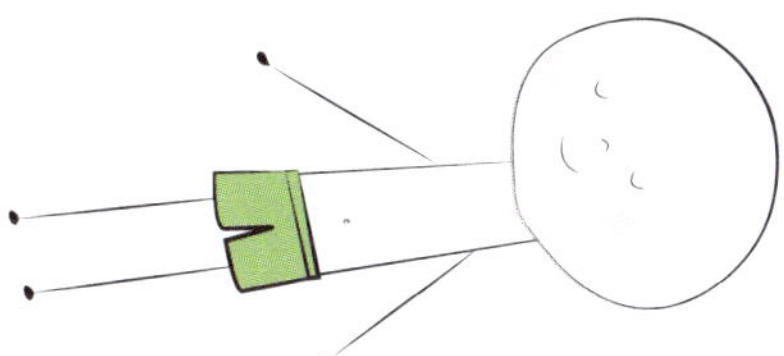

Shavasana

Im Rhythmus der Stechuhr

Yoga im Büro und nach der Arbeit

Yoga auf Ihrem Bürostuhl

Diese Übungsfolge sollten Sie anwenden, wenn Ihre Augen langsam glasig werden, das Blut in Ihr Sitzfleisch sackt und Ihr Rücken vom Buckeln über Ihrer Tastatur zu schmerzen beginnt. Wenn Sie sich eine kleine Yoga-Pause erlauben, befreien Sie Ihren Kopf von Gedankenmüll und Ihren Körper von Wehwehchen. Sie werden dadurch wahrscheinlich produktiver, ganz sicher aber glücklicher.

1. Beginnen Sie sitzend in *Tadasana* (sitzende Berghaltung).
2. Verschränken Sie die Arme umeinander wie in *Garudasana* (Adler). Mit der Einatmung heben Sie die Arme zur Decke, mit der Ausatmung senken Sie sie nach unten. 5- bis 10-mal wiederholen.
3. Drehsitz nach rechts.
4. Schritt 2 wiederholen und den anderen Arm nach unten nehmen.
5. Drehsitz nach links.
6. Das rechte Bein in die Luft strecken, parallel zum Boden (*Utthita Hasta Padangusthasana*). Tipp: Verwenden Sie den Stuhl als Stütze, indem Sie den Sitz mit den Händen fassen.
7. Das rechte ausgestreckte Bein so weit wie möglich über das linke ausgestreckte Bein kreuzen.
8. Mit Ausatmung den Oberkörper über die gekreuzten Beine beugen.
9. Die Schritte 6 bis 8 mit dem linken Bein wiederholen.
10. Verschränken Sie die Arme erneut wie in *Garudasana* (Adler). Andersherum wiederholen.
11. Sitzmeditation. Tipp: Schließen Sie die Augen, um störende Einflüsse einzuschränken.

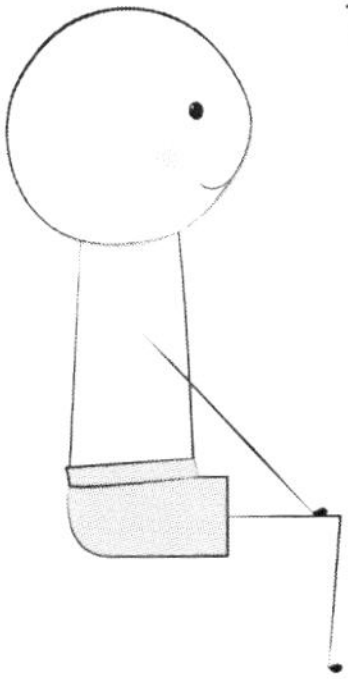
1

Tadasana, sitzend

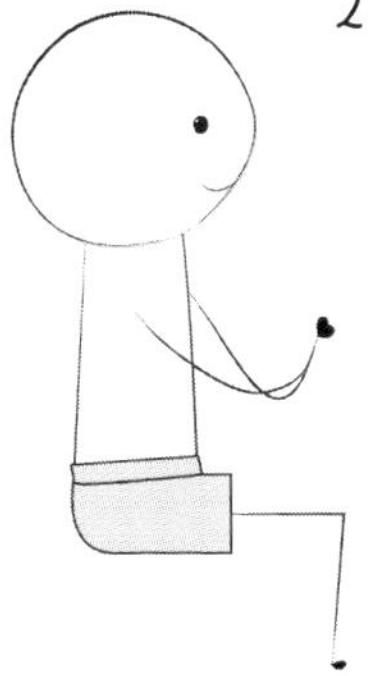
2

Garudasana, sitzend

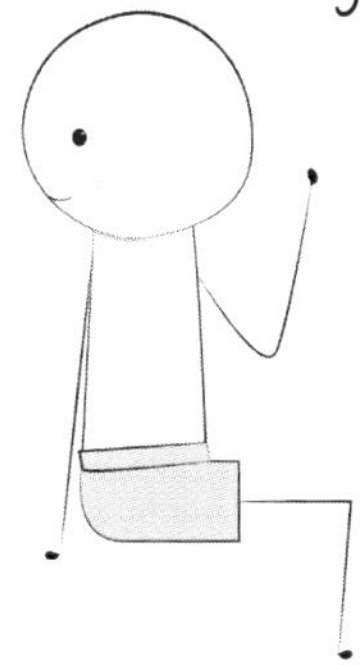
3

Drehsitz nach rechts

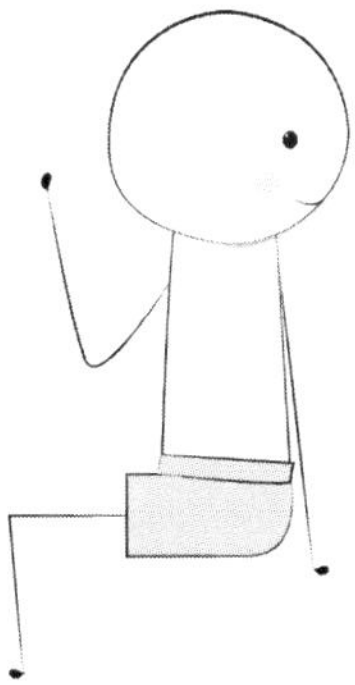
5

Drehsitz nach links

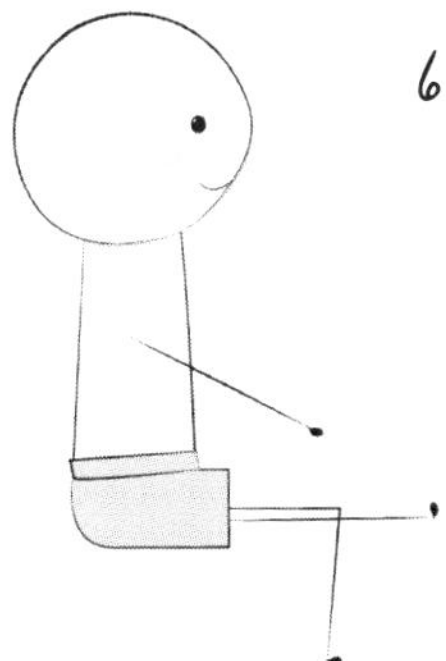
6

Utthita Hasta
Padangusthasana

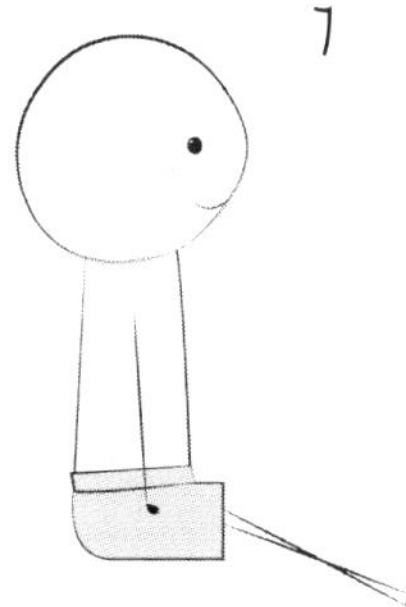
7

Überkreuzte Beine

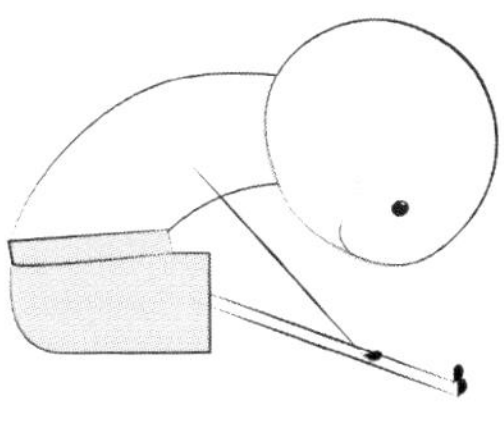
8

Vorbeugen

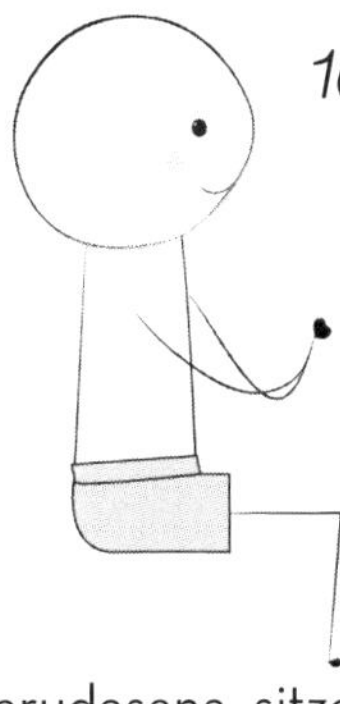
10

Garudasana, sitzend

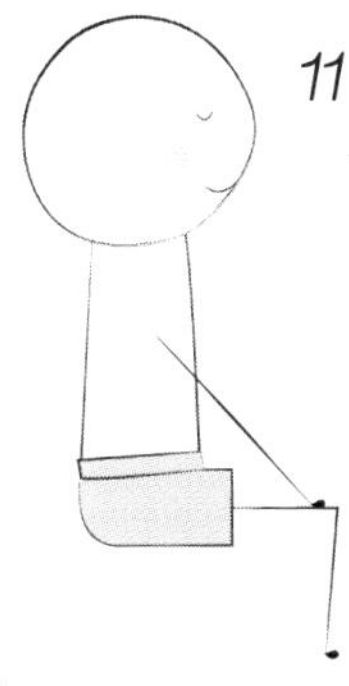
11

Meditation im Sitzen

Yoga für Schreibtischtäter

Nach einem langen Tag vor dem Computer möchte ich manchmal einfach nur mit der Couch verschmelzen und fernsehen. Viel wohltuender wäre jedoch eine fordernde Yogapraxis, um mein ganzes System nach einem Tag voller Sitzen und Starren wieder in Bewegung zu versetzen. Dies ist also keine Übungsfolge für Ihr Büro, sondern nach allzu langer Zeit im Büro. Bei schönem Wetter empfehle ich, sie an der frischen Luft zu üben.

1. *Tadasana* (Berghaltung)
2. *Surya Namaskar A* (Sonnengruß A), 5 Runden
3. *Surya Namaskar B* (Sonnengruß B), 5 Runden
4. *Virabhadrasana II* (Krieger II)
5. *Baddha Virabhadrasana* (Demütiger Krieger)
6. *Virabhadrasana II* (Krieger II)
7. *Utthita Parsvakonasana* (Intensive Flankendehnung)
8. *Virabhadrasana II* (Krieger II)
9. *Viparita Virabhadrasana* (Sonnenkrieger)

Fortsetzung der Sequenz auf Seite 54

1

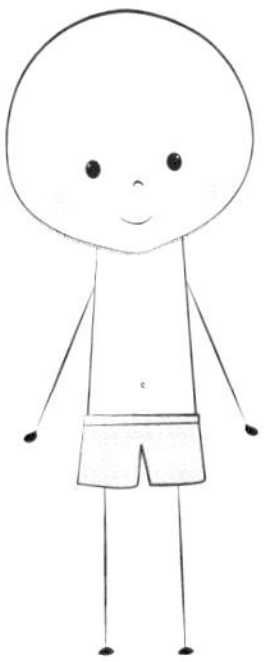

Tadasana

2

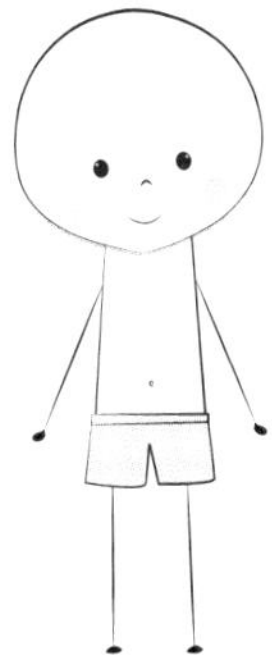

Surya Namaskar A – siehe Seite 11

3

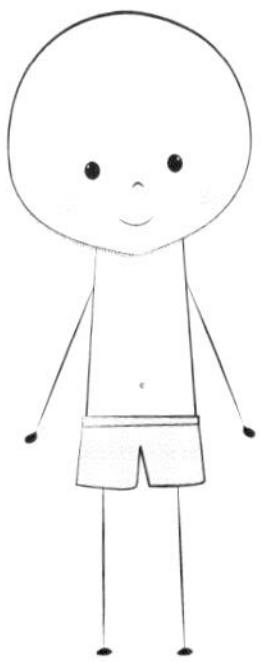

Surya Namaskar B – siehe Seite 12

4

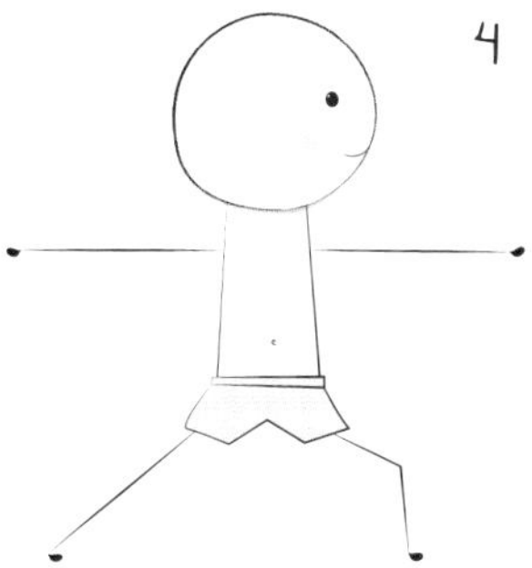

Virabhadrasana II

5

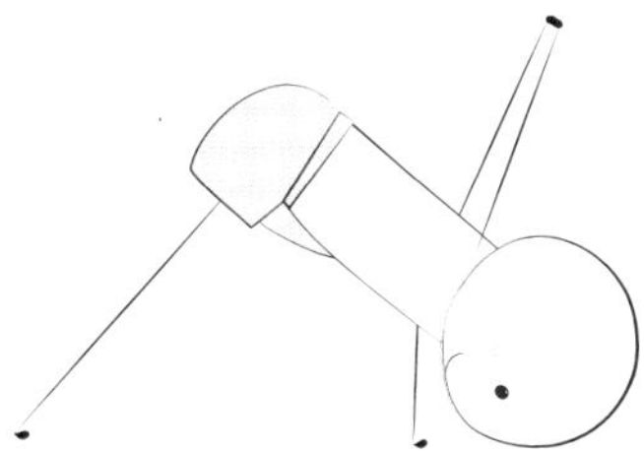

Baddha
Virabhadrasana

6

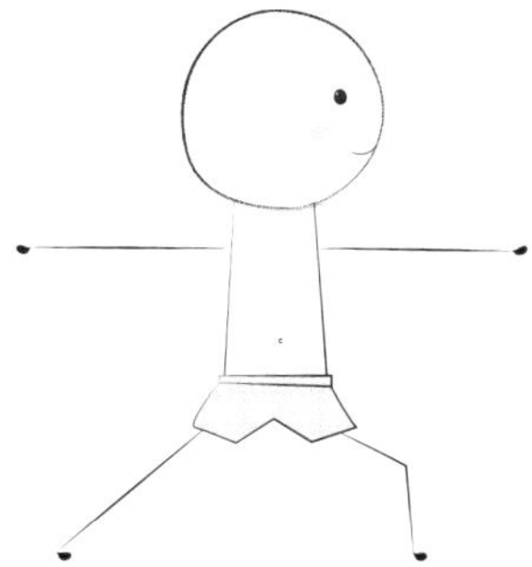

Virabhadrasana II

7

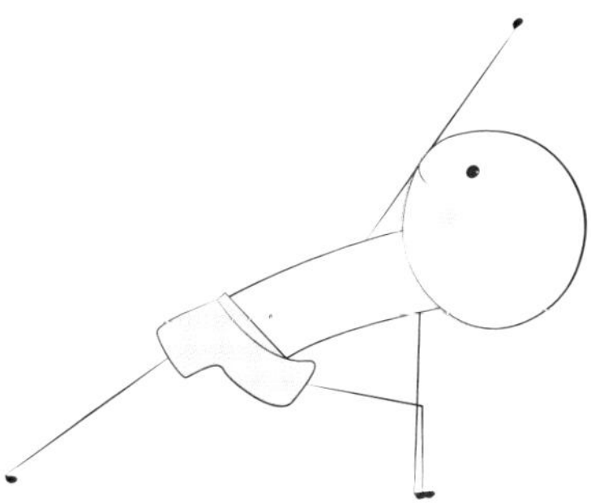

Uthitta Parsvakonasana

8

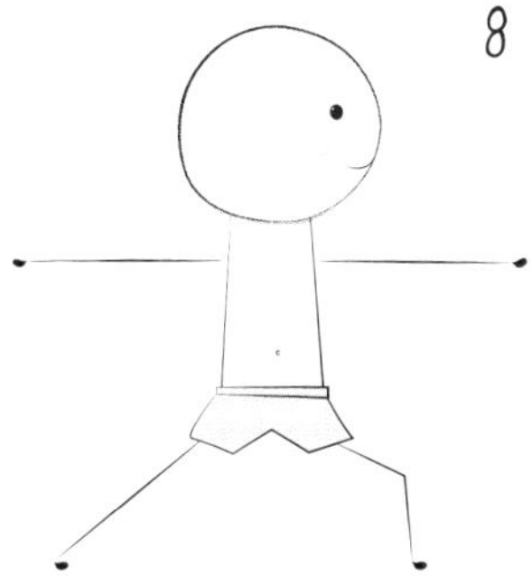

Virabhadrasana II

9

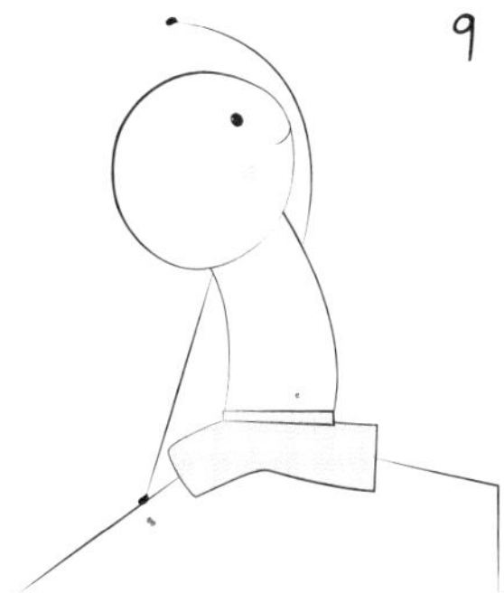

Viparita Virabhadrasana

10. *Surya Namaskar* A
11. Wiederholen Sie die Schritte 4 bis 10 auf der anderen Seite.
12. *Tadasana*
13. *Prasarita Padottanasana* (Vorwärtsbeuge in der Grätsche)
14. *Sukhasana* (Einfache Haltung)
15. *Paschimottanasana* (Sitzende Vorwärtbeuge)
16. *Purvottanasana* (Umgedrehte Bretthaltung)
17. *Balasana* (Kindhaltung)
18. *Supta Matsyendrasana* (Drehhaltung, liegend). Wiederholen Sie die Übung auf der anderen Seite.
19. *Shavasana* (Totenstellung)

10

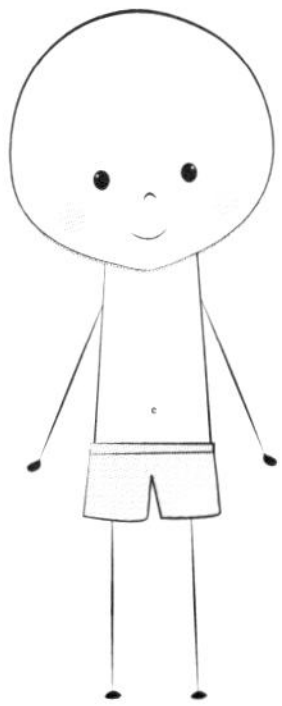

Surya Namaskar A – siehe Seite 11

12

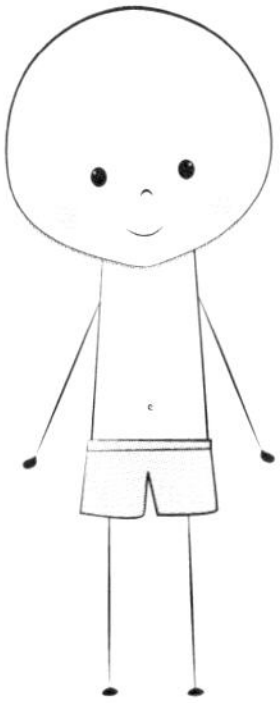

Tadasana

13

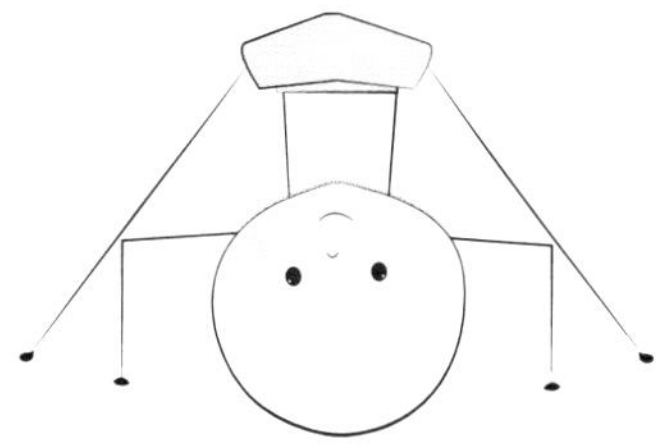

Prasarita Padottanasana

14

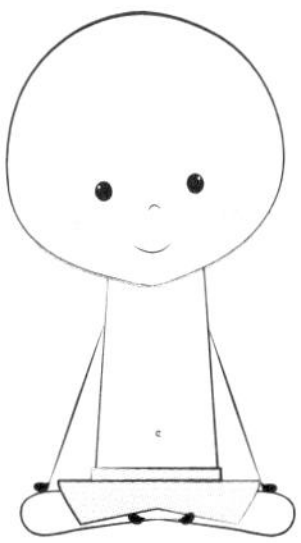

Sukhasana

15

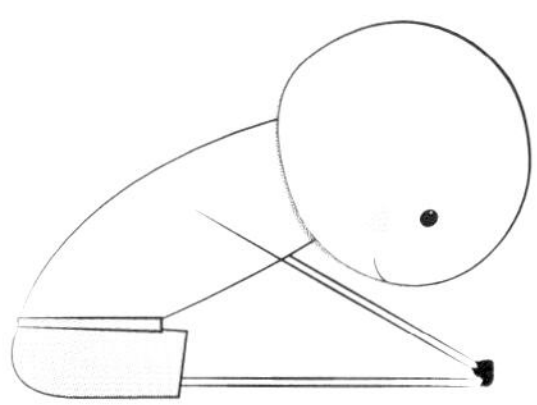

Paschimottanasana

16

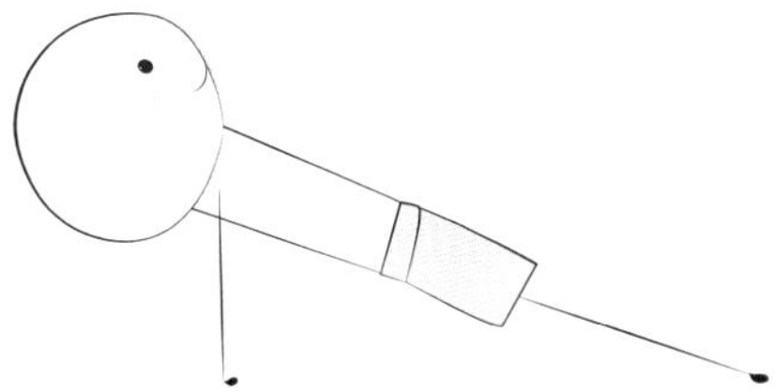

Purvottanasana

17

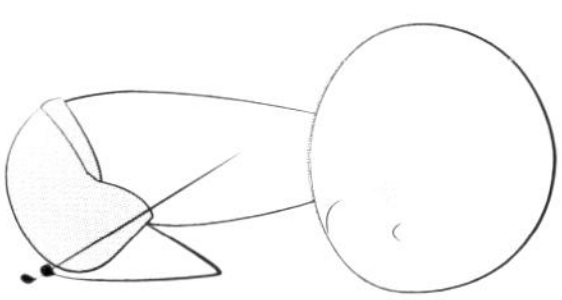

Balasana

18

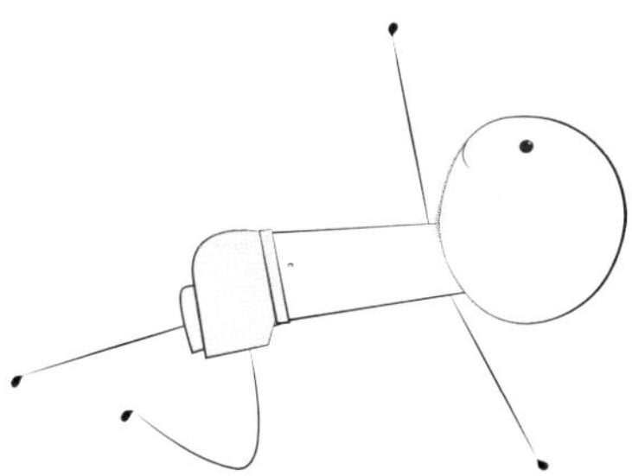

Supta Matsyendrasana

19

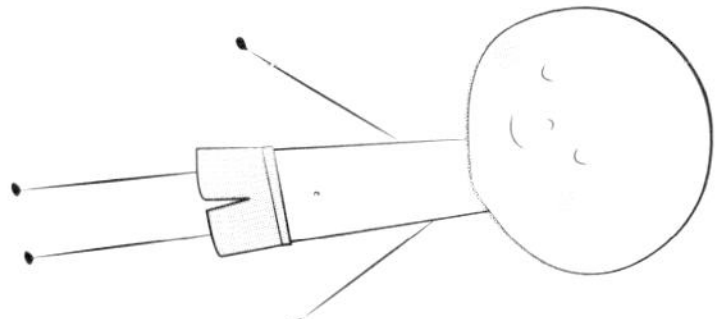

Shavasana

Yoga für Vielbeschäftigte

Früher antworteten die Menschen auf meine Frage, wie es ihnen gehe, mit »gut«. Heute höre ich meistens »viel los, aber gut«. Wenn sich die Welt immer schneller zu drehen scheint, empfiehlt es sich, einen Moment innezuhalten und zu überprüfen, welche der Dinge, die uns so in Atem halten, wirklich wichtig sind. Wo gibt es eventuell schwarze Löcher, in die Energie einfach verschwindet? Diese schnelle Yogapraxis bietet sich für ein paar Minuten dieser Selbstreflexion an.

1. *Shavasana* (Totenstellung)
2. *Supta Matsyendrasana* (Drehsitz, liegend)
3. *Setu Bandhasana* (Brücke). Halten Sie diese Position 1 bis 2 Minuten lang.
4. *Balasana* (Kindhaltung)
5. *Parighasana* (Tor)
6. Katze/Kuh im Vierfüßlerstand

Fortsetzung der Sequenz auf Seite 58

1

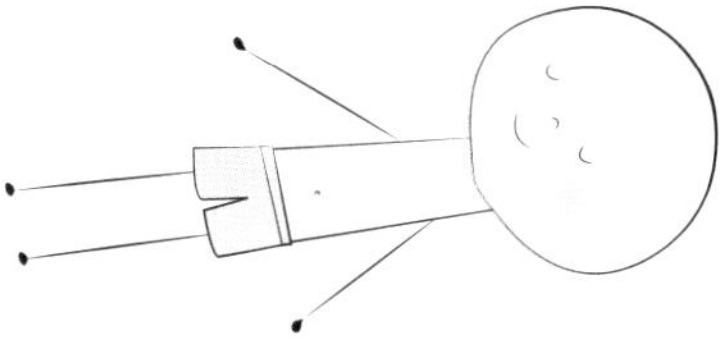

Shavasana

2

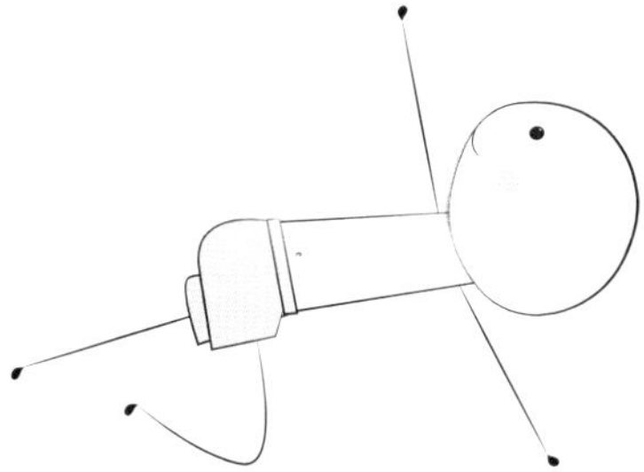

Supta Matsyendrasana

3

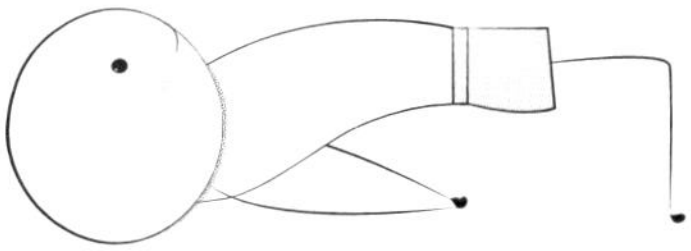

Setu Bandhasana

4

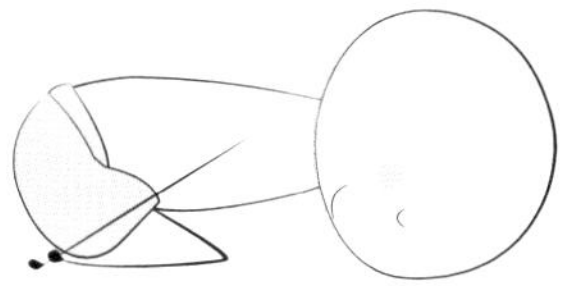

Balsana

5

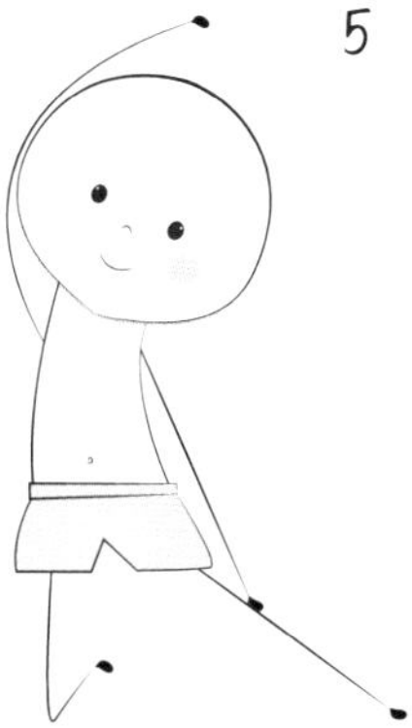

Parighasana

6

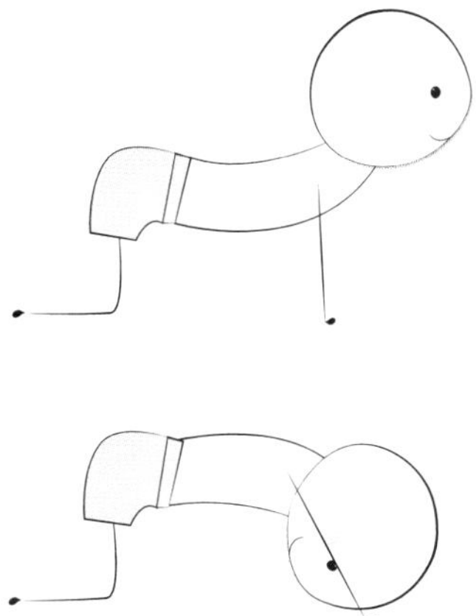

Katze/Kuh im Vierfüßlerstand

7. Wiederholen Sie *Parighasana* auf der anderen Seite.
8. *Ustrasana* (Kamel)
9. *Vajrasana* (Diamant)
10. *Ustrasana* (Kamel)
11. *Paschimottanasana* (Sitzende Vorwärtsbeuge)
12. *Purvottanasana* (Umgedrehte Bretthaltung)
13. *Shavasana* (Totenstellung)

7

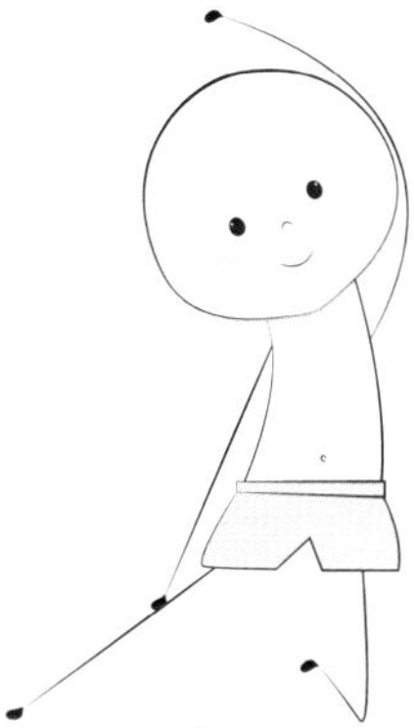

Parighasana

8

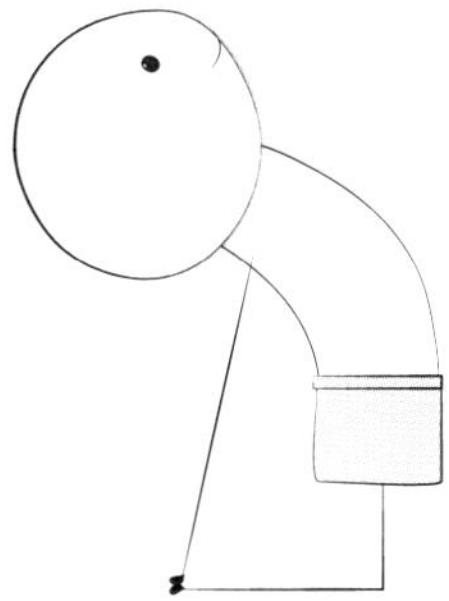

Ustrasana

9

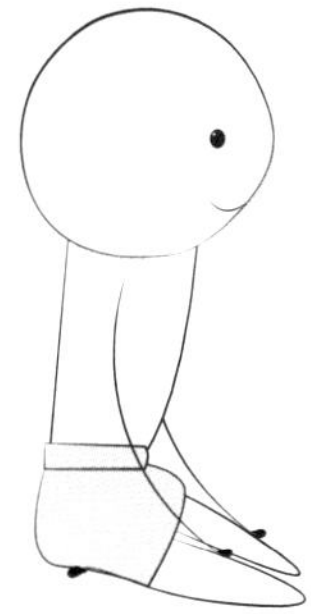

Vajrasana

10

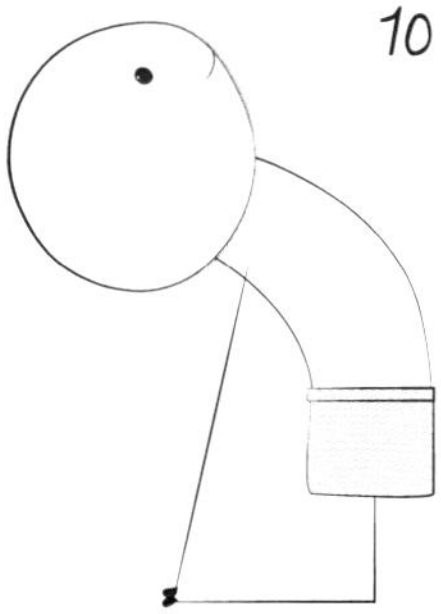

Ustrasana

11

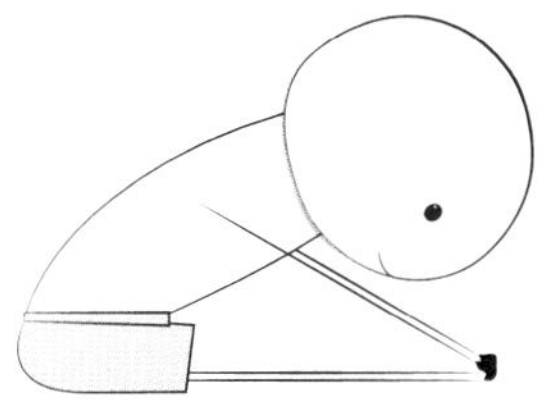

Paschimottanasana

12

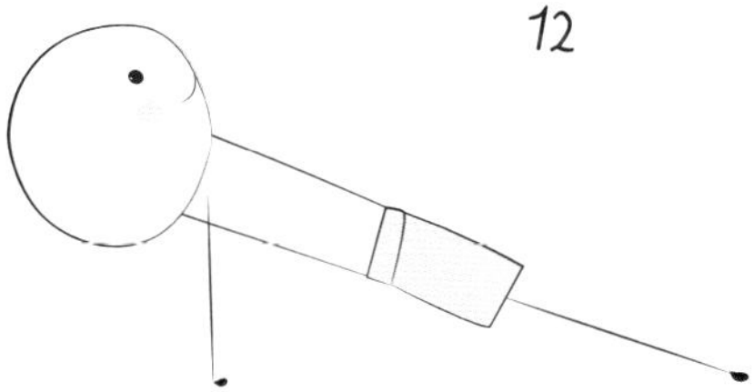

Purvottanasana

13

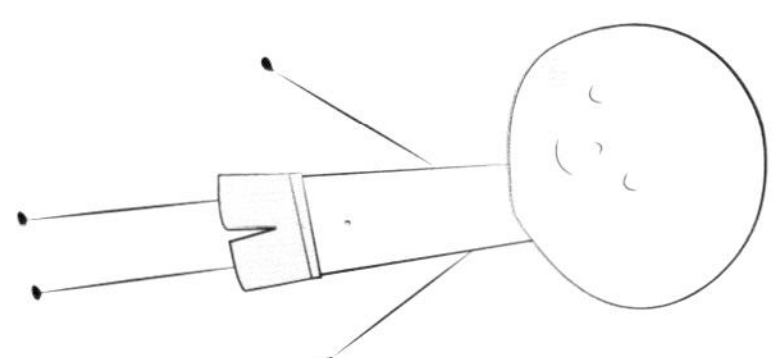

Shavasana

Yoga für Vieltipper

Die ersten paar tausend Jahre ihrer Existenz auf dem Planeten saß die Menschheit nicht permanent vor dem Computer. Entsprechend müssen sich unsere Körper immer noch an die täglich wiederkehrenden Muster von Sitzen, Starren und Tippen gewöhnen. Während die Evolution sich noch anpasst, können Sie sich mit dieser Sequenz behelfen: Sie entspannt die Augen, stärkt den Rücken und dehnt Arme sowie Handgelenke.

1. *Tadasana* (Berghaltung)
2. *Yoga Mudrasana* (Stehende Vorwärtsbeuge mit gekreuzten Händen hinter dem Rücken)
3. *Urdhva Hastasana* (Berghaltung mit Händen nach oben)
4. *Parsvottanasana* (Intensive Flankendehnung). Wiederholen Sie die Übung auf der anderen Seite.
5. *Garudasana* (Adler). Wiederholen Sie die Übung auf der anderen Seite.
6. *Trikonasana* (Dreieick). Wiederholen Sie die Übung auf der anderen Seite.
7. *Prasarita Padottanasana* (Vorbeuge in der Grätsche). Variante: Verschränken Sie die Hände, um die Handgelenke zusätzlich zu entspannen.
8. *Malasana* (Girlande)
9. *Baddha Konasana* (Gebundener Winkel)
10. *Gomukhasana* (Kuhgesicht). Wiederholen Sie die Übung auf der anderen Seite.
11. *Ardha Matsyendrasana* (Drehsitz). Wiederholen Sie die Übung auf der anderen Seite.
12. *Sukhasana* (Meditationsitz) mit geschlossenen Augen

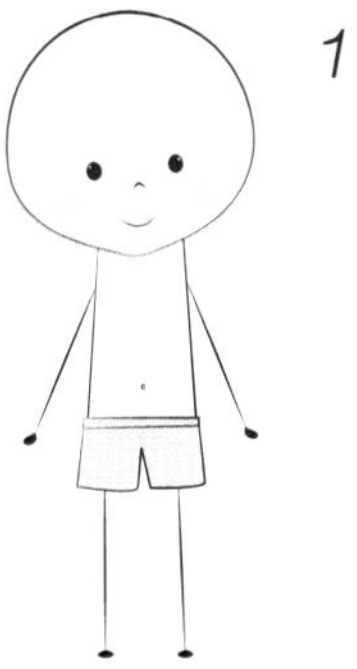

Tadasana

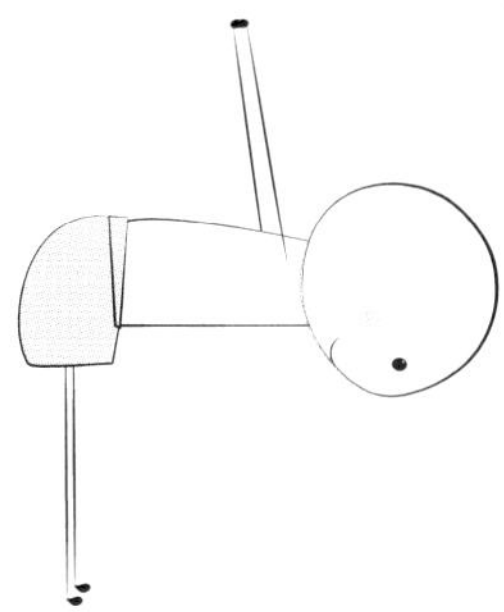

Yoga Mudrasana

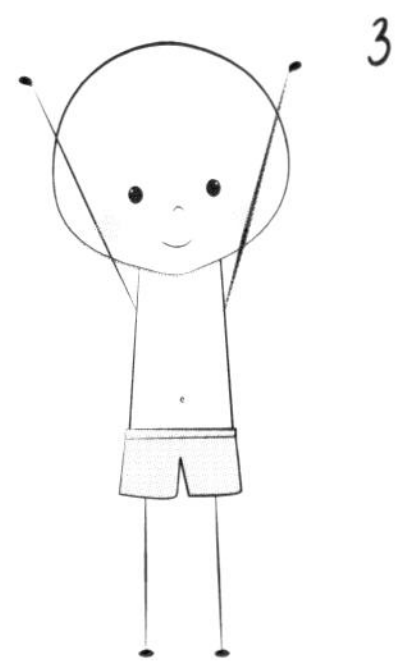

Urdhva Hastasana

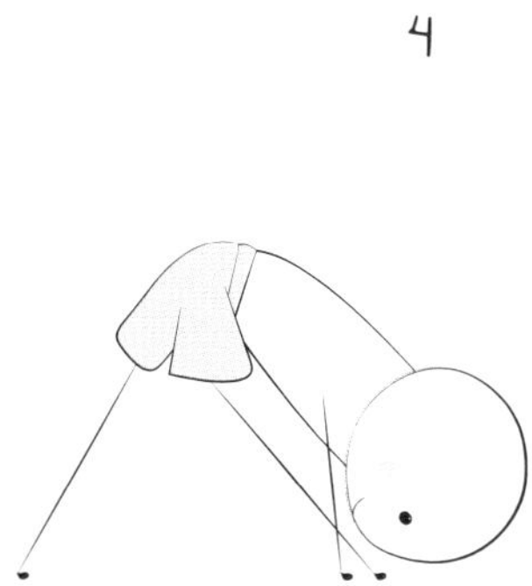

Parsvottanasana

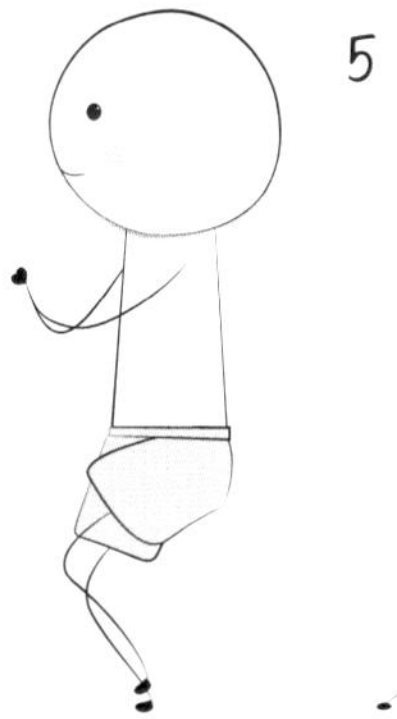

Garudasana

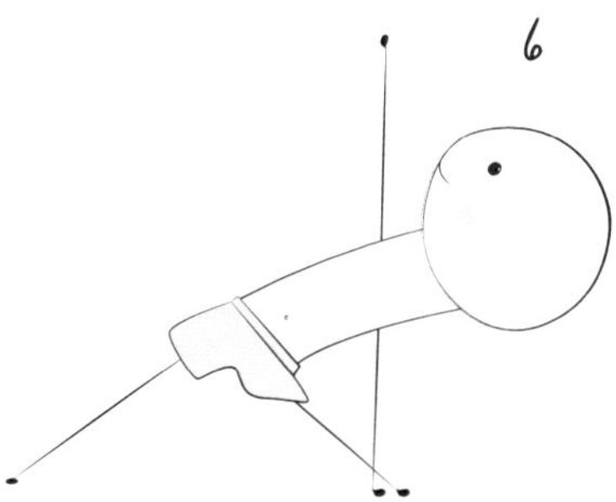

Trikonasana

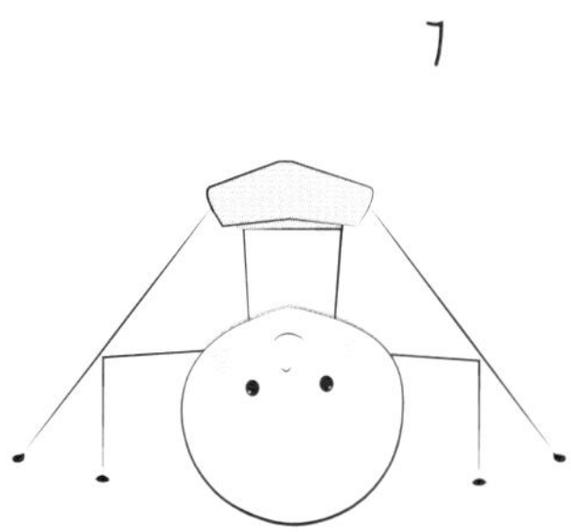

Prasarita Padottanasana

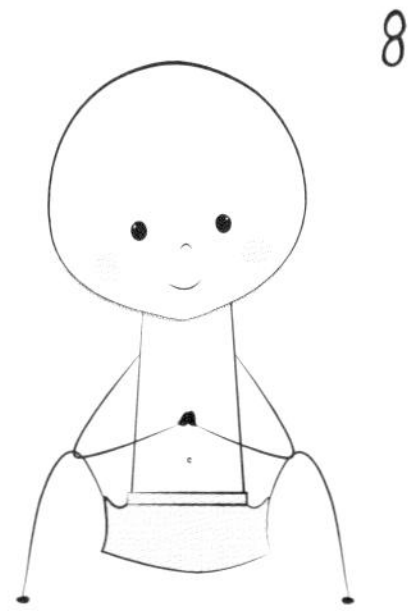

Malasana

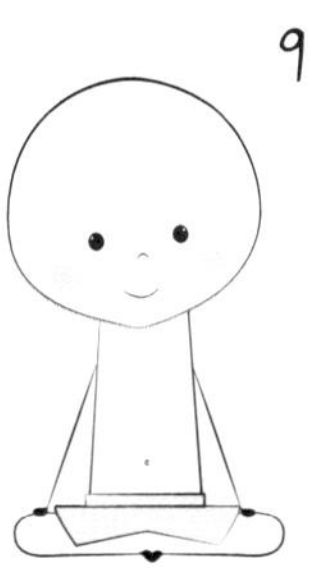

Baddha Konasana

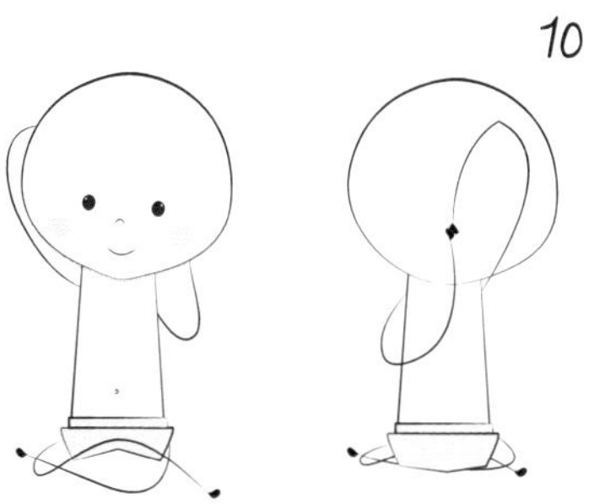

Gomukhasana

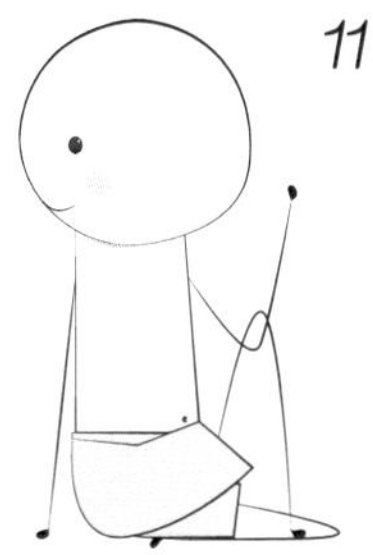

Ardha Matsyendrasana

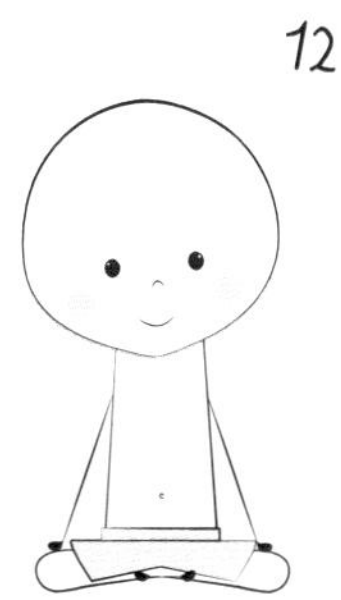

Sukhasana

(Nach–)Mittagsyoga

Statt sich zum zwölften Mal aus der Kaffeemaschine zu bedienen, könnte auch eine schnelle Yogasequenz dazu beitragen, Gehirn und Körper aus dem (Nach-)Mittagstief zu wecken. Diese Übungsfolge kann ganz dezent direkt im Büro geübt werden. Sie stimuliert die Drüsen, die den Adrenalinfluss im Körper regulieren, und versorgt Sie mit wesentlich mehr Klarheit als der ursprünglich geplante Espresso.

1. *Uttanasana* (Stehende Vorwärtsbeuge). Halten Sie die Position 2 bis 3 Minuten lang.
2. *Urdhva Hastasana* (Berghaltung mit nach oben gestreckten Händen). Variation: Strecken Sie abwechselnd eine Hand höher, um die Körperseiten zu dehnen.
3. *Yoga Mudrasana* (Stehende Vorwärtsbeuge mit verschränkten Händen hinter dem Rücken)
4. Katze/Kuh, stehend
5. *Utkatasana* (Stuhl)
6. *Parivrtta Utkatasana* (Gedrehte Stuhlhaltung). Wiederholen Sie die Übung auf der anderen Seite.
7. *Uttanasana* (Stehende Vorwärtsbeuge).

1

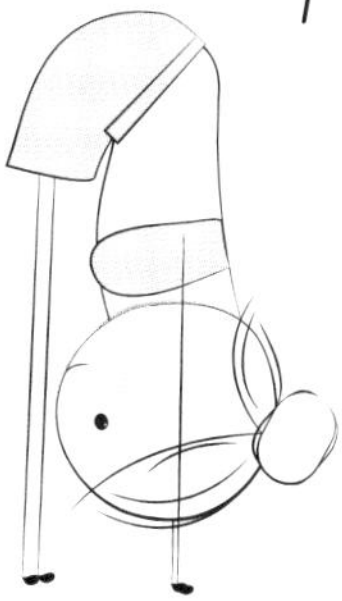

Uttanasana

2

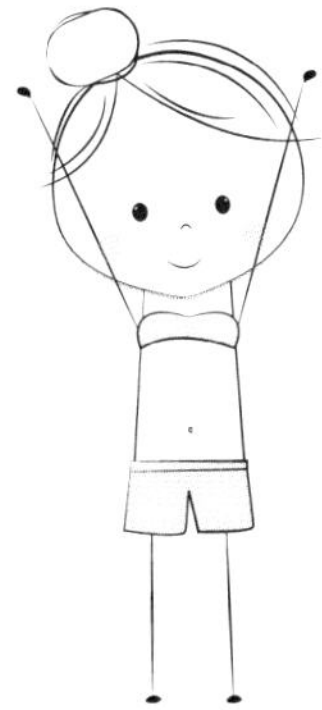

Urdhva Hastasana

3

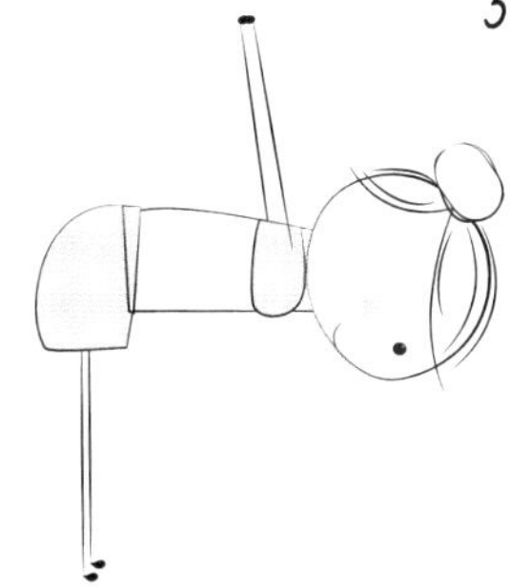

Yoga Mudrasana

4

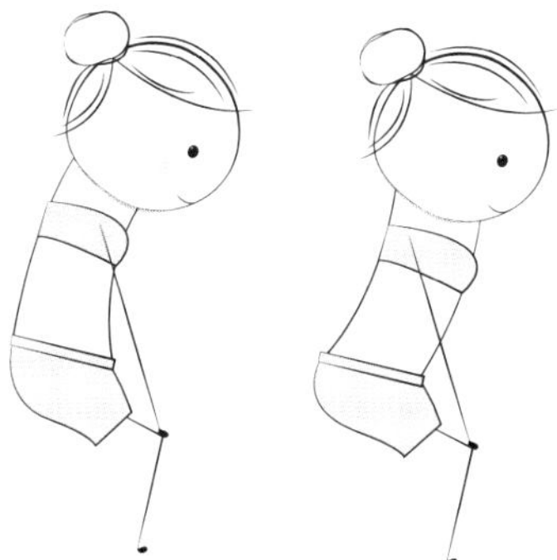

Katze/Kuh, stehend

5

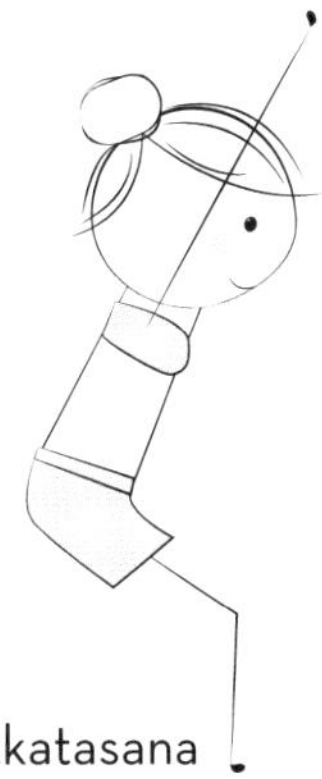

Utkatasana

6

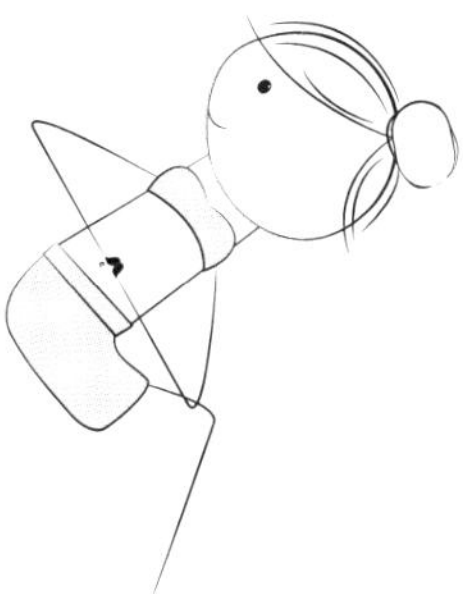

Parivrtta Utkatasana

7

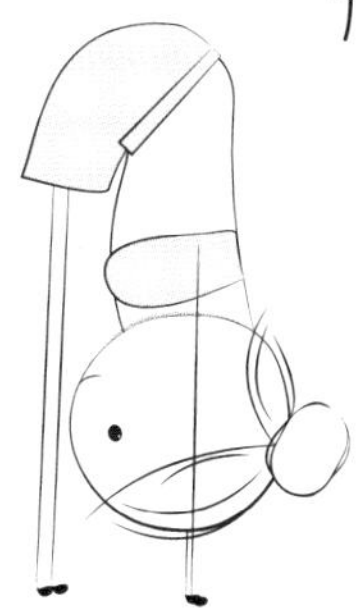

Uttanasana

Yoga für müde Füße

Während meines ganzen Studiums habe ich als Kellnerin gearbeitet und weiß daher alles über strapazierte Füße. Geschwollene Knöchel, die bald zu explodieren drohen, sind mir wohl vertraut, ebenso die Ankündigung, mich »ein wenig hinlegen zu wollen« – ohne Plan, je wieder aufzustehen. Wenn Sie beruflich viel laufen müssen oder einfach den ganzen Tag auf den Beinen waren, kann diese Sequenz die Belastung reduzieren und Ihnen neue Energie verleihen.

1. *Balasana* (Kindhaltung)
2. *Anahatasana* (Kniender Hund)
3. *Adho Mukha Shvanasana* (Herabschauender Hund). Verweilen Sie etwas länger in der Haltung und bewegen Sie abwechselnd Ihre Beine.
4. *Bhujangasana* (Kobra)
5. *Shalabhasana* (Heuschrecke)
6. *Balasana* (Kindhaltung)
7. *Adho Mukha Shvanasana*

Fortsetzung der Sequenz auf Seite 66

1

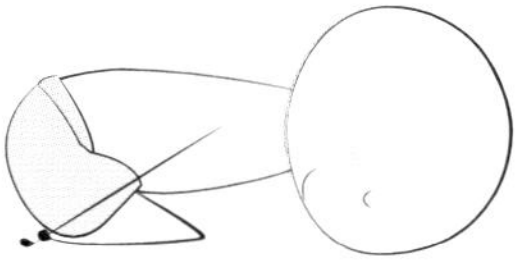

Balasana

2

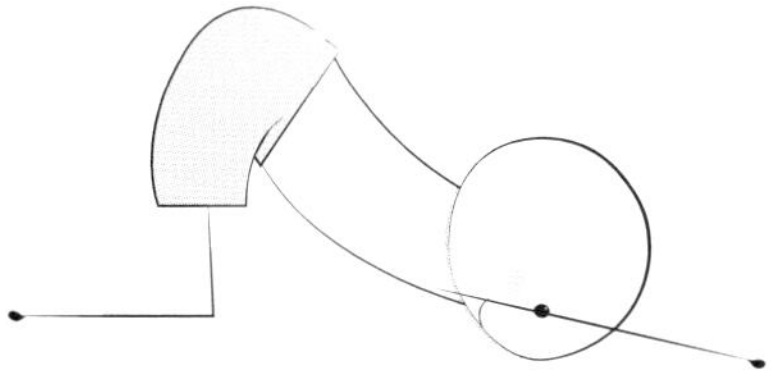

Anahatasana

3

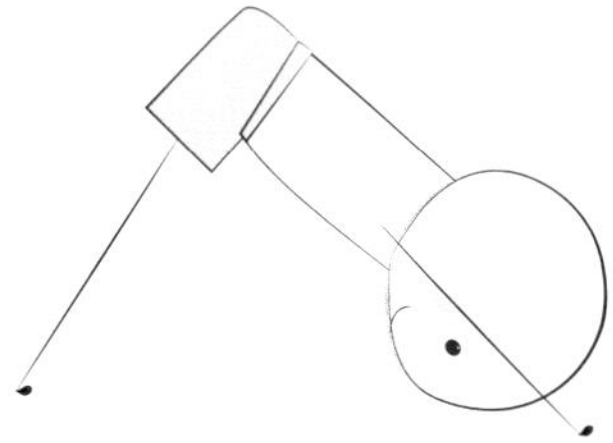

Adho Mukha Shvanasana

4

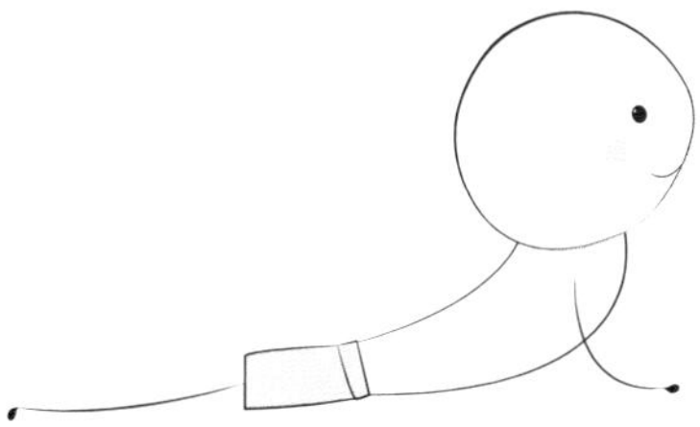

Bhujangasana

5

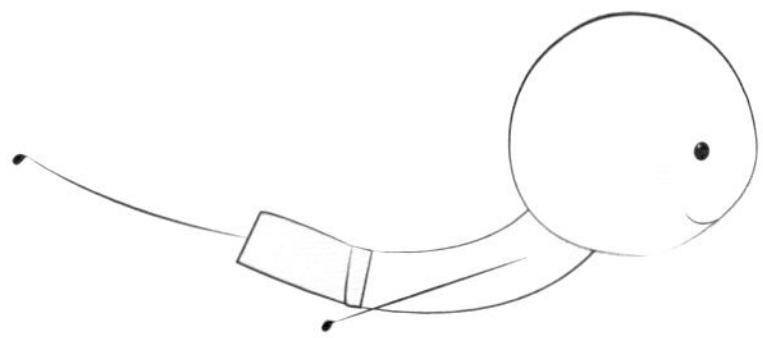

Shalabhasana

6

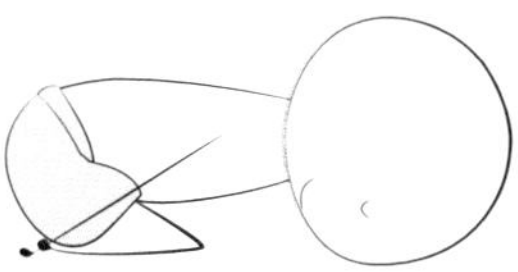

Balasana

7

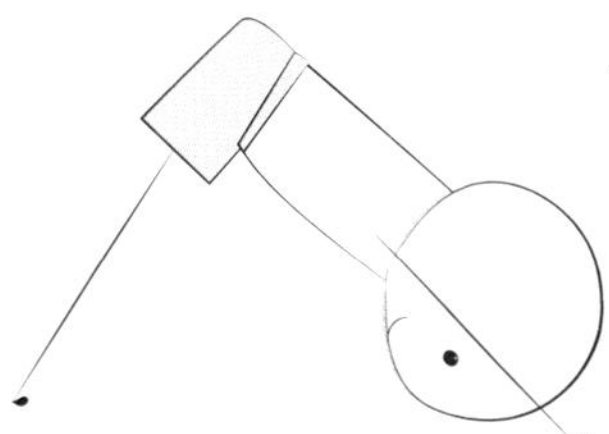

Adho Mukha Shvanasana

8. *Parsvottanasana* (Intensive Flankendehnung)
9. *Prasarita Padottanasana* (Vorwärtbeuge in der Grätsche)
10. Wiederholen Sie Schritt 8 auf der anderen Seite.
11. *Malasana* (Girlande)
12. *Janu Sirsasana* (Kopf-zum-Knie-Haltung)
13. *Parivrtta Janu Sirsasana* (Gedrehte Kopf-zum-Knie-Haltung)
14. *Upavishta Konasana* (Grätsche)
15. Wiederholen Sie die Schritte 12 und 13 auf der anderen Seite.
16. *Viparita Karani* (Umkehrhaltung mit Beinen an der Wand), 10 bis 15 Minuten

8

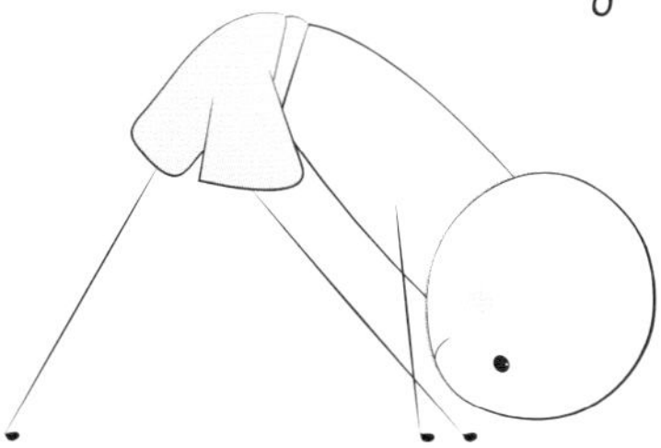

Parsvottanasana

9

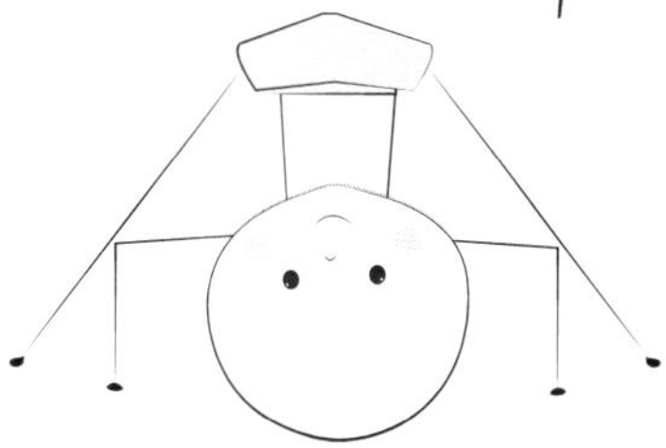

Prasarita Padottanasana

11

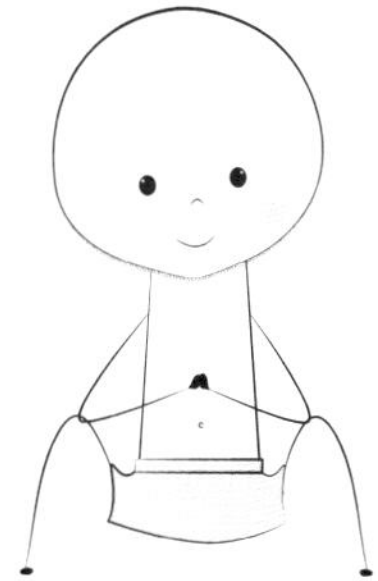

Malasana

12

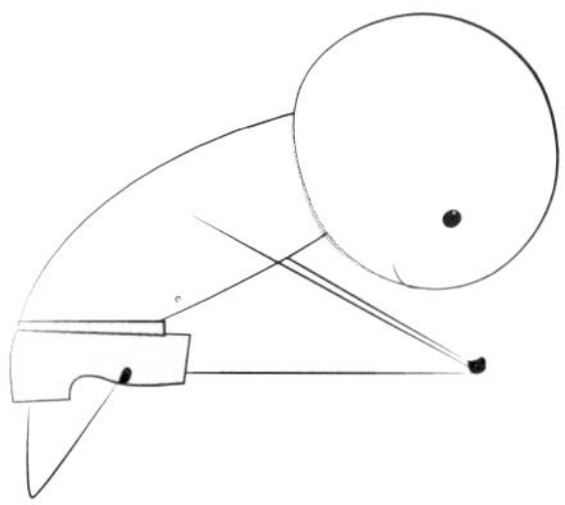

Janu Sirsasana

13

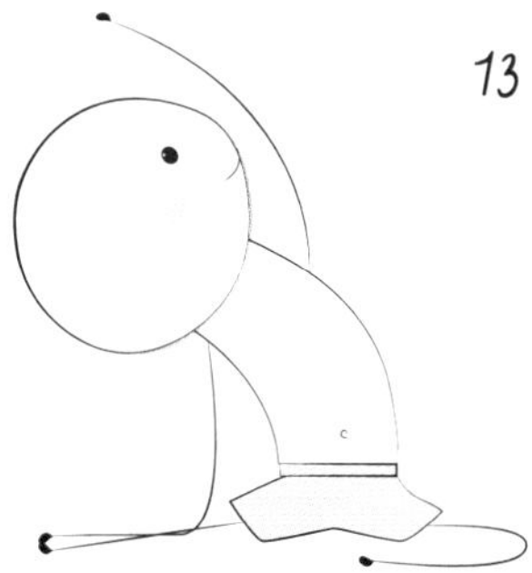

Parivrtta Janu Sirsasana

14

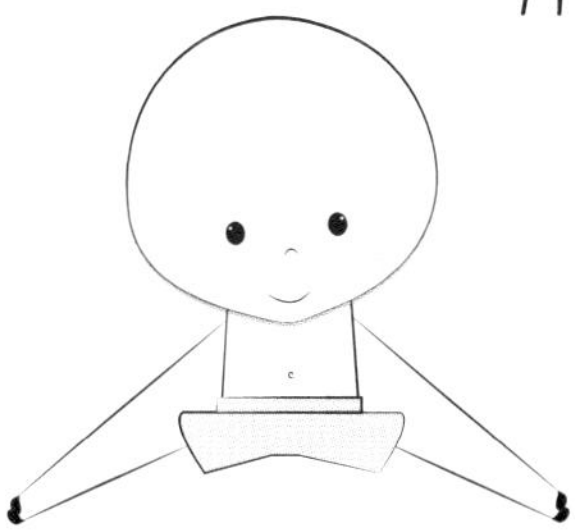

Upavishta Konasana

16

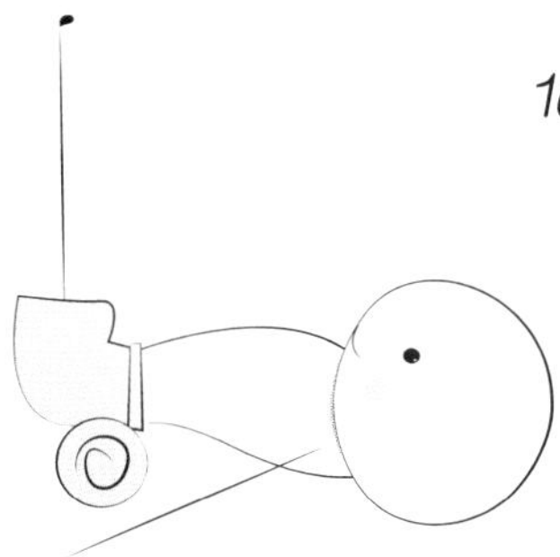

Viparita Karani

Yoga für Göttinnen

Damen-Yoga

Yoga während der Menstruation

Eine der häufigsten Fragen, die mir Yogaschülerinnen stellen, ist: »Kann ich während der Menstruation Yoga üben?« Besonders interessieren sie dabei die Umkehrhaltungen. Medizinisch sind keine konkreten Nachteile erwiesen, also empfehle ich, ehrlich mit sich selbst zu sein und auf die Bedürfnisse des Körpers zu hören. Während einige Traditionen wie Ashtanga oder Iyengar Yoga während der Menstruation zu einer Pause raten, neige ich persönlich dazu, die Praxis fortzuführen, da sie bei Krämpfen hilft und den Energielevel erhöht. Die folgende Praxis eignet sich für alle, denen während dieser speziellen Zeit im Monat etwas Bewegung guttut.

1. *Nadi Shodana Pranayama* (Wechselatmung), 5 bis 10 Minuten
2. *Upavistha Konasana* (Grätsche)
3. Katze/Kuh im Vierfüßlerstand
4. *Bhujangasana* (Kobra)
5. *Adho Mukha Shvanasana* (Herabschauender Hund)
6. *Malasana* (Girlande)
7. *Supta Pavana Muktasana* (Knie zum Kopf im Liegen). Wiederholden Sie die Haltung auf der anderen Seite.
8. *Supta Matsyendrasana* (Drehung im Vierfüßlerstand). Wiederholen Sie die Übung auf der anderen Seite.
9. *Supta Baddha Konasana* (Gebundener Winkel im Liegen), ausgiebig gehalten
10. *Apanasana* (Knie zum Brustkorb im Liegen)
11. *Viparita Karani* (Umkehrhaltung mit Beinen an der Wand)

1

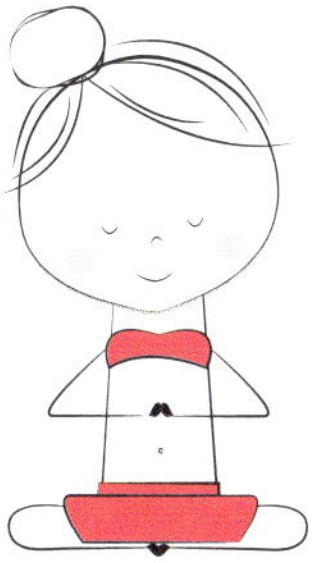

Pranayama

2

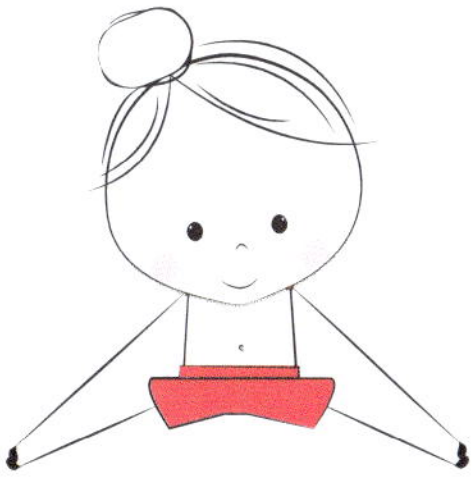

Upavishta Konasana

3

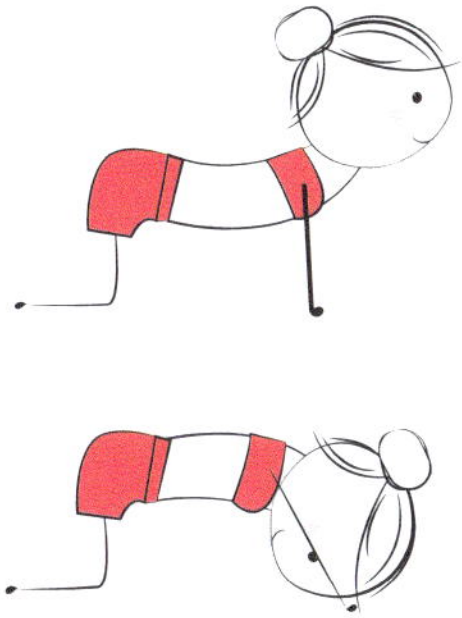

Katze/Kuh im Vierfüßlerstand

4

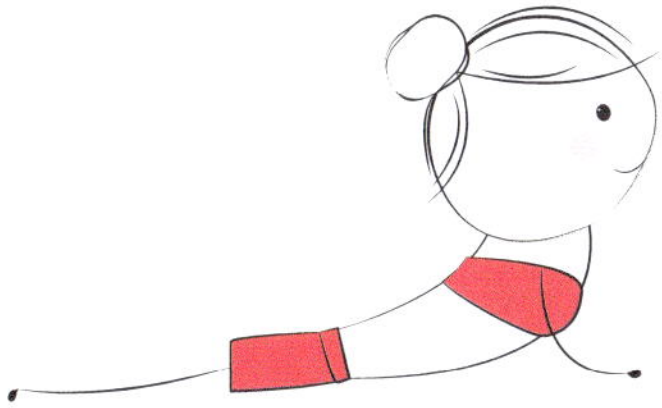

Bhujangasana

5

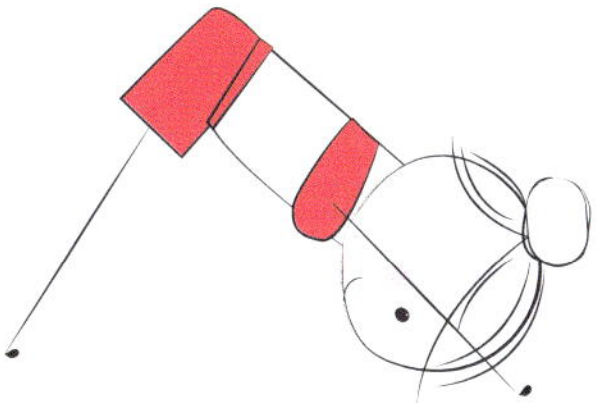

Adho Mukha Shvanasana

6

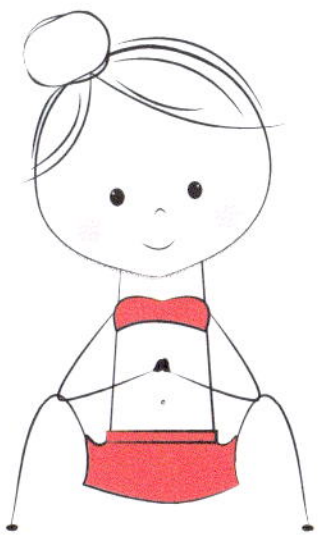

Malasana

7

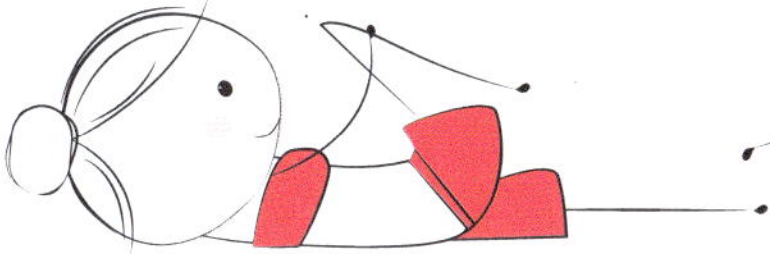

Supta Pavana Muktasana

8

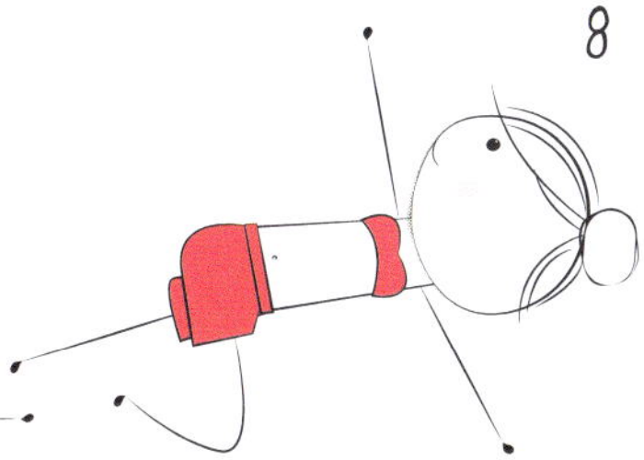

Supta Matsyendrasana

9

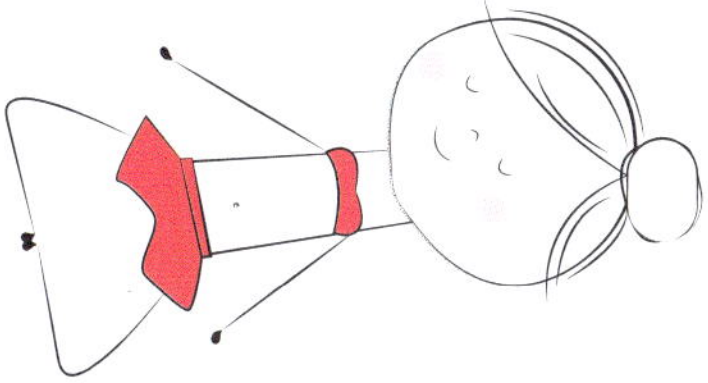

Supta Baddha Konasana

10

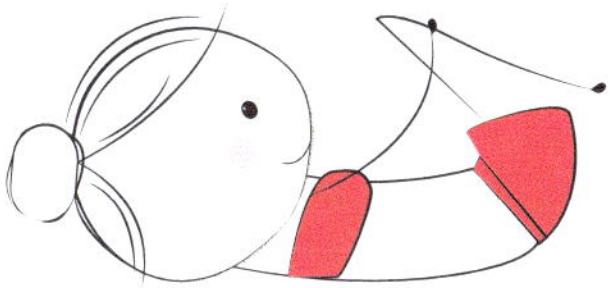

Apanasana

11

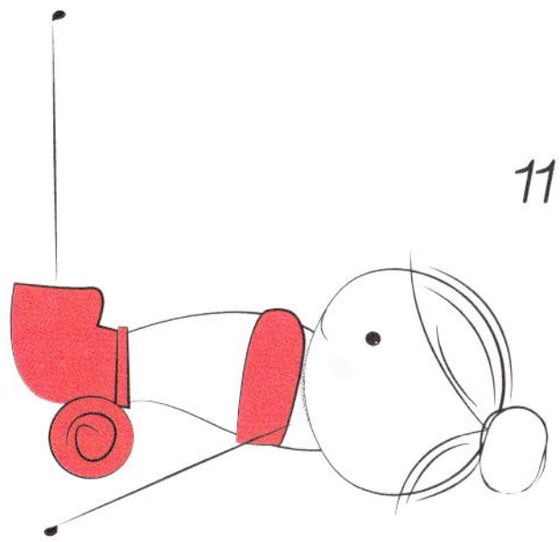

Viparita Karani

Yoga in der Schwangerschaft

Bevor Sie in der Schwangerschaft mit eigenen Yogaübungen beginnen, empfehle ich Ihnen, sowohl Ihren Arzt als auch eine/n erfahrene/n und am besten spezialisierte/n Yogalehrer/in zu konsultieren. Im Laufe der neun Monate ändern sich die Übungen, die Ihnen guttun. Die folgenden Vorschläge eignen sich für gesunde Frauen in allen Monaten der Schwangerschaft. Es könnte interessant sein, die Sequenz einmal die Woche zu üben, die Veränderungen des Körpers zu beobachten und die Haltung behutsam Ihren Bedürfnissen anzupassen.

1. *Sukhasana* (Einfache Haltung)
2. *Parivrtta Janu Sirsasana* (Gedrehte Kopf-zum-Knie-Haltung). Wiederholen Sie die Haltung auf der anderen Seite.
3. *Upavishta Konasana* (Grätsche)
4. *Balasana* (Kindhaltung)
5. Katze/flacher Rücken im Vierfüßlerstand
6. *Anahatasana* (Kniender Hund)
7. *Tadasana* (Berghaltung)
8. *Vrksasana* (Baum). Wiederholen Sie die Übung auf der anderen Seite.
9. *Malasana* (Girlande)
10. *Supta Baddha Konasana* (Gebundener Winkel, liegend)
11. *Viparita Karani* (Umkehrhaltung mit Beinen an der Wand)

1

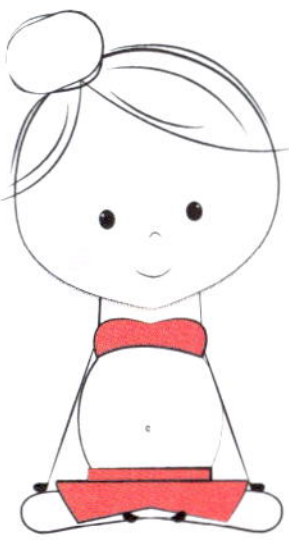

Sukhasana

2

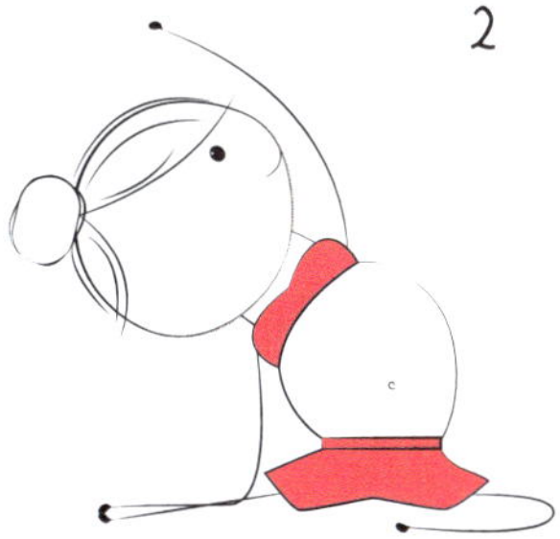

Parivrtta Janu Sirsasana

3

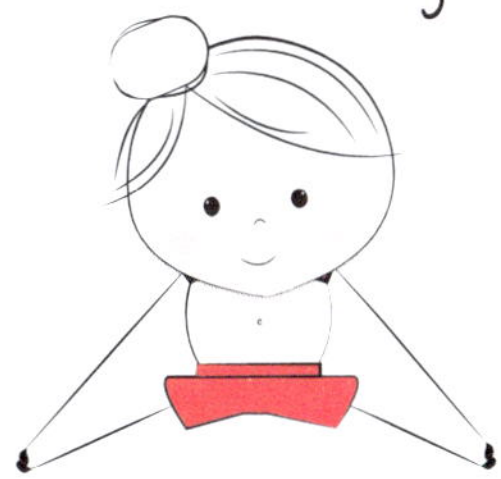

Upavishta Konasana

4

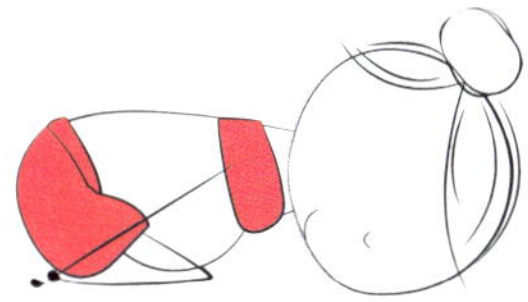

Balasana

5

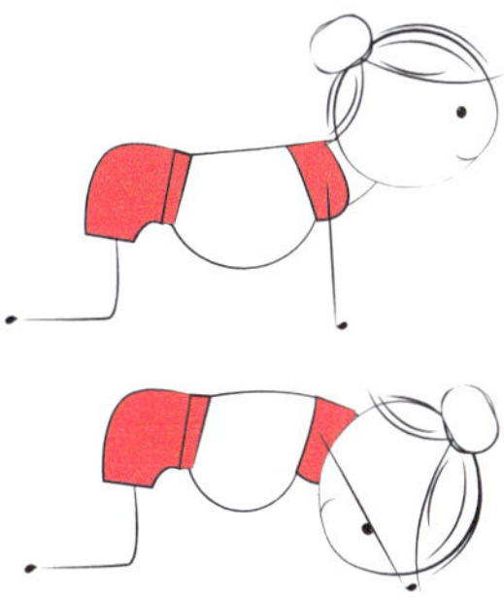

Katze/flacher Rücken im Vierfüßlerstand

6

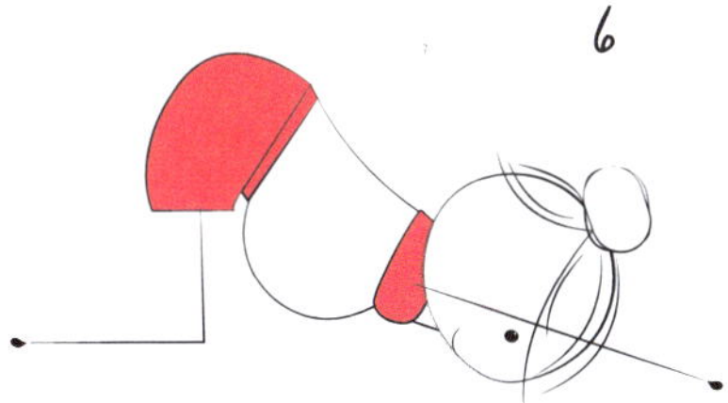

Anahatasana

7

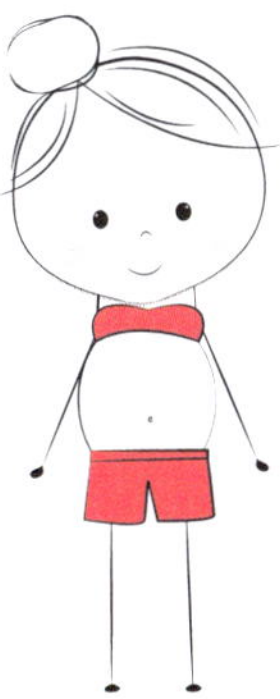

Tadasana

8

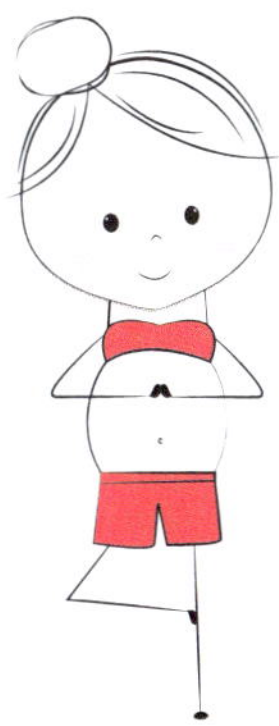

Vrksasana

9

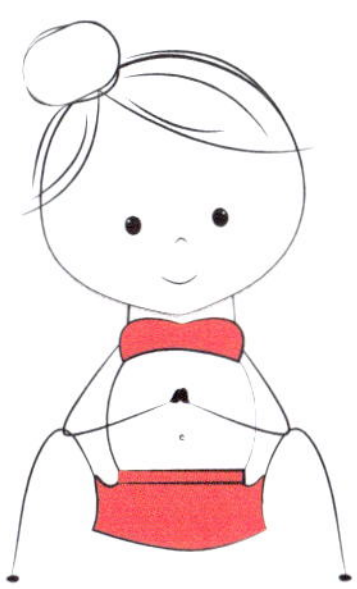

Malasana

10

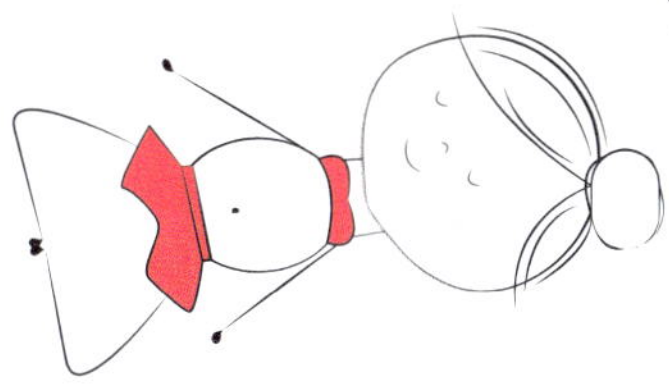

Supta Baddha Konasana

11

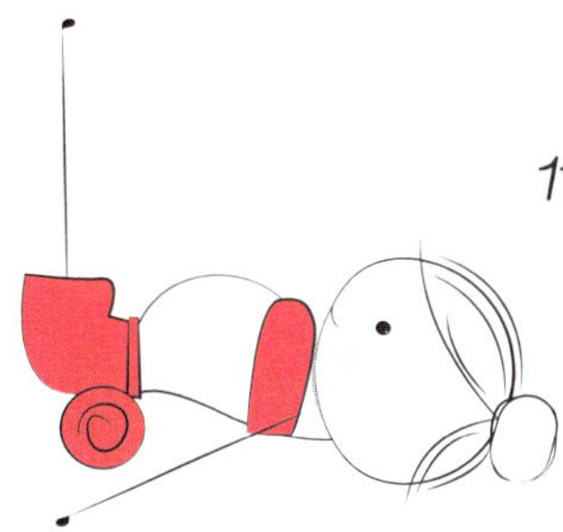

Viparita Karani

Yoga gegen PMS

Meine Menstruation kündigt sich damit an, dass ich hinabschaue, die Eiscremepackung leer ist und ich mich nicht einmal daran erinnere, sie gekauft zu haben. Und warum schmerzt mein unterer Rücken auf einmal so? Was bedeutet noch mal »yogischer Gleichmut«? Wie gut, dass Yoga Salz- und Zuckergier mindern, Stimmungsschwankungen ausgleichen und inneren Frieden bringen kann – und wir mit den Asanas ganze Ladungen von Eiscreme herausschwitzen können.

1. *Balasana* (Kindhaltung)
2. *Bhujangasana* (Kobra)
3. *Dhanurasana* (Bogen)
4. *Paschimottanasana* (Sitzende Vorwärtsbeuge)
5. *Ardha Matsyendrasana* (Drehsitz). Wiederholen Sie die Übung auf der anderen Seite.
6. *Upavishta Konasana* (Grätsche)
7. *Apanasana* (Knie zum Brustkorb, liegend)
8. *Halasana* (Pflug)
9. *Sharvangasana* (Schulterstand)
10. *Apanasana*
11. *Supta Baddha Konasana* (Gebundener Winkel, liegend)

1

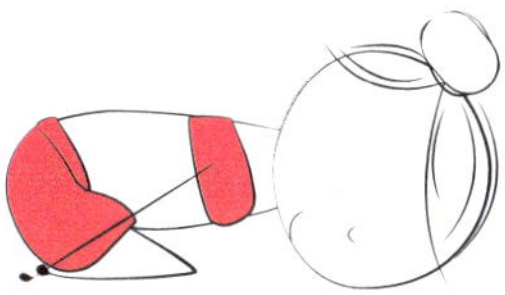

Balasana

2

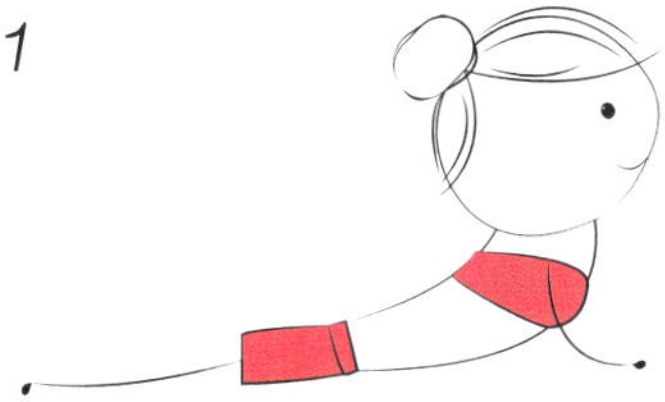

Bhujangasana

3

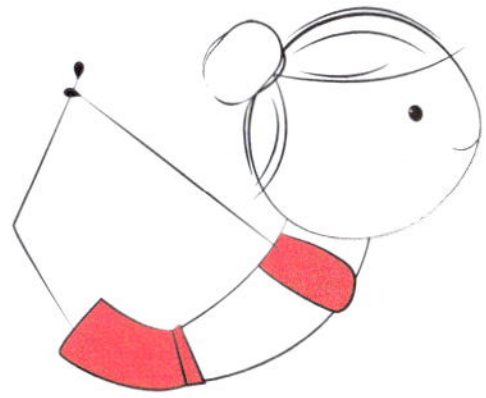

Dhanurasana

4

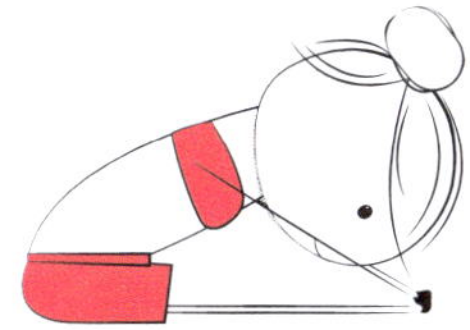

Paschimottanasana

5

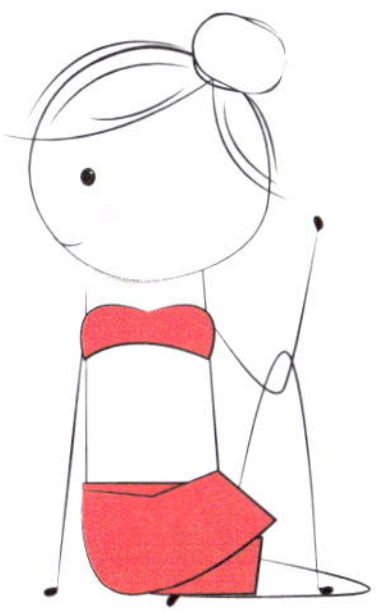

Ardha Matsyendrasana

6

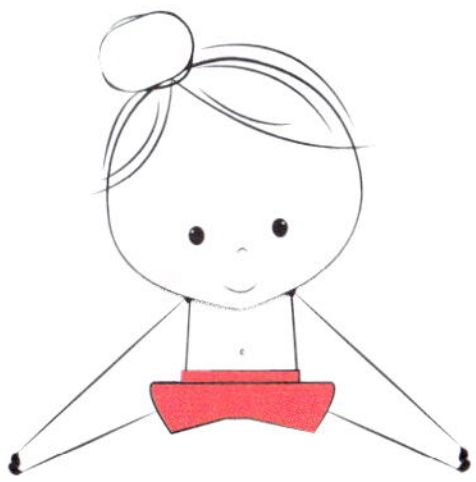

Upavishta Konasana

7

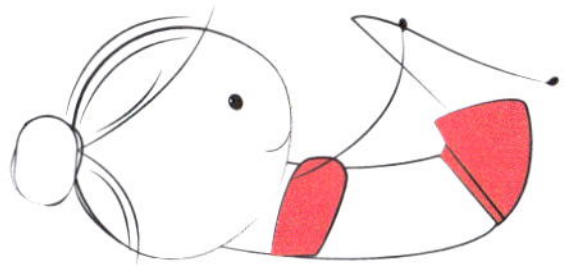

Apanasana

8

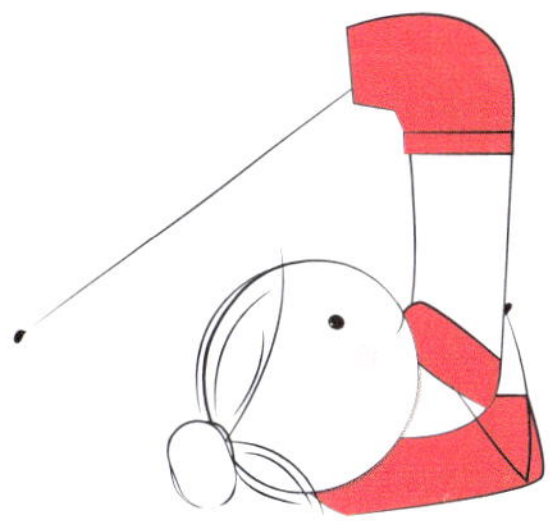

Halasana

9

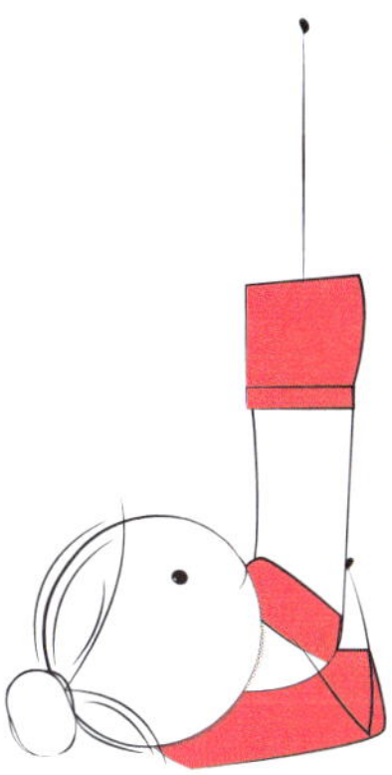

Sharvangasana

10

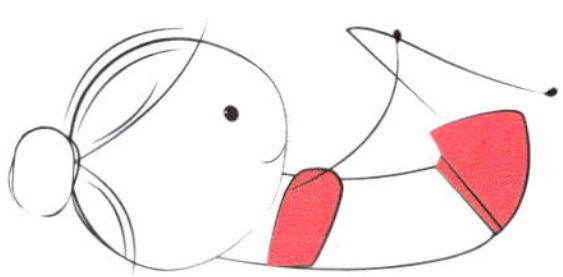

Apanasana

11

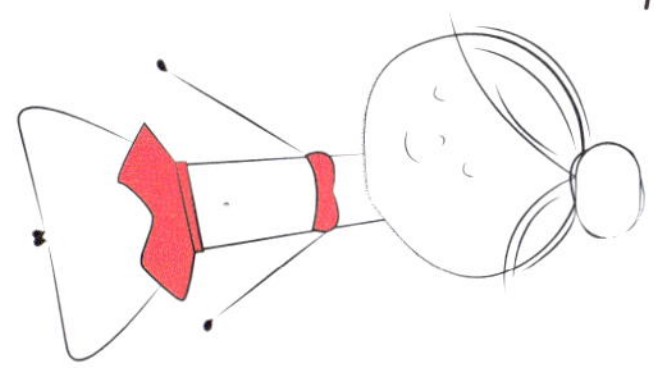

Supta Baddha Konasana

Yoga in den Wechseljahren

Meine Yogalehrer-Ausbildung fand in einem besonders kalten März statt. Einige Teilnehmer waren zwischen 20 und 30 Jahren alt, die Mehrzahl der Schülerinnen jedoch zwischen 50 und 60. Ich habe diese Altersspanne kaum bemerkt, bis mir die ständig geöffneten Fenster und die Klagen der Teilnehmerinnen über die Hitze auffielen. Aber eigentlich war alles tief verschneit. Nun gut, ich lernte, mich zum Üben warm anzuziehen, und widme diese Sequenz allen Kolleginnen aus dem Training, die diese Phase inzwischen hinter sich gelassen haben. Hätte ich ihnen damals nur diese Übungen empfehlen können!

1. *Supta Baddha Konasana* (Gebundener Winkel im Liegen)
2. *Ananda Balasana* (Happy Baby)
3. *Supta Matsyendrasana* (Drehung im Liegen). Hinweis: Führen Sie diese Übung sanft aus, da Drehungen Hitze erzeugen können. Atmen Sie, falls nötig, durch den Mund aus.
4. *Balasana* (Kindhaltung)
5. *Paschimottanasana* (Sitzende Vorwärtsbeuge)
6. *Uttanasana* (Stehende Vorwärtsbeuge)
7. *Malasana* (Girlande)
8. *Viparita Karani* (Umkehrhaltung mit Beinen an der Wand), 10 bis 15 Minuten

1

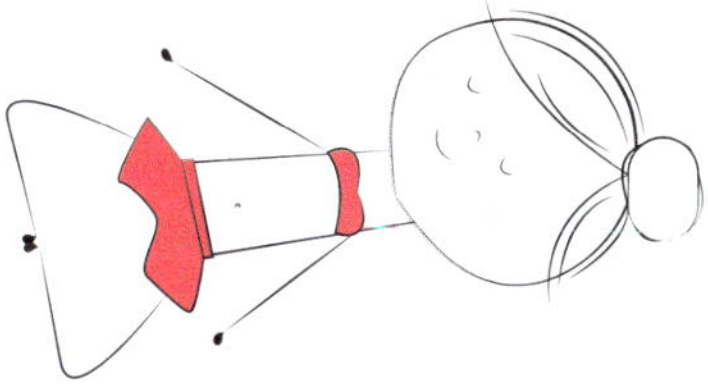

Supta Baddha Konasana

2

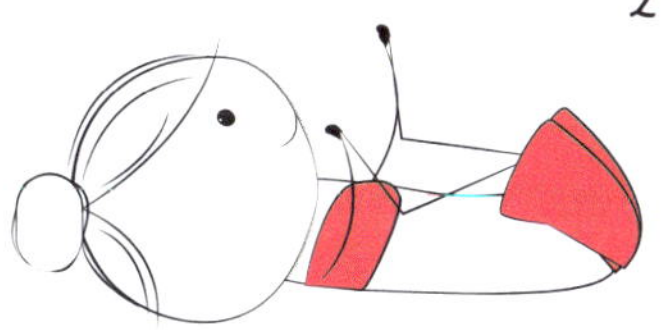

Ananda Balasana

3

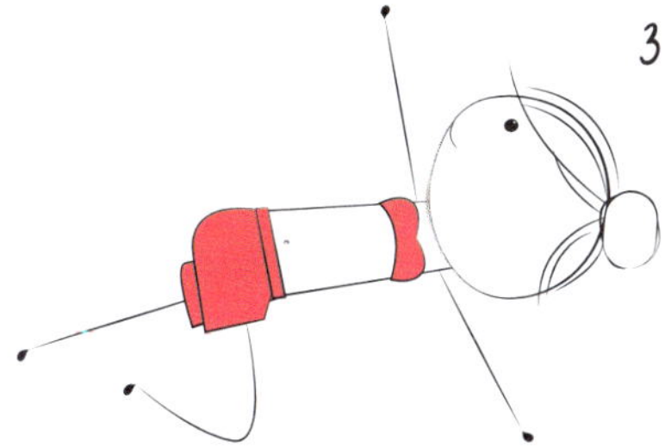

Supta Matsyendrasana

4

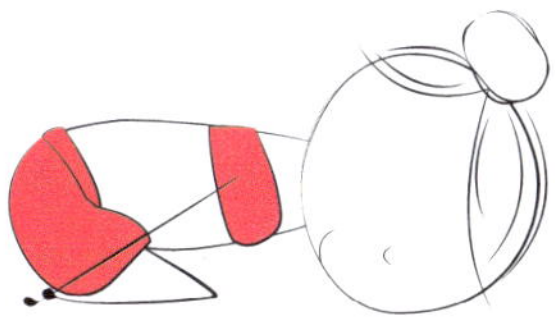

Balasana

5

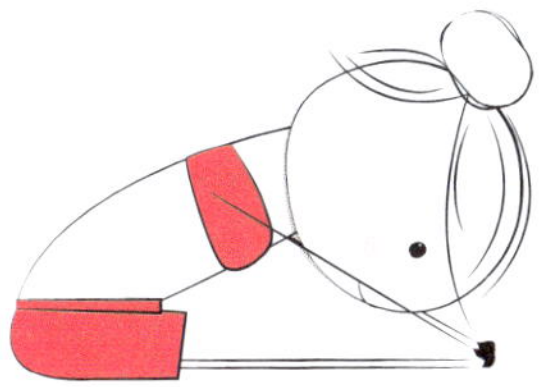

Paschimottanasana

6

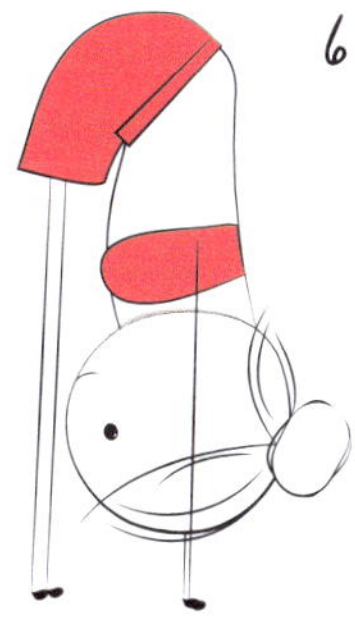

Uttanasana

7

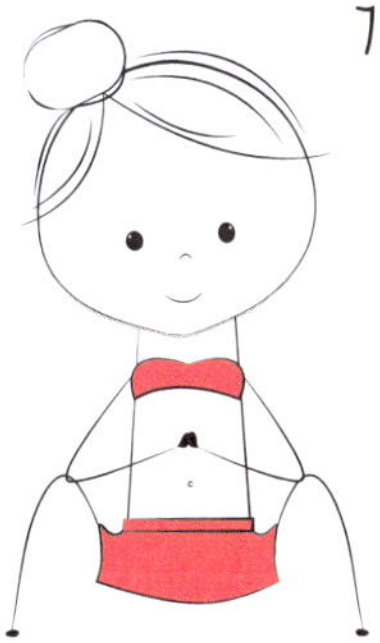

Malasana

8

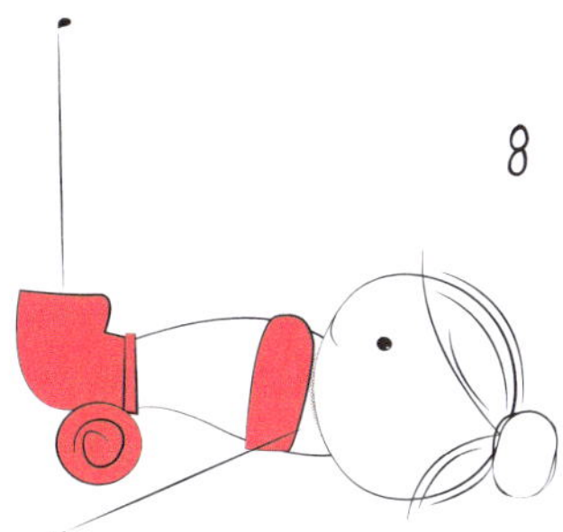

Viparita Karani

Yoga zur Stärkung der Knochen

Besonders für Frauen ist es nie falsch, etwas für die Stärkung der Knochen zu tun. Sollten Sie bereits eine Diagnose für Osteoporose oder Osteopenie haben, seien Sie bitte bei Beugungen und Drehungen sehr vorsichtig. Knochenschäden können durch bestimmte Haltungen verschlimmert werden, deshalb sollten Sie vorher mit Ihrem Arzt und Yogalehrer Rücksprache halten. Im Allgemeinen legt ein gutes Anti-Osteoporose-Training Gewicht auf die Knochen. Wenn Sie diese Übungsfolge ausführen, sollten Sie langsam und mit besonderer Aufmerksamkeit auf die richtige Ausrichtung von Muskeln und Knochen achten.

1. *Tadasana* (Berg)
2. Vrksasana (Baum). Auf dem anderen Bein wiederholen.
3. *Pavana Muktasana* (Knie zum Kopf, stehend). Mit dem anderen Bein wiederholen.
4. *Garudasana* (Adler). Andersherum wiederholen.
5. *Urdhva Hastasana* (Berg mit nach oben gestreckten Armen)
6. *Utkatasana* (Stuhlhaltung)
7. *Adho Mukha Shvanasana* (Herabschauender Hund)
8. *Urdhva Mukha Shvanasana* (Aufschauender Hund)

Fortsetzung der Sequenz auf Seite 80

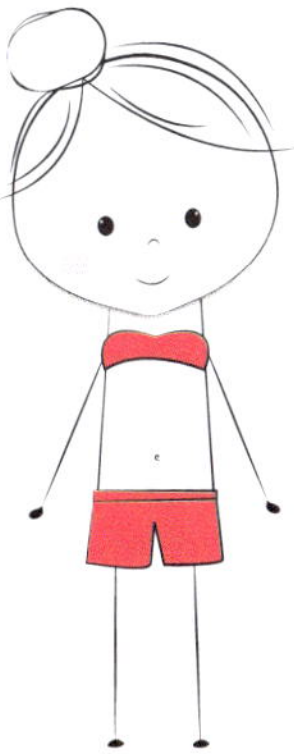

1 Tadasana

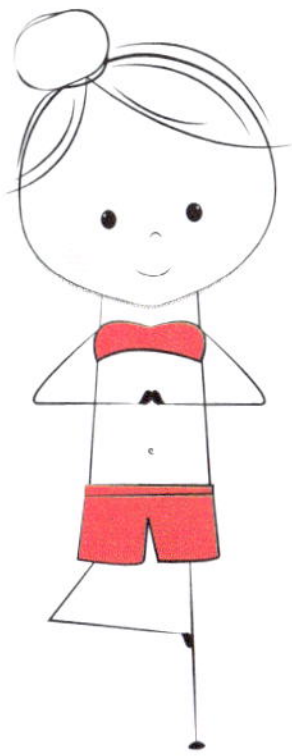

2 Vrksasana

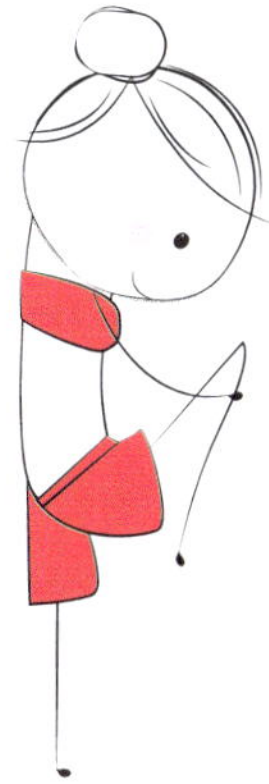

3 Pavana Muktasana

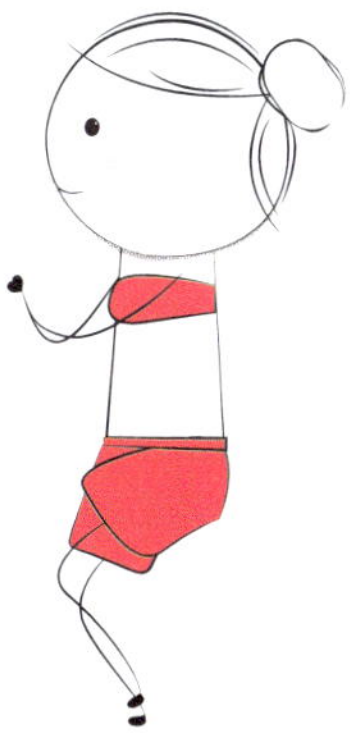

4 Garudasana

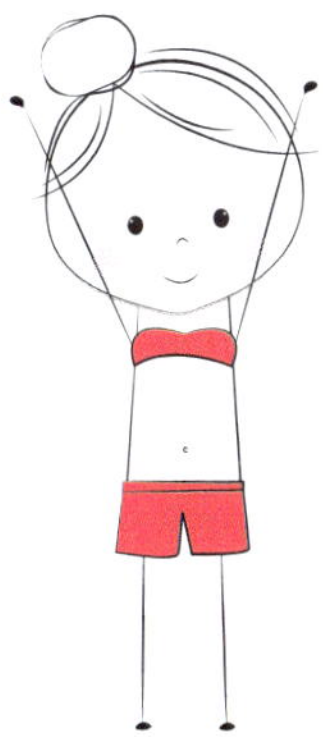

5 Urdhva Hastasana

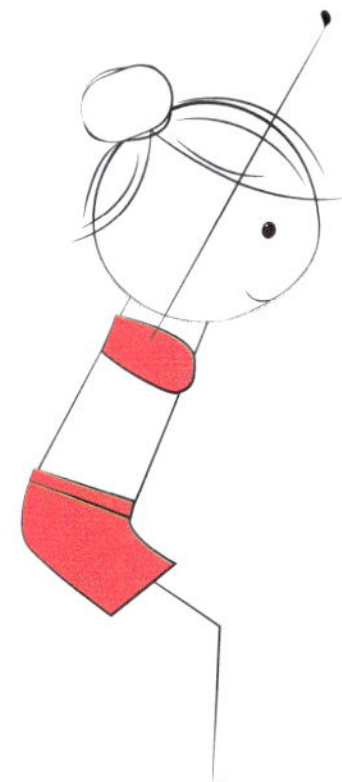

6 Utkatasana

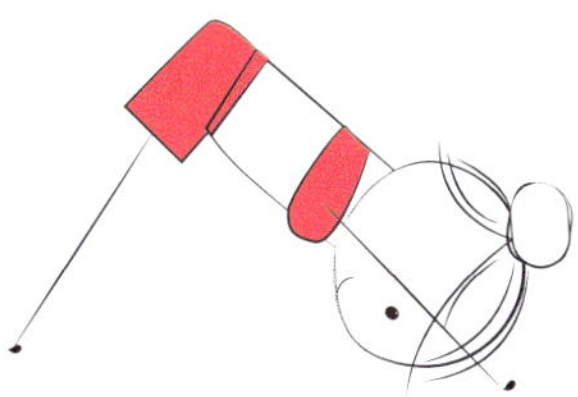

7 Adho Mukha Shvanasana

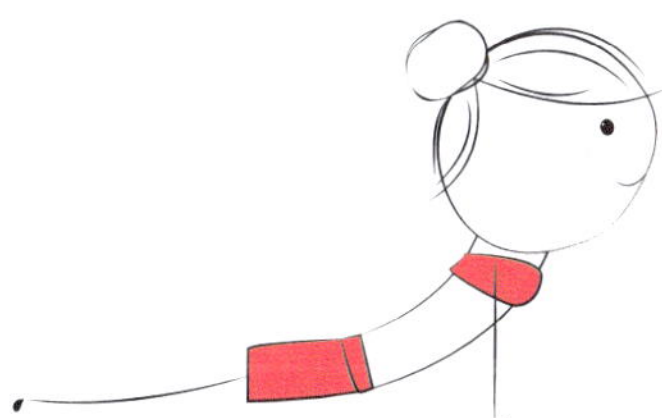

8 Urdhva Mukha Shvanasana

9. *Balasana* (Kindhaltung)
10. *Adho Mukha Shvanasana*
11. *Virabhadrasana I* (Krieger)
12. *Trikonasana* (Dreieck)
13. *Utthita Parsvakonasana* (Gestreckte Flankendehnung)
14. *Utthan Pristhasana* (Eidechse)
15. Bretthaltung
16. Wiederholen Sie die Schritte 7 bis 15 auf der anderen Seite.
17. *Dandasana* (Stockhaltung)
18. *Viparita Karani* (Umkehrhaltung mit Beinen an der Wand)

9

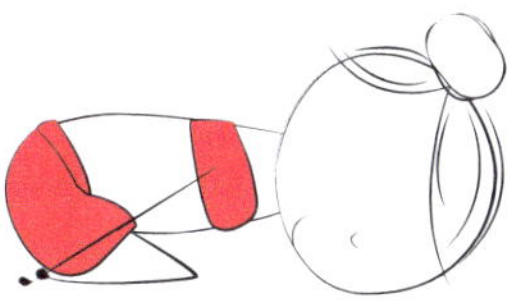

Balasana

10

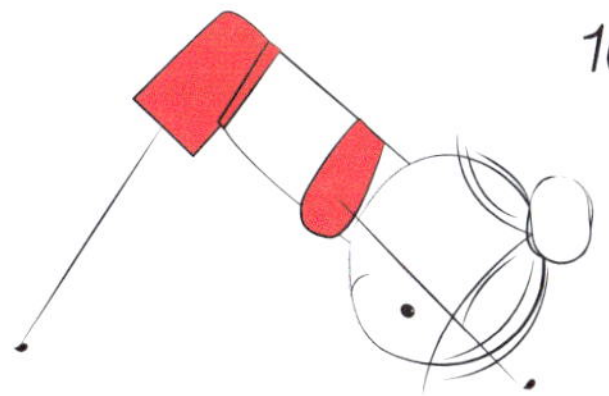

Adho Mukha Shvanasana

11

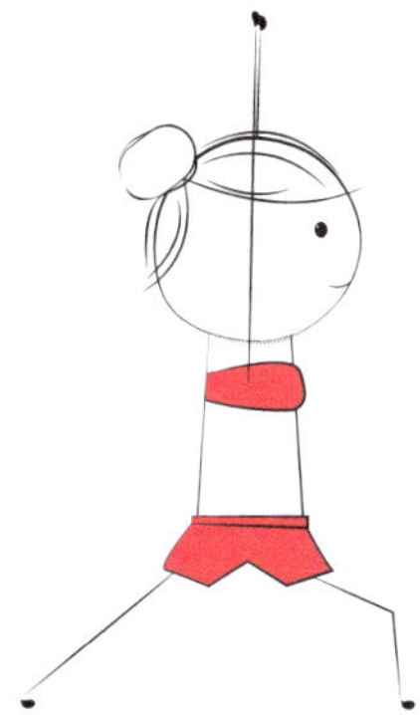

Virabhadrasana I

12

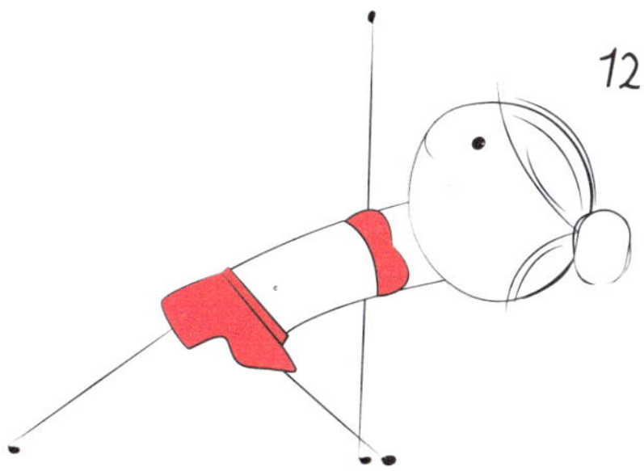

Trikonasana

13

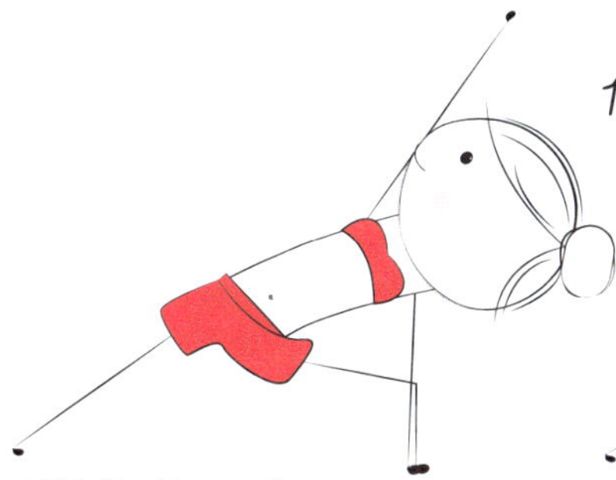

Utthita Parsvakonasana

14

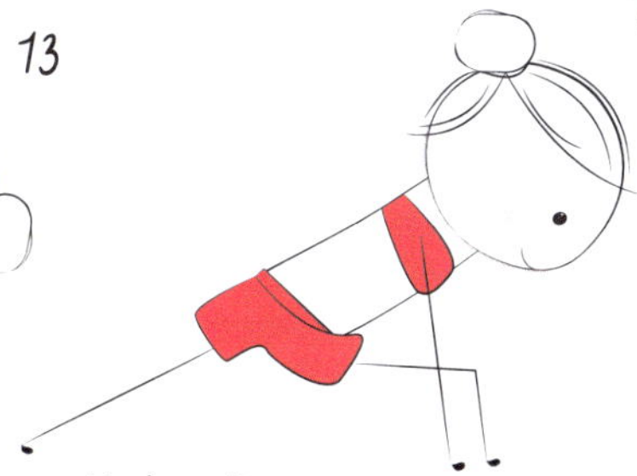

Utthan Pristasana

15

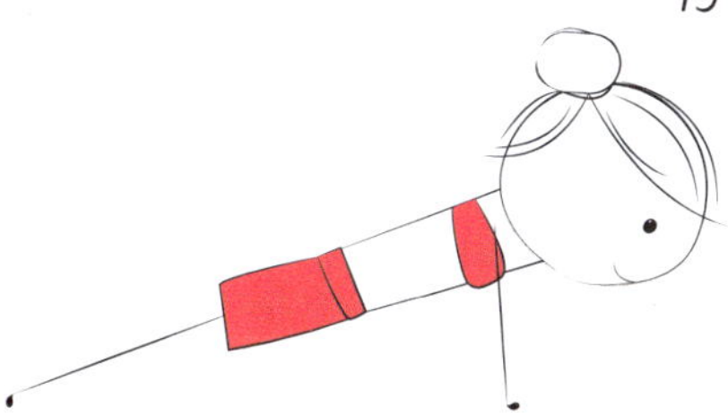

Bretthaltung

17

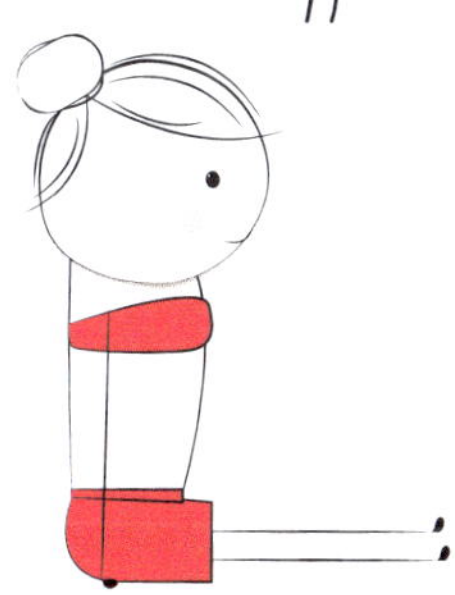

Dandasana

18

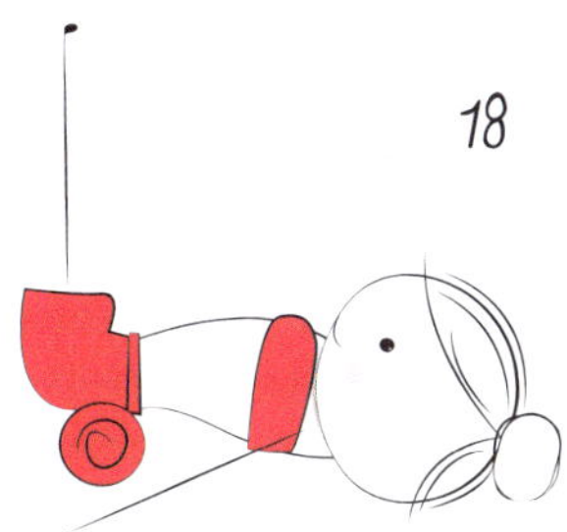

Viparita Karani

Nur zum Spaß

Yoga für zwischendurch

Let's twist again

Twists sind der Grünkohl des Yoga. Genau wie das Gemüse tonnenweise Vitamine enthält, haben Drehungen so viele gesundheitliche Vorteile, dass eine komplette Liste diesen Rahmen sprengt. Je nach Variation können sie Diabetes ausgleichen, hohen Blutdruck senken, die Fruchtbarkeit erhöhen und die Verdauung ankurbeln. Die gute Nachricht ist, dass Sie Ihren Körper hierzu nicht verknoten müssen – ein einfacher Twist ist bereits genug.

1. *Supta Baddha Konasana* (Gebundener Winkel, liegend), 1 bis 3 Minuten lang
2. *Supta Matsyendrasana* (Drehung im Liegen). Wiederholen Sie die Übung auf der anderen Seite.
3. *Supta Pavana Muktasana* (Knie zum Kopf im Liegen). Wiederholen Sie die Übung auf der anderen Seite.
4. *Apanasana* (Knie zum Brustkorb, liegend)
5. *Jathara Parivartanasana* (Drehung im Liegen). Drehen Sie sich vom Bauch ausgehend 12-mal zur Seite.
6. *Bhujangasana* (Kobra). Halten Sie diese Position 5 Atemzüge.
7. *Balasana* (Kindhaltung)

Fortsetzung der Sequenz auf Seite 86

1

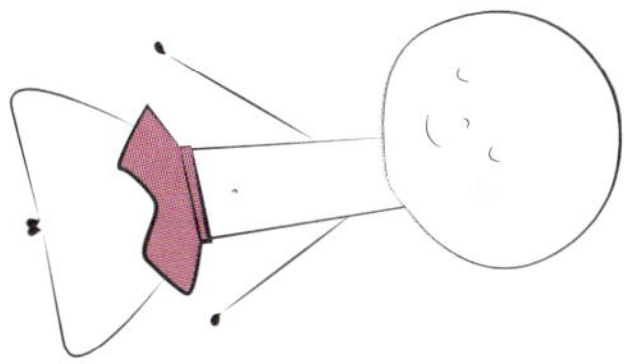

Supta Baddha Konasana

2

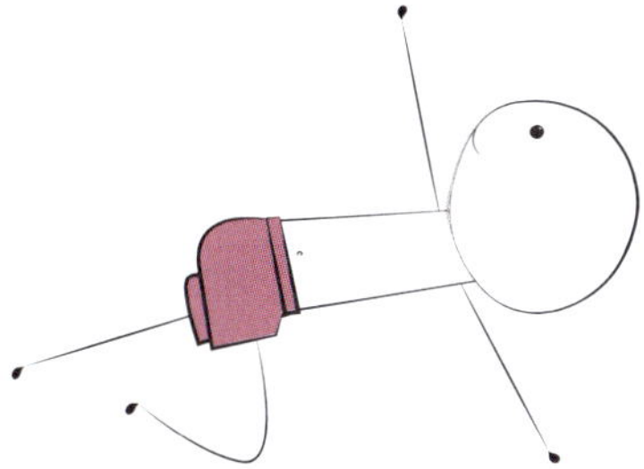

Supta Matsyendrasana

3

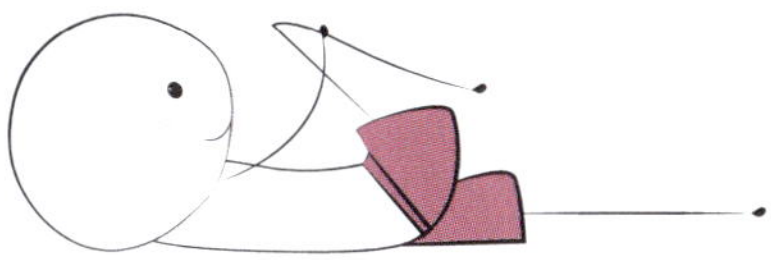

Supta Pavana Muktasana

4

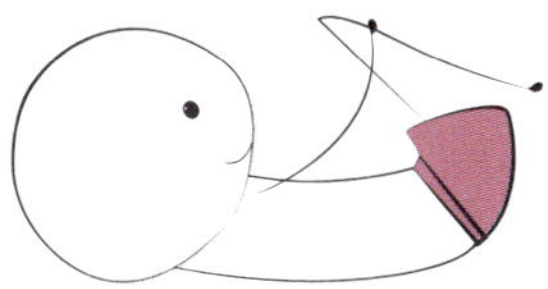

Apanasana

5

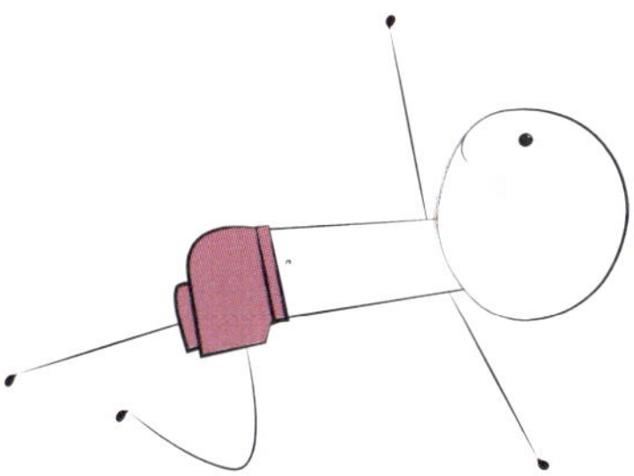

Jathara
Parivartanasana

6

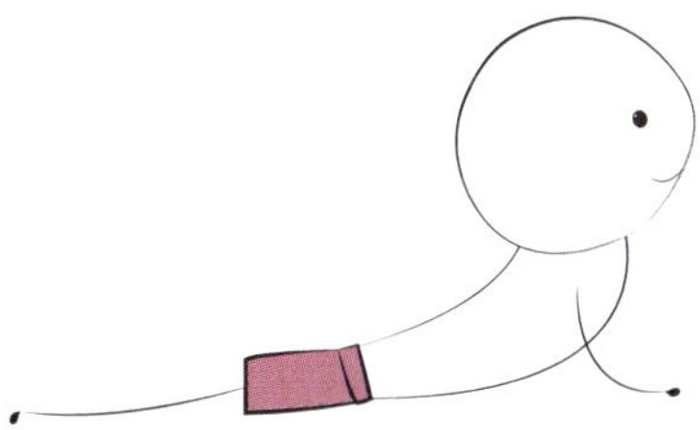

Bhujangasana

7

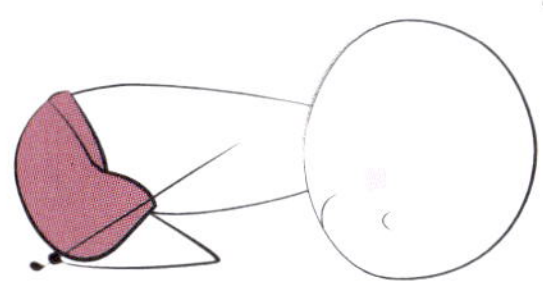

Balasana

8. *Janu Sirsasana* (Kopf-zum-Knie-Haltung)
9. *Parivrtta Janu Sirsasana* (Gedrehte Kopf-zum-Knie-Haltung)
10. *Ardha Matsyendrasana* (Drehsitz)
11. Wiederholen Sie die Schritte 8 bis 10 auf der anderen Seite.
12. *Baddha Konasana* (Gebundener Winkel)
13. *Gomukhasana* (Kuhgesicht). Wiederholen Sie die Übung auf der anderen Seite.
14. *Shavasana* (Totenstellung)

8

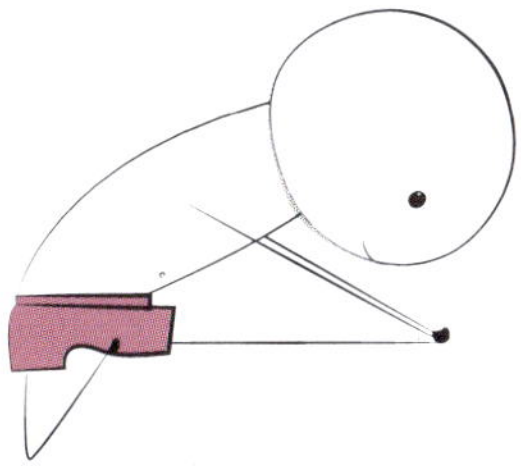

Janu Sirsasana

9

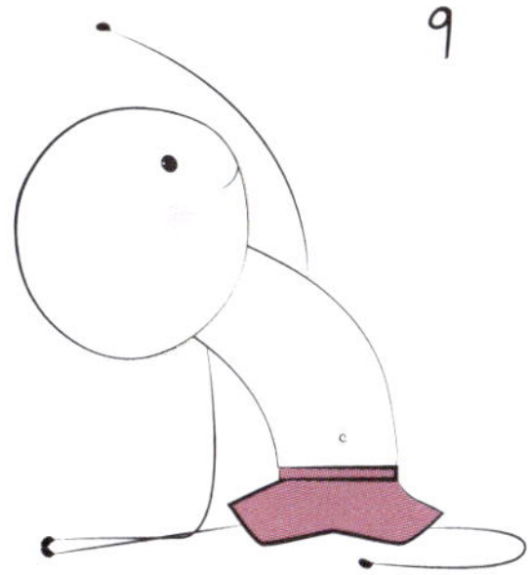

Parivrtta Janu Sirsasana

10

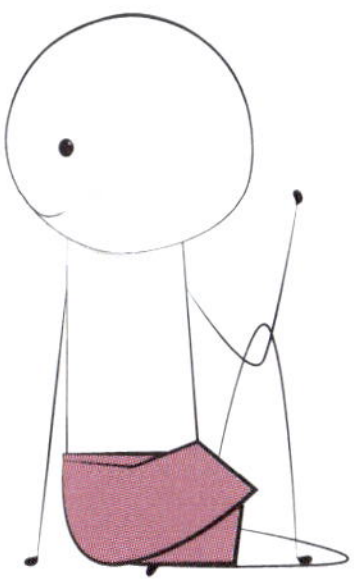

Adrha Matsyendrasana

12

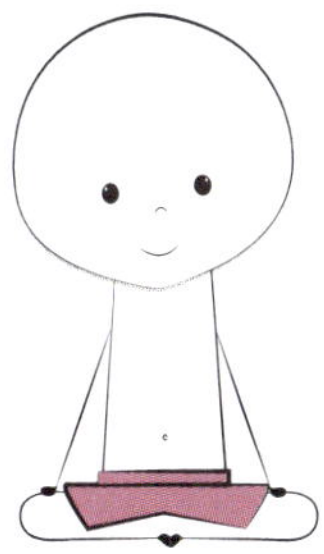

Baddha Konasana

13

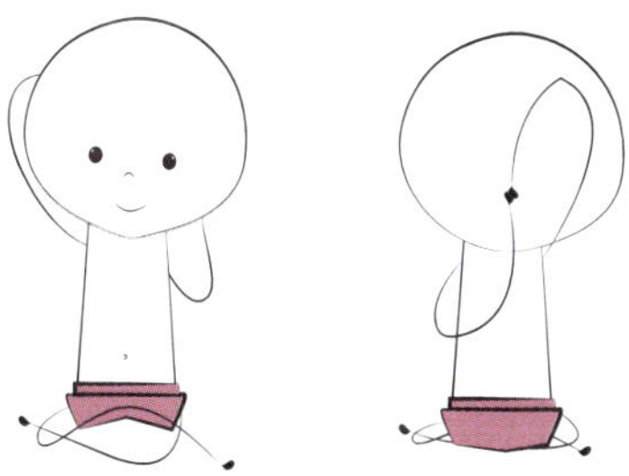

Gomukhasana

14

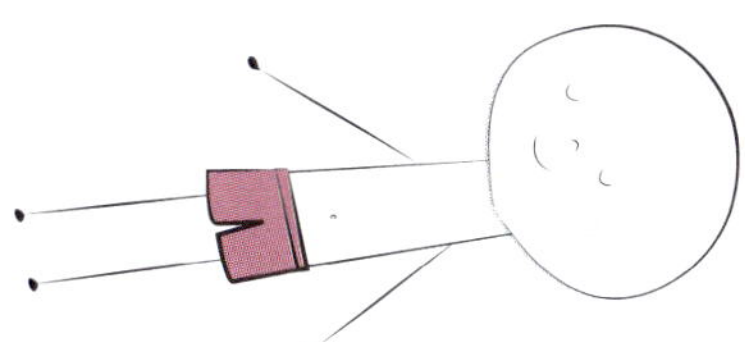

Shavasana

Haltungen, die man besser nicht nackt einnehmen sollte

Diese Haltungen verbindet eins: Sie sehen alle seltsam aus. Körperteile geraten unvorteilhaft in Bewegung oder hängen lästig ins Gesicht. Generell sind diese Versuche nicht dazu geeignet, von unbeteiligten Passanten beobachtet zu werden. Gönnen Sie sich einen Abend der seltsamen, unbequemen Ausgelassenheit und probieren Sie diese Sequenz aus – am besten hinter geschlossenen Vorhängen.

1. Springen Sie in die Liegestütze.
2. *Padmasana* (Lotus)
3. *Janu Sirsasana* (Kopf zum Knie)
4. *Hanumanasana* (Spagat)
5. *Adho Mukha Shvanasana* (Herabschauender Hund)
6. *Dhanurasana* (Bogen). Achtung Männer!
7. *Sharvangasana* (Schulterstand). Achtung Frauen!
8. *Halasana* (Pflug). Achtung Frauen und sehr flexible Männer!
9. *Karnapidasana* (Knie-Ohr-Haltung)
10. *Setu Bandhasana* (Brücke)
11. *Baddha Konasana* (Gebundener Winkel) mit Vorwärtsbeuge

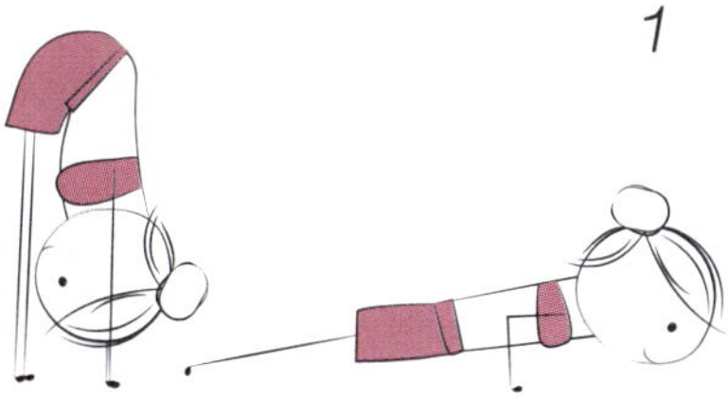

1

Sprung in die Liegestütze

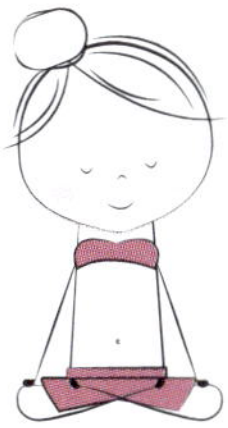

2

Padmasana

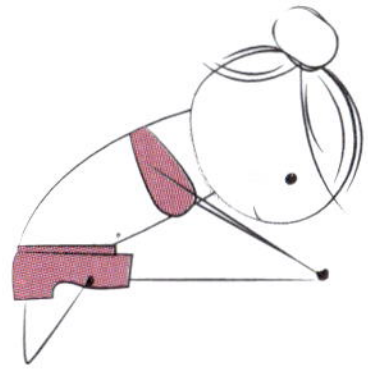

3

Janu Sirsasana

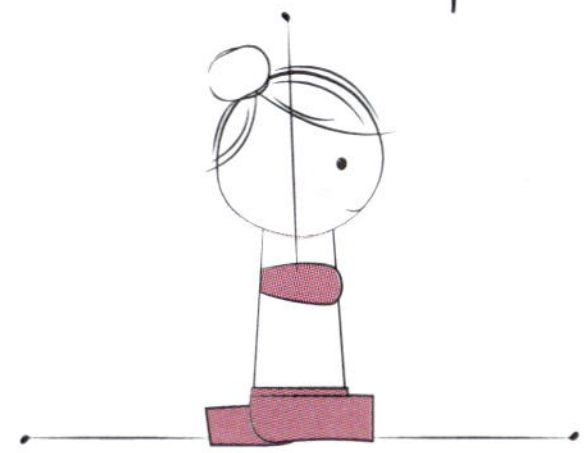

4

Hanumanasana

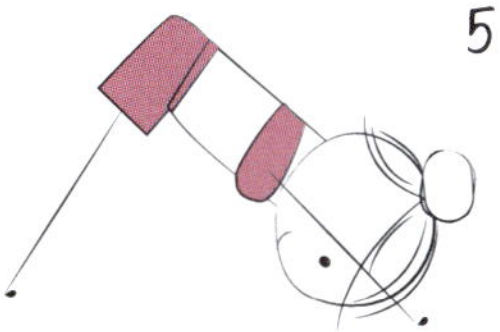

5

Adho Mukha Shvanasana

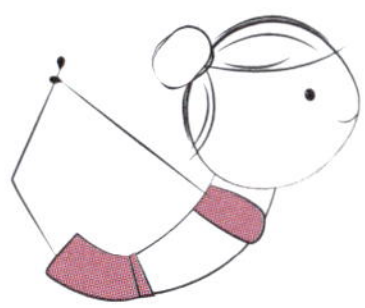

6

Dhanurasana

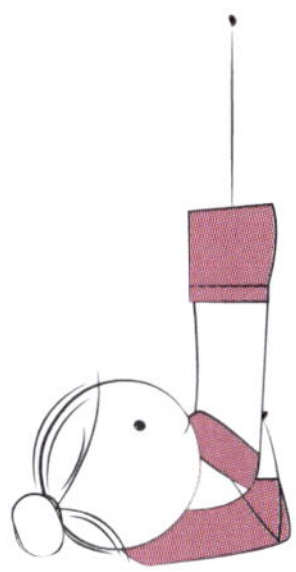

7

Sharvangasana

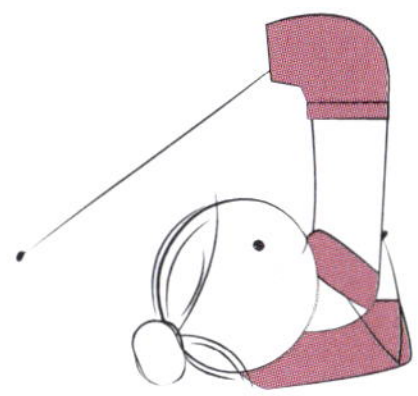

8

Halasana

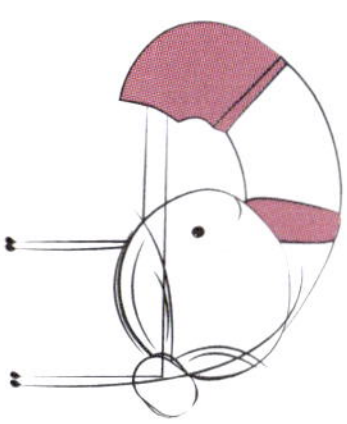

9

Karnapidasana

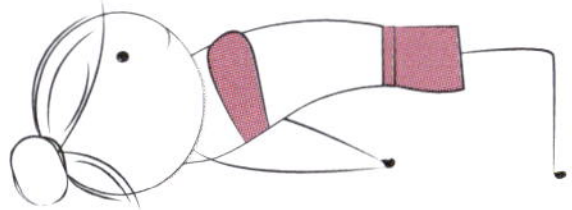

10

Setu Bandhasana

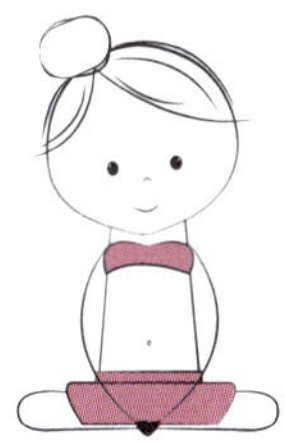

11

Baddha Konasana

Yoga, um sich selbst zu lieben

An manchen Tagen vermeide ich morgens Spiegel, weil ich mich durch und durch hässlich fühle. Sogar meine Zähne putze ich mit geschlossenen Augen. Dann gehe ich auf die Yogamatte, und alles wird gut – egal, welche Haltung, Uhrzeit und Haltung ich wähle. Tatsächlich gibt es aber auch Asanas, die direkt mit einem positiveren Selbstbild zu tun haben. Verlieben Sie sich mit diesen kraftvollen Superyogi-Übungen in sich selbst!

1. *Tadasana* (Berghaltung)
2. *Virabhadrasana I* (Krieger I)
3. *Virabhadrasana II* (Krieger II)
4. *Deviasana* (Göttin)
5. *Kapalabhati Pranayama* (Feueratmung). Setzen Sie diese Atmung 1 Minute lang in Deviasana fort.
6. *Prasarita Padottanasana* (Vorwärtsbeuge in der Grätsche)
7. Wiederholen Sie die Schritte 2 bis 6 auf der anderen Seite
8. *Tadasana*
9. *Adho Mukha Shvanasana* (Herabschauender Hund)
10. *Alanasana* (Ausfallschritt mit Händen zum Himmel) mit dem rechten Fuß nach vorne

Fortsetzung der Sequenz auf Seite 92

1

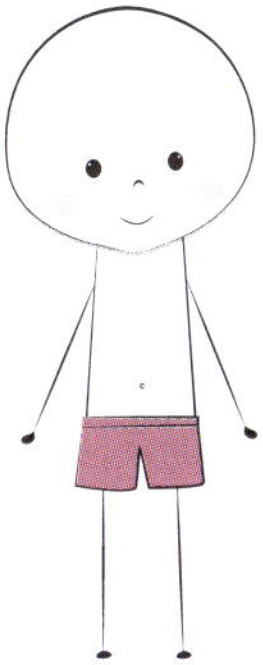

Tadasana

2

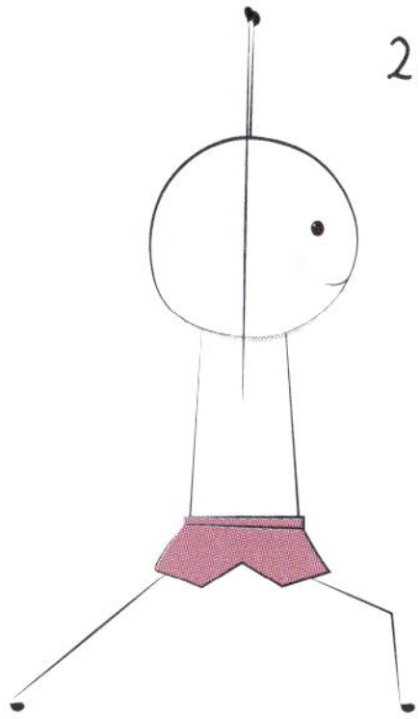

Virabhadrasana I

3

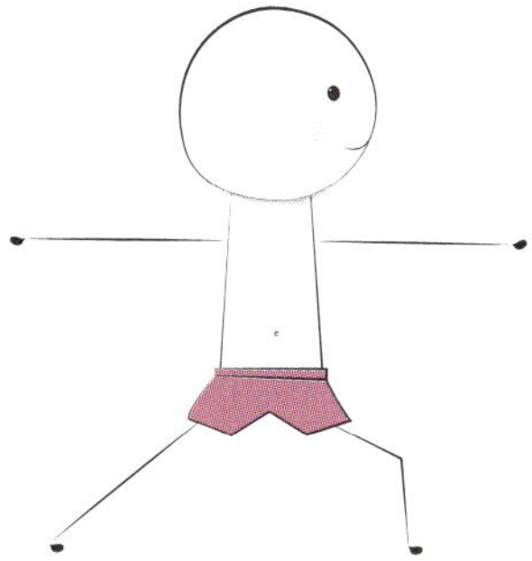

Virabhadrasana II

4

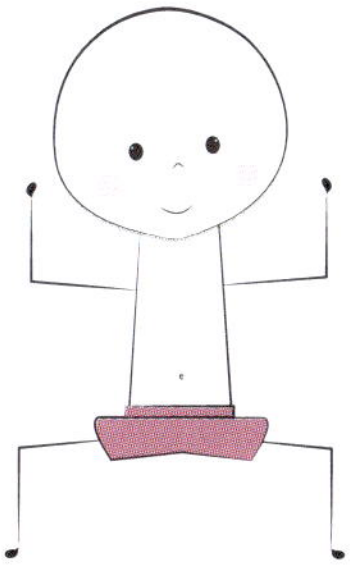

Deviasana

6

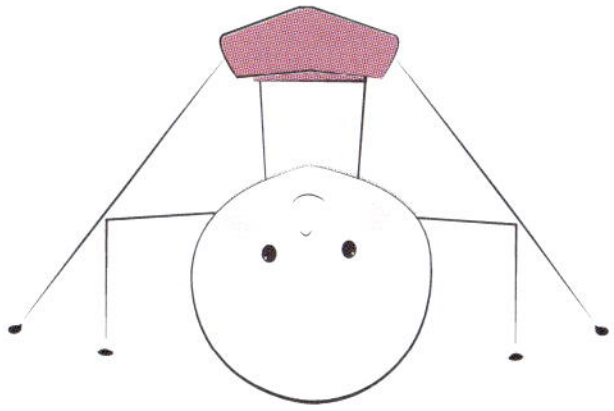

Prasarita Padottanasana

8

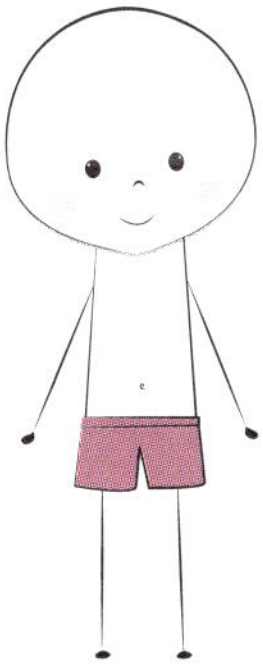

Tadasana

9

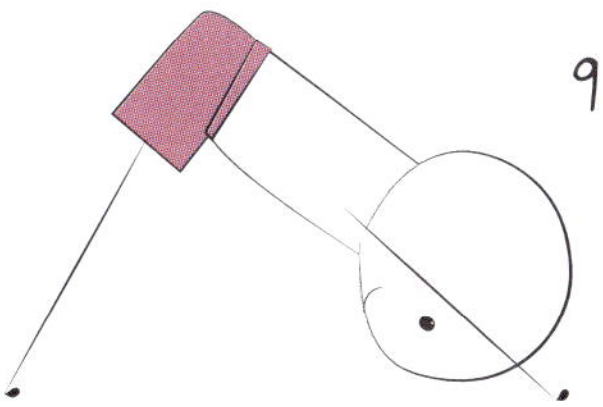

Adho Mukha Shvanasana

10

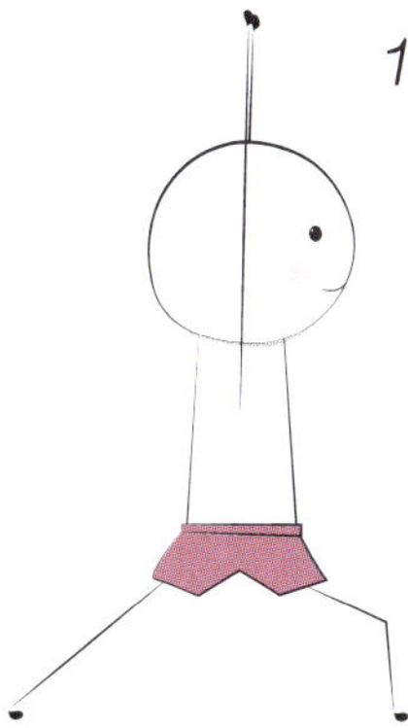

Alanasana

11. *Parivrtta Alanasana* (Gedrehter Ausfallschritt)
12. Gehen Sie einen Schritt nach vorne in *Parivrtta Utkatasana* (Gedrehte Stuhlhaltung)
13. *Utkatasana* (Stuhl)
14. *Parivrtta Utkatasana* in die entgegengesetzte Richtung von Schritt 2 (linke Seite)
15. Gehen Sie zurück in *Parivrtta Alanasana*
16. *Alanasana* mit dem linken Fuß nach vorne
17. *Adho Mukha Shvanasana* (Herabschauender Hund)
18. Wiederholen Sie die Schritte 10 bis 17 auf der anderen Seite. Nehmen Sie dabei den linken Fuß zuerst nach vorne.
19. *Balasana* (Kindhaltung)
20. *Sukhasana* (Sitzende Meditationshaltung)

11

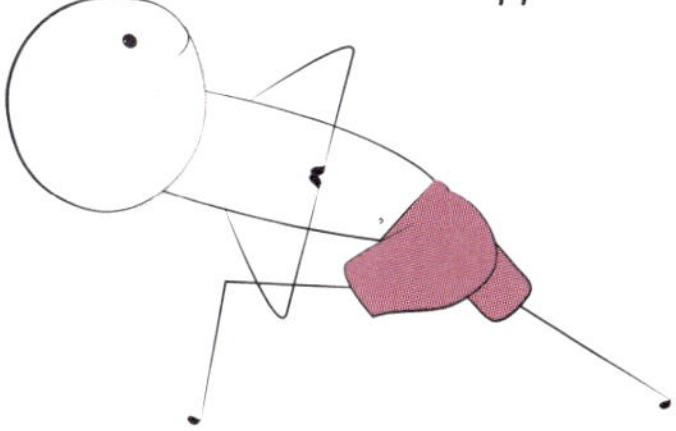

Parivrtta Alanasana

12

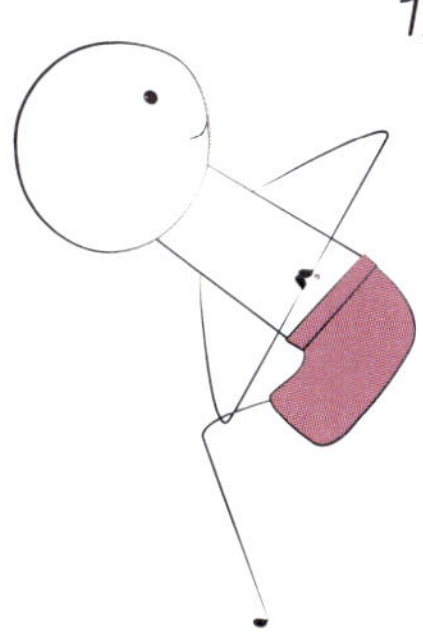

Parivrtta Utkatasana

13

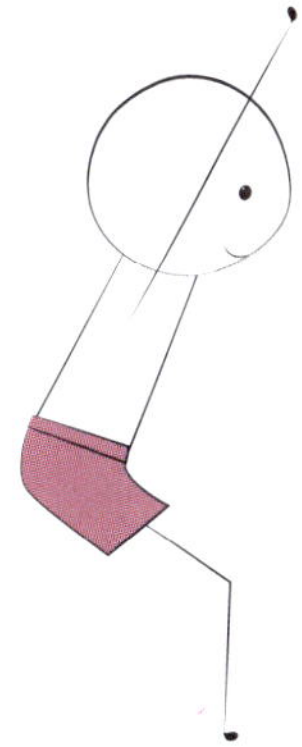

Utkatasana

14

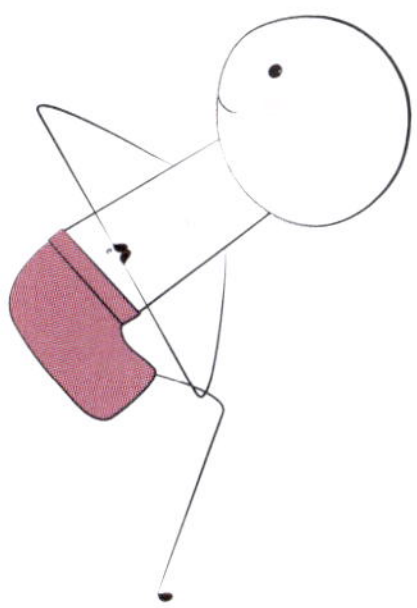

Parivrtta Utkatasana

15

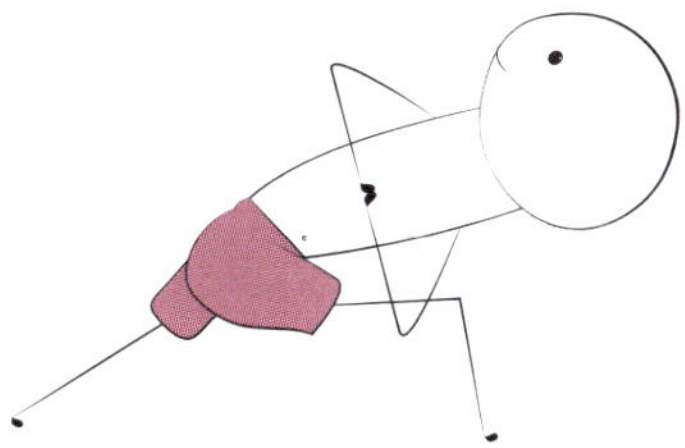

Parivrtta Alanasana

16

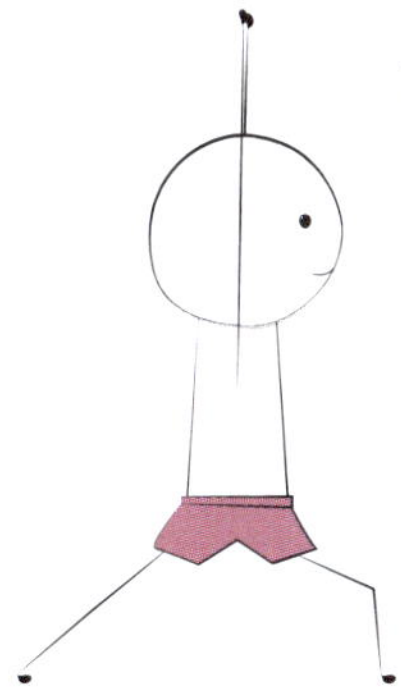

Alanasana

17

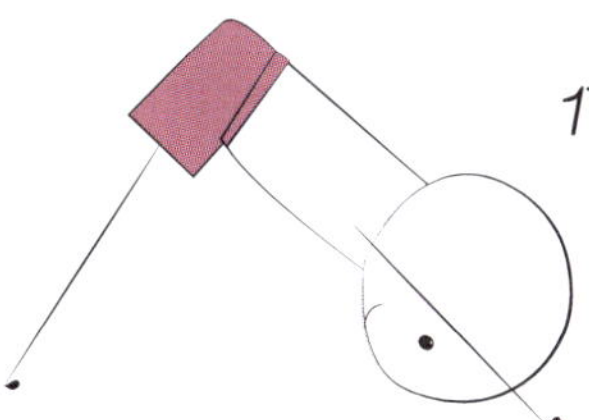

Adho Mukha Shvanasana

19

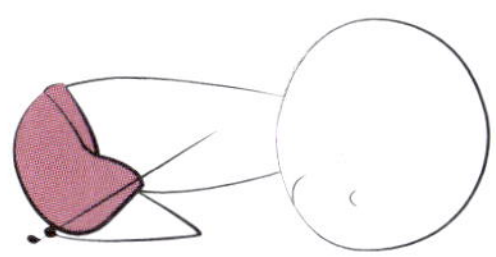

Balasana

20

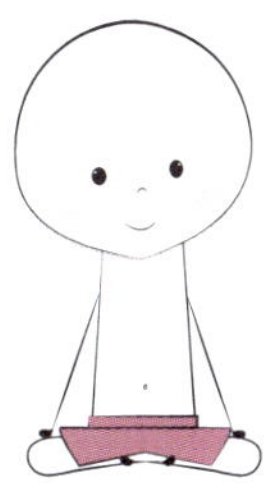

Sukhasana

Yoga für strahlende Haut

Noch mehr als genetische Veranlagung und fettige Pizza hinterlässt Stress sichtbare Spuren auf unserer Haut. Wenn Sie jemals eine Gruppe strahlend frischer Yogis aus dem Studio kommen sahen und sich wunderten, warum Sie selbst nicht auch so aussehen können, kommt hier die gute Nachricht: Sie können es auch! Yoga reduziert Stress und unterstützt den natürlichen Entgiftungsprozess. Mein bester Tipp für regelrecht leuchtende Haut? Rollen Sie Ihre Matte aus und finden Sie einen Flow, der Ihnen Spaß macht und Sie alles Überflüssige ausschwitzen lässt.

1. *Sukhasana* (Einfache Haltung)
2. *Nadi Shodana Pranayama* (Wechselatmung), 5 bis 10 Minuten lang
3. *Ardha Matsyendrasana* (Drehsitz). Wiederholen Sie die Übung auf der anderen Seite.
4. *Tadasana* (Berghaltung)
5. *Pavana Muktasana* (Knie zum Kopf, stehend)
6. *Vrksasana* (Baum)
7. Wiederholen Sie die Schritte 5 und 6 auf der anderen Seite.
8. *Trikonasana* (Dreieck)
9. *Parivrtta Trikonasana* (Gedrehtes Dreieck)
10. Wiederholen Sie die Schritte 8 und 9 auf der anderen Seite
11. *Prasarita Padottanasana* (Vorwärtsbeuge in der Grätsche)
12. *Parsvottanasana* (Intensive Flankendehnung). Wiederholen Sie die Übung auf der anderen Seite.

Fortsetzung der Sequenz auf Seite 96

1

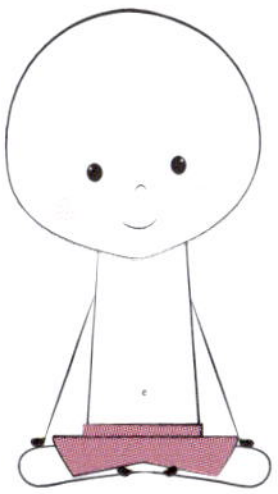

Sukhasana

2

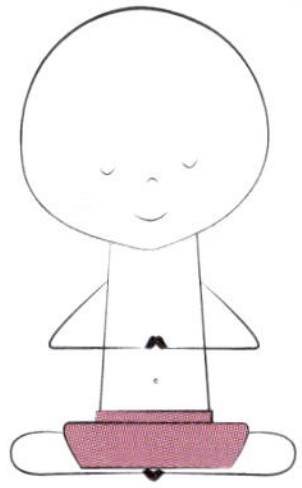

Pranayama

3

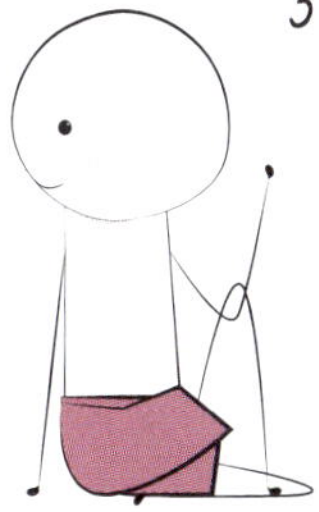

Ardha Matsyendrasana

4

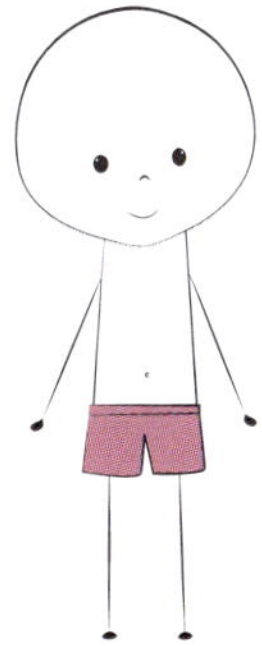

Tadasana

5

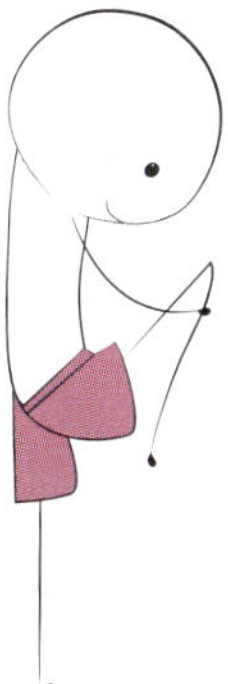

Pavana Muktasana

6

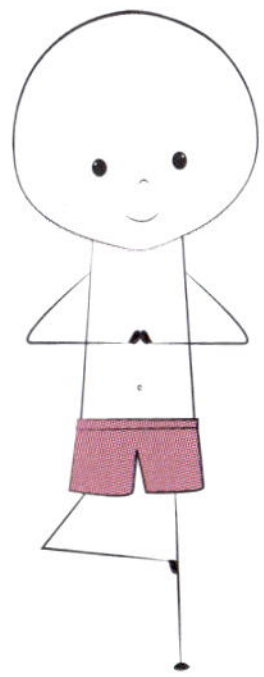

Vrksasana

8

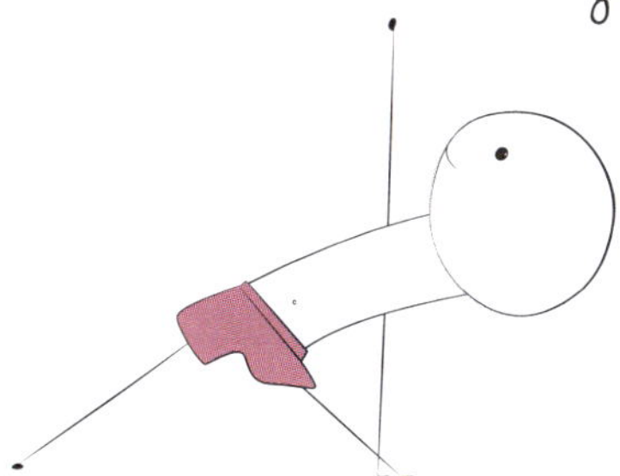

Trikonasana

9

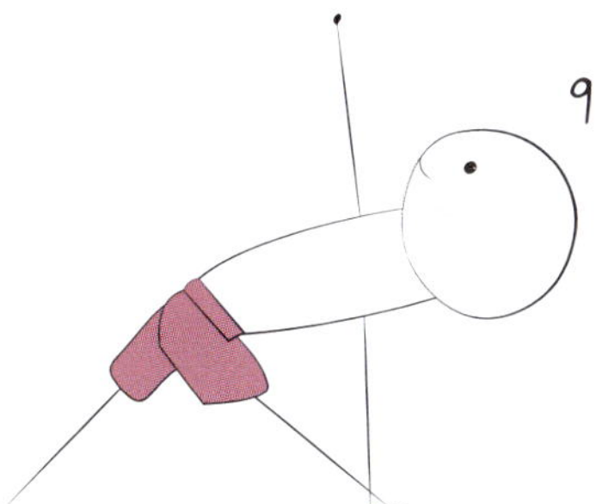

Parivrtta Trikonasana

11

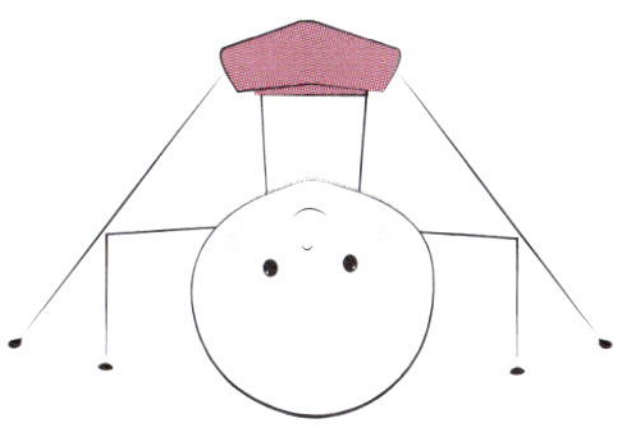

Prasarita Padottanasana

12

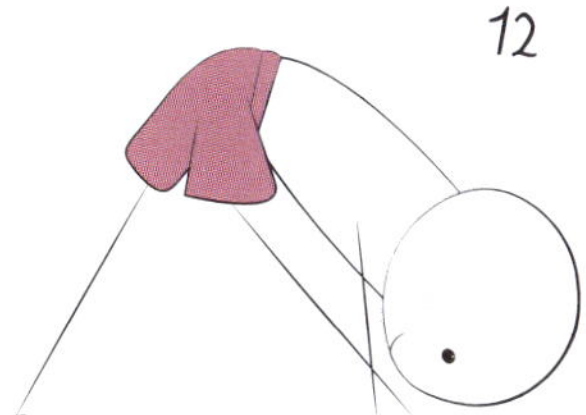

Parsvottanasana

13. *Tadasana*
14. *Balasana* (Kindhaltung)
15. Bretthaltung
16. *Vasisthasana* (Seitliche Bretthaltung)
17. Wechseln Sie im Rhythmus der Atmung 1 bis 2 Minuten lang zwischen den Seiten.
18. *Sphinx*
19. *Balasana*
20. *Supta Pavana Muktasana* (Knie zum Kopf, liegend)
21. *Apanasana* (beide Knie zum Brustkorb, liegend)
22. *Supta Matsyendrasana* (Drehung im Liegen). Wiederholen Sie die Übung auf der anderen Seite.
23. *Shavasana* (Totenstellung)

13

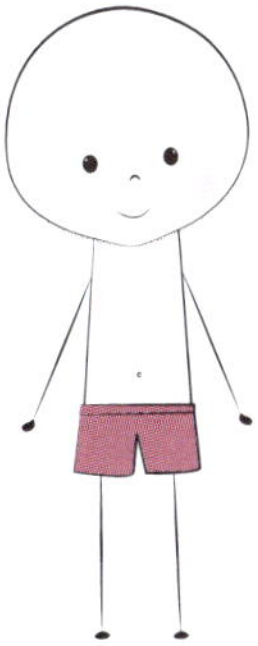

Tadasana

14

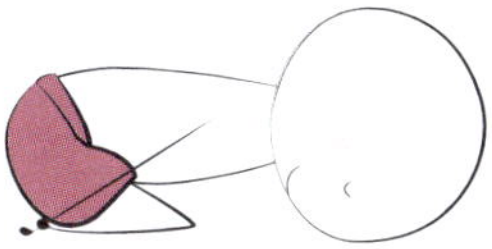

Balasana

15

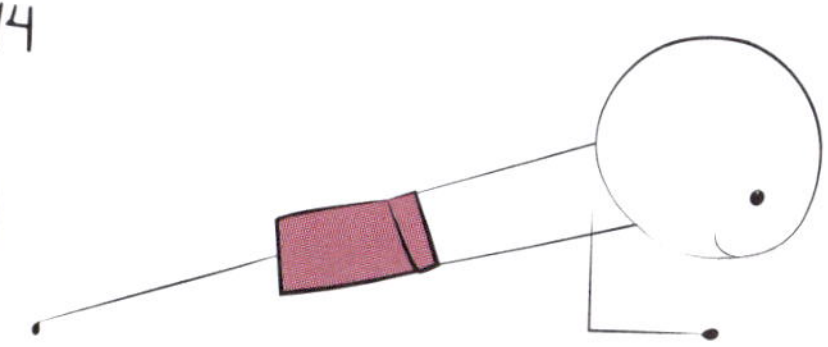

Bretthaltung

16

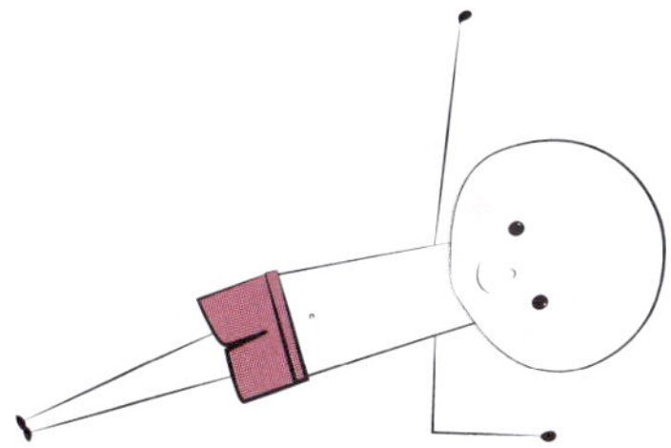

Vasisthasana

18

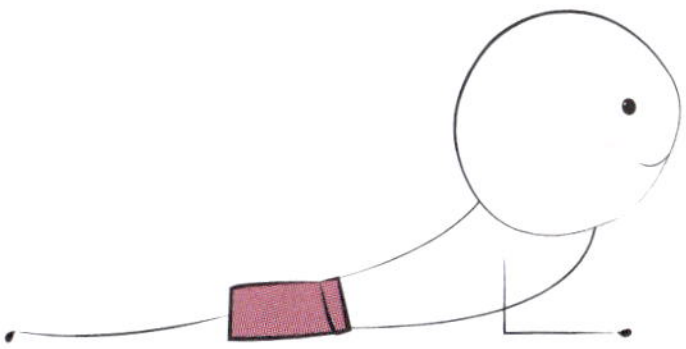

Sphinx

19

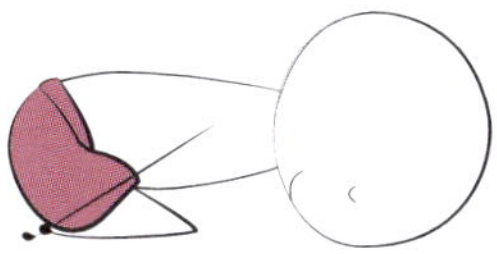

Balasana

20

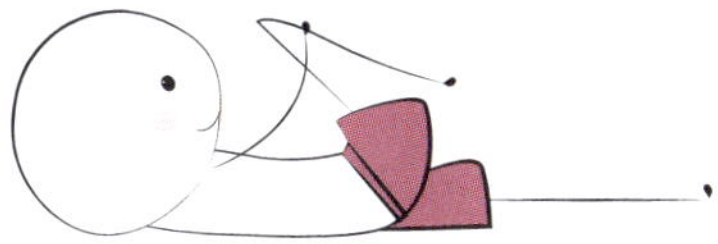

Supta Pavana Muktasana

21

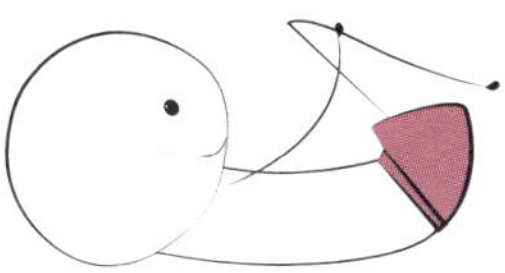

Apanasana

22

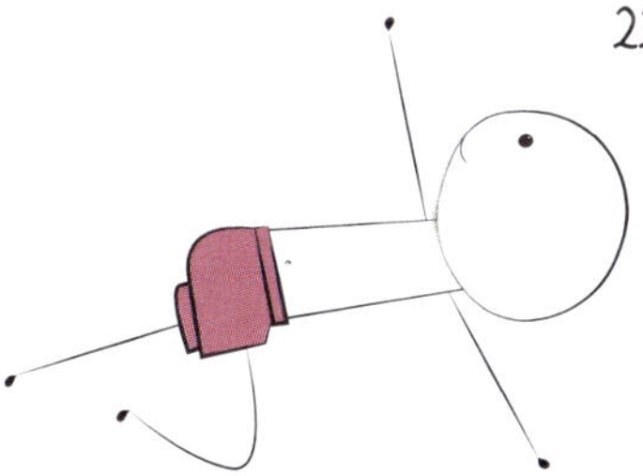

Supta Matsyendrasana

23

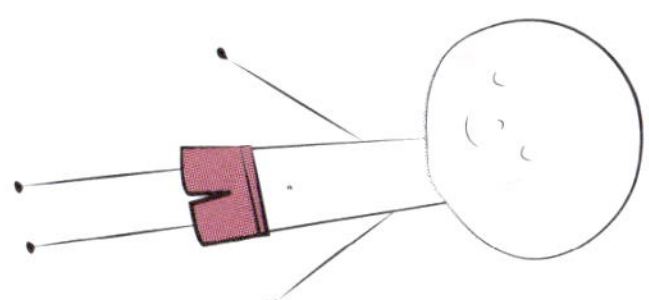

Shavasana

Herzöffner

Wir können auf viele Arten unser Herz öffnen. Als ich eine Zeit lang viel auf Reisen war, wurde ich überall von Menschen in ihr Heim und ihr Leben aufgenommen. Diese Erfahrung ließ in mir eine überwältigende Dankbarkeit für die Großzügigkeit alter und neuer Freunde zurück. Eine ähnliche Dankbarkeit bringe ich meinen Schülern entgegen. Ihre Bereitschaft, sich angreifbar zu machen und furchtlos dem Unbekannten zu begegnen, lässt mich ehrfürchtig staunen. Wenn Sie Ihr Herz öffnen wollen, wird es Ihnen helfen, Tag für Tag Yoga zu üben, egal was kommt.

1. *Sukhasana* (Schneidersitz)
2. Katze/Kuh sitzend
3. *Parighasana* (Tor)
4. Katze/Kuh
5. *Parighasana* (Tor) zur anderen Seite
6. *Ustrasana* (Kamel)
7. *Vajrasana* (Held)
8. *Anahatasana* (Halber herabschauender Hund)
9. *Adho Mukha Shvanasana* (Herabschauender Hund). Tipp: Drücken Sie das Herz nach vorne, wenn Sie den Brustkorb öffnen.
10. *Tadasana* (Berg)
11. *Virabhadrasana I* (Krieger I)

Fortsetzung der Sequenz auf Seite 100

1

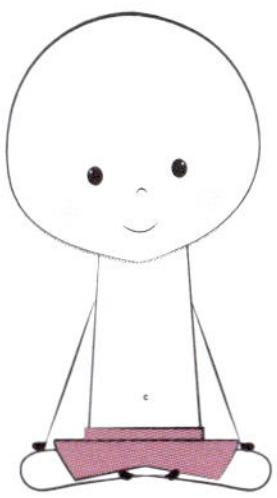

Sukhasana

2

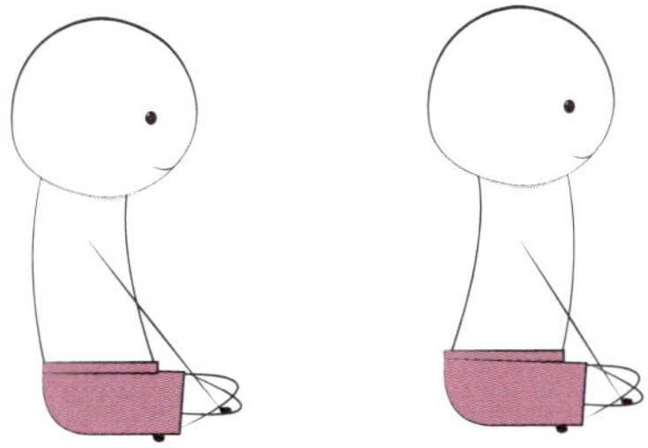

Katze/Kuh sitzend

3

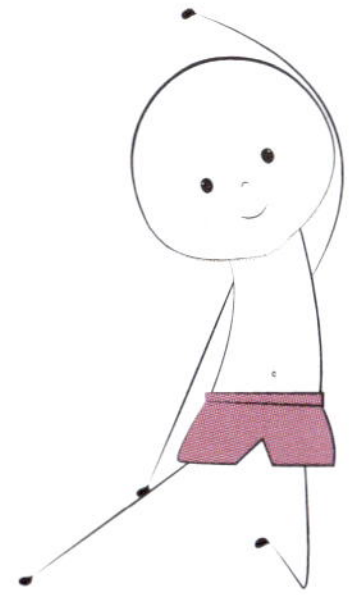

Parighasana

4

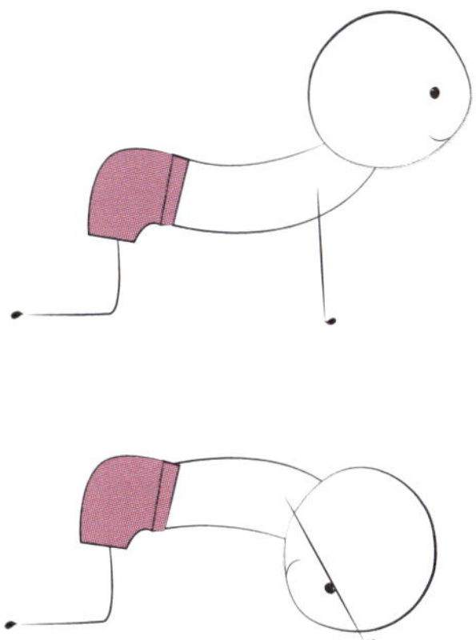

Katze/Kuh

5

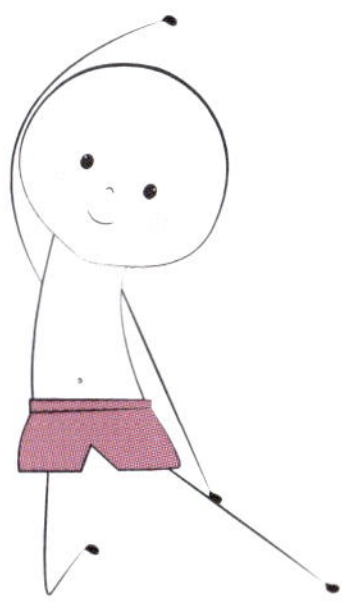

Parighasana

6

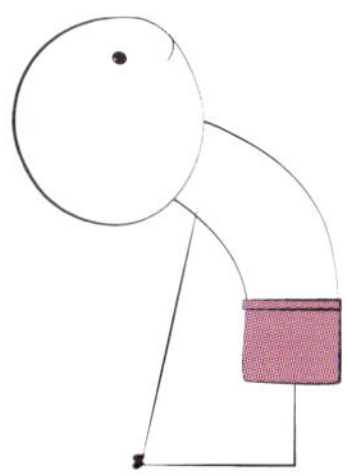

Ustrasana

7

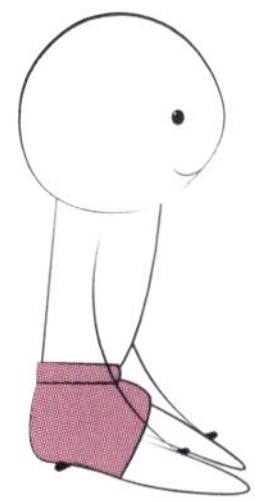

Vajrasana

8

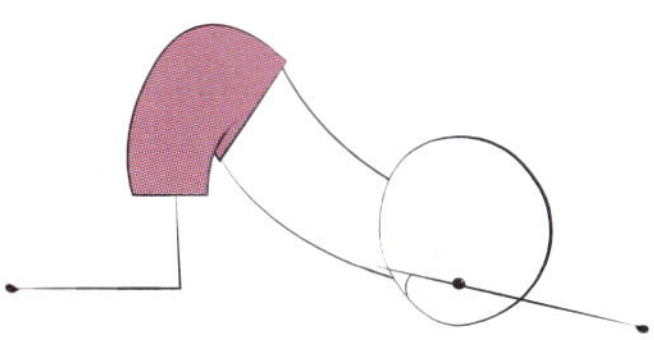

Anahatasana

9

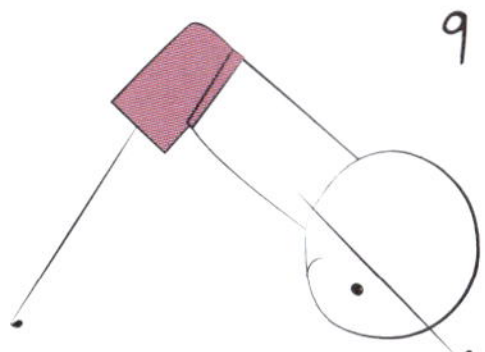

Adho Mukha Shvanasana

10

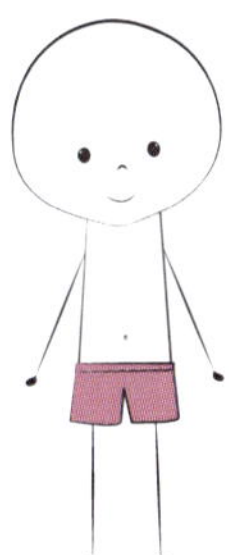

Tadasana

11

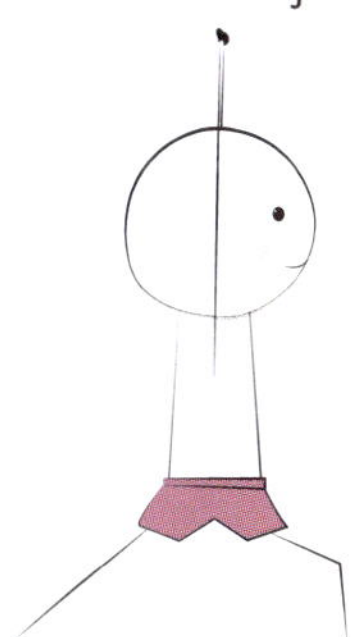

Virabhadrasana I

12. *Tadasana*
13. *Virabhadrasana I* mit dem anderen Bein nach vorne
14. *Tadasana*
15. *Baddha Virabhadrasana*
16. Wiederholen Sie die Schritte 14 und 15 auf der anderen Seite.
17. *Surya Namaskar A* (Sonnengruß A). Lassen Sie sich im wörtlichen Sinn von Ihrem Herzen durch 4 bis 6 Runden führen: Ihr gehobener Brustkorb ist der Ausgangspunkt Ihrer Bewegungen.
18. *Sukhasana*
19. *Navasana* (Boot)
20. *Upavishta Konasana* (Vorwärtsbeuge in der Grätsche)
21. *Ardha Matsyendrasana* (Drehsitz). Wiederholen Sie die Übung auf der anderen Seite.
22. *Setu Bandhasana* (Brücke)
23. *Shavasana* (Totenstellung)

12

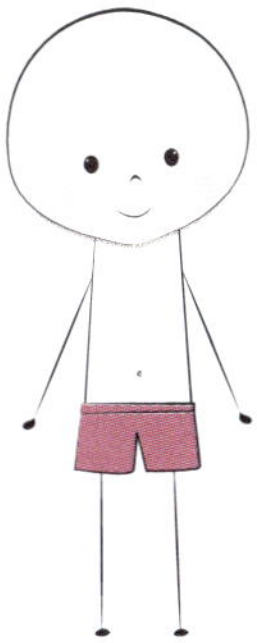

Tadasana

13

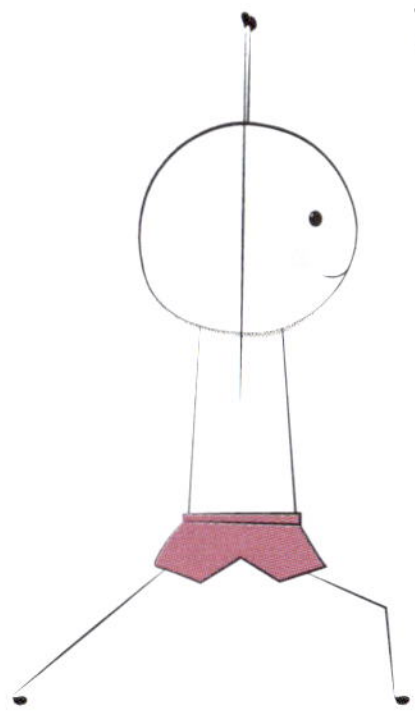

Virabhadrasana I

14

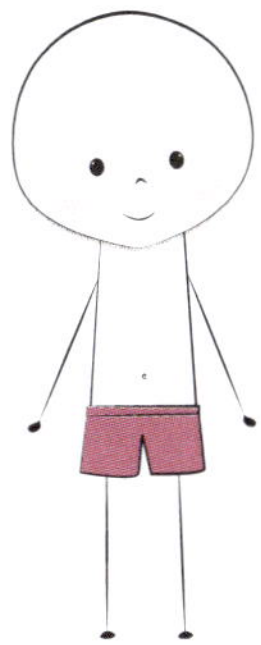

Tadasana

15

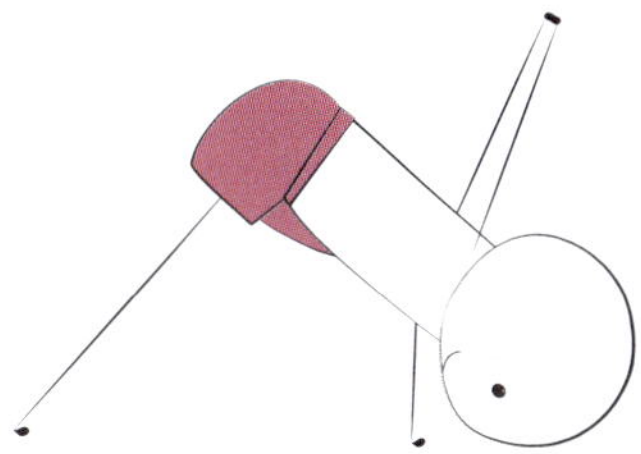

Baddha Virabhadrasana

17

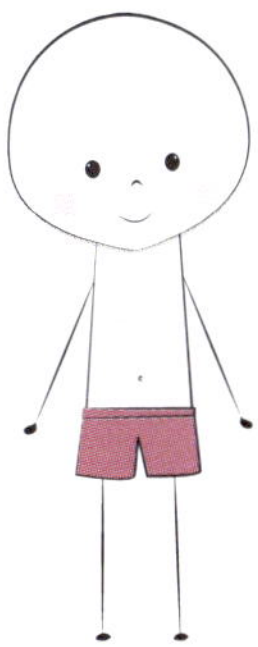

Surya Namaskar A –
siehe Seite 11

18

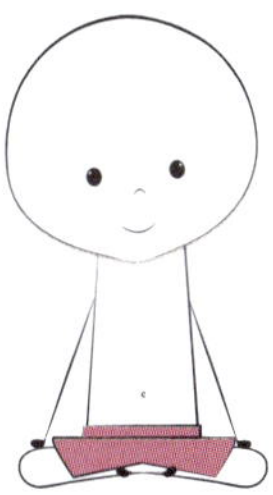

Sukhasana

19

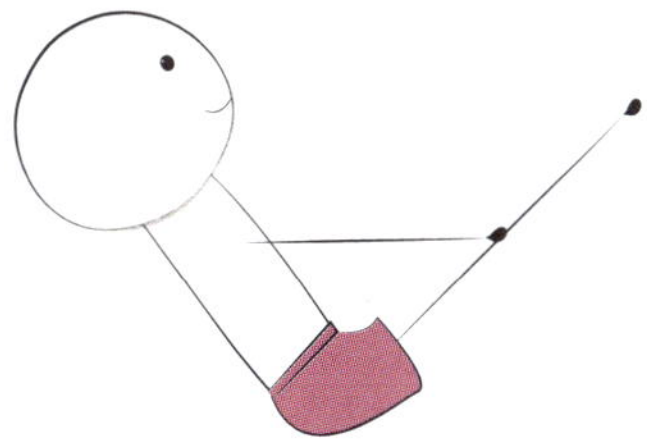

Navasana

20

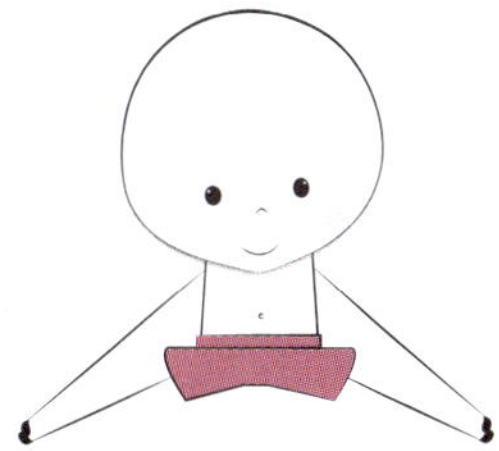

Upavishta Konasana

21

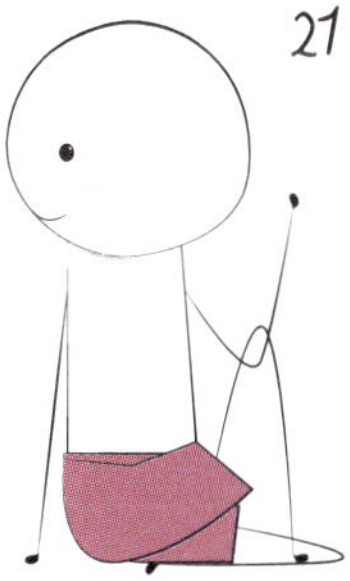

Ardha Matsyendrasana

22

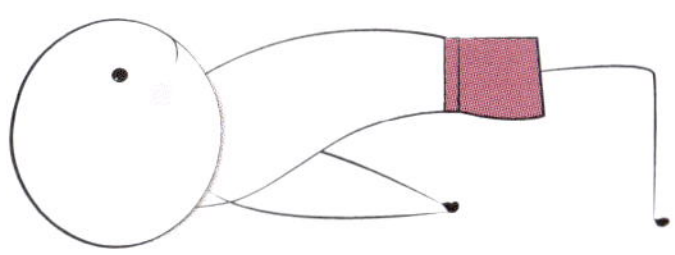

Setu Bandhasana

23

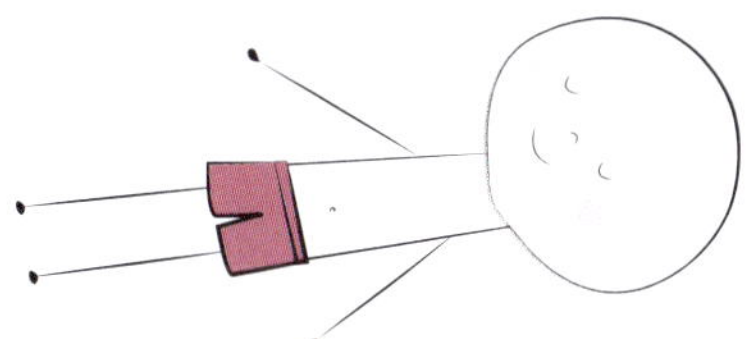

Shavasana

Alles im Fluss

Ich bin kein geduldiger Mensch. Jeder, der mehr als 5 Minuten Zeit mit mir verbracht hat, wird Ihnen das bestätigen. Normalerweise weiß ich genau, wohin ich will und wie ich dahin komme. Daher warte ich sehr ungern, bis alle anderen auch endlich so weit sind. Aber ich arbeite daran. Geduld mit mir selbst übe ich in schwierigen Yogahaltungen, und zwar mit einer spielerischen Haltung: Anstatt sie von Beginn an perfekt »beherrschen« zu wollen, versuche ich, vom Ziel loszulassen und die Reise dorthin zu genießen. Auf diesem Weg helfen mir besonders fließende Sequenzen.

1. *Balasana* (Kindhaltung), 1 bis 3 Minuten
2. Vierfüßlerstand
3. *Bhujangasana* (Kobra)
4. Vierfüßlerstand
5. *Balasana*
6. Bewegen Sie sich fließend zwischen den Schritten 1 bis 5 und wiederholen Sie die Übungsfolge 5-mal. Nutzen Sie hierbei vor allem die Kraft Ihres Oberkörpers.
7. *Adho Mukha Shvanasana* (Herabschauender Hund)
8. *Uttanasana* (Stehende Vorwärtsbeuge)
9. *Surya Namaskar A* (Sonnengruß A), 6 Runden
10. *Adho Mukha Shvanasana*
11. *Virabhadrasana II* (Krieger II)

Fortsetzung der Sequenz auf Seite 104

1

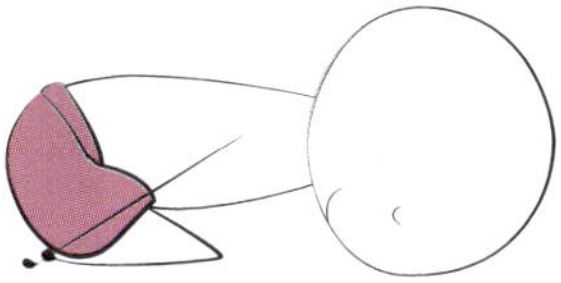

Balasana

2

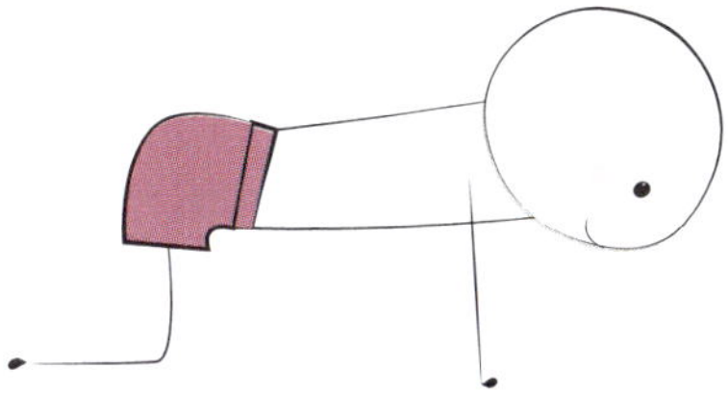

Vierfüßlerstand

3

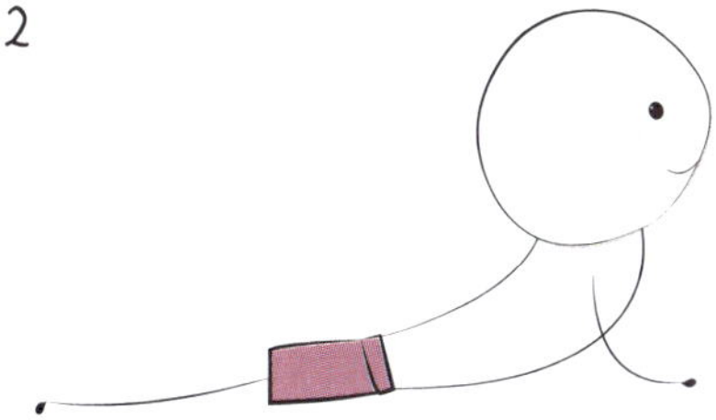

Bhujangasana

4

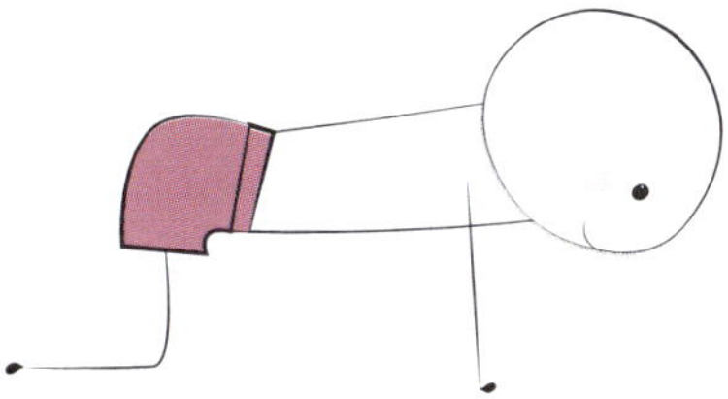

Vierfüßlerstand

5

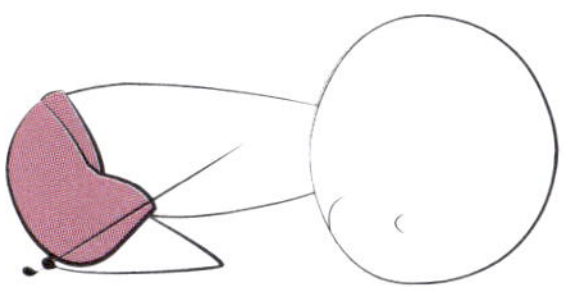

Balasana

7

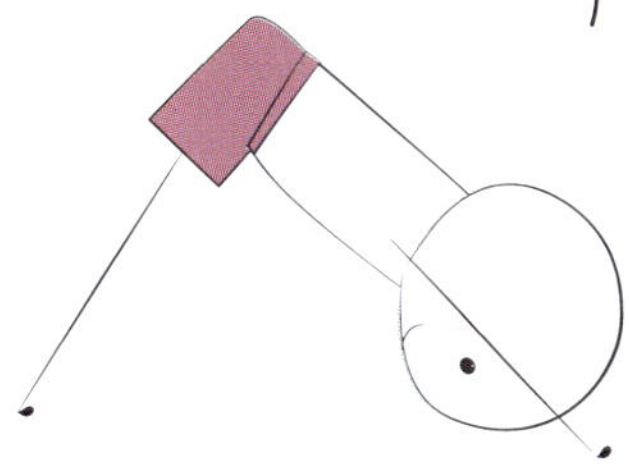

Adho Mukha Shvanasana

8

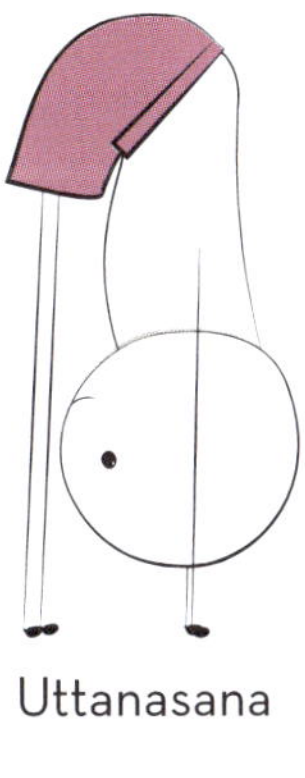

Uttanasana

9

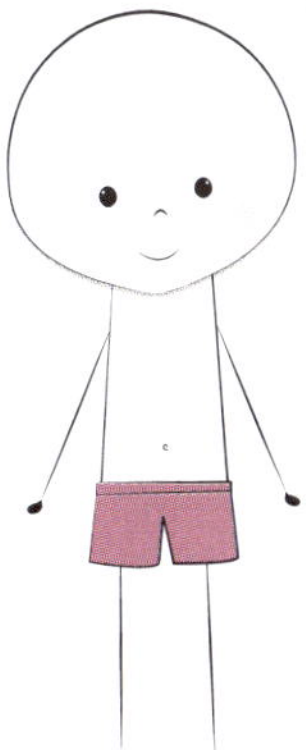

Sonnengruß A –
siehe Seite 11

10

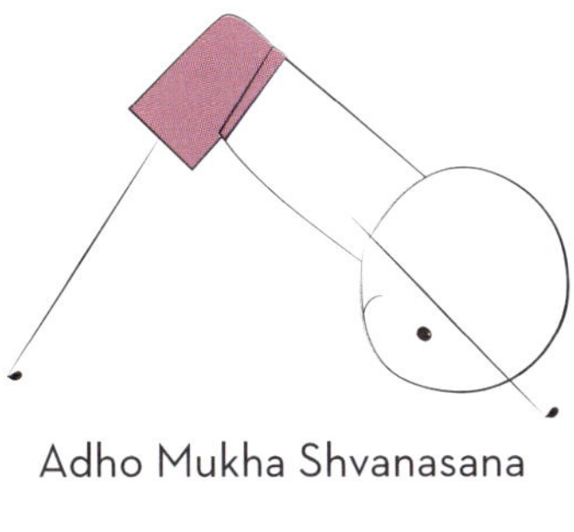

Adho Mukha Shvanasana

11

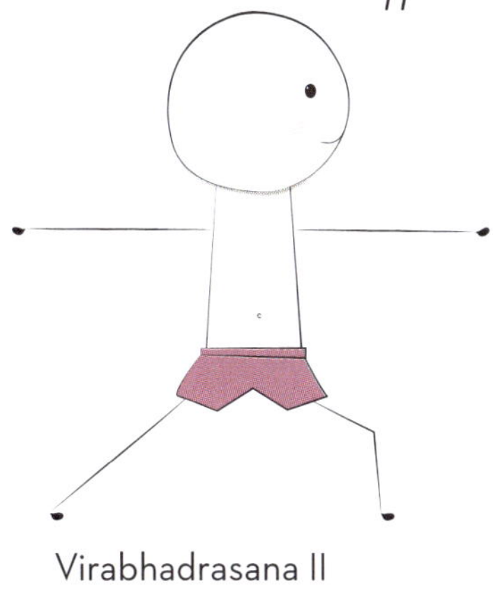

Virabhadrasana II

12. *Uthitta Parsvakonasana* (Gestreckter Winkel)
13. *Viparita Virabhadrasana* (Friedlicher Krieger)
14. Bewegen Sie sich fließend und im Rhythmus Ihres Atems zwischen den Schritten 12 und 13.
15. Wiederholen Sie die Schritte 10 bis 14 auf der anderen Seite.
16. *Uttanasana* (Stehende Vorwärtsbeuge)
17. *Utkatasana* (Stuhl)
18. *Parivrtta Utkatasana* (Gedrehte Stuhlhaltung)
19. *Utkatasana* (Stuhl)
20. *Parivrtta Utkatasana* (andere Richtung)
21. Bewegen Sie sich fließend zwischen den Schritten 17 und 20. Wiederholen Sie diese Übungsfolge 3-mal.
22. *Uttanasana* (Stehende Vorwärtsbeuge)
23. *Adho Mukha Shvanasana*
24. *Supta Kapotasana* (Taube, liegend). Wiederholen Sie die Übung auf der anderen Seite.
25. *Shavasana* (Totenstellung)

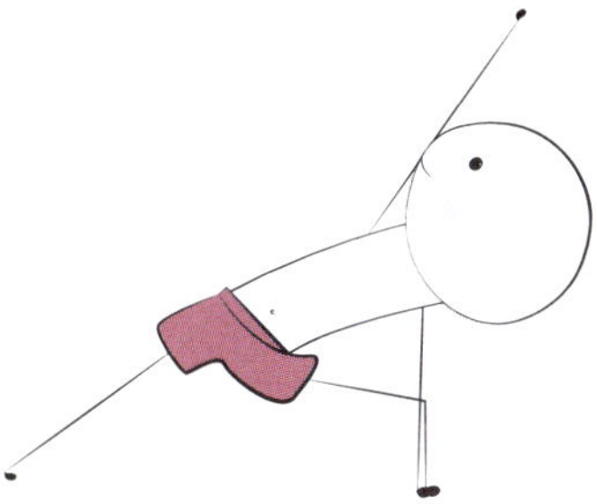

12

Uthitta Parsvakonasana

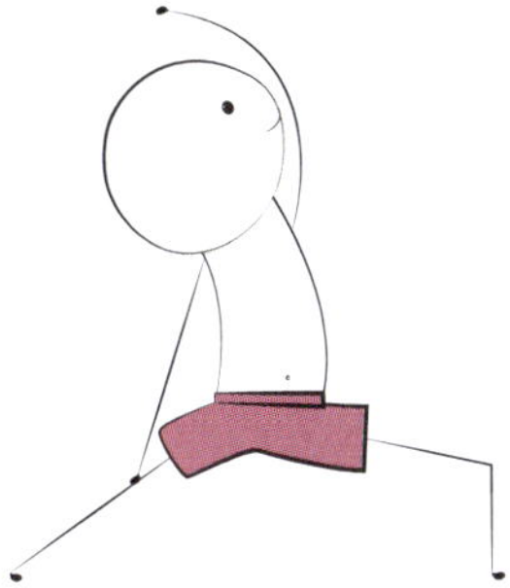

13

Viparita Virabhadrasana

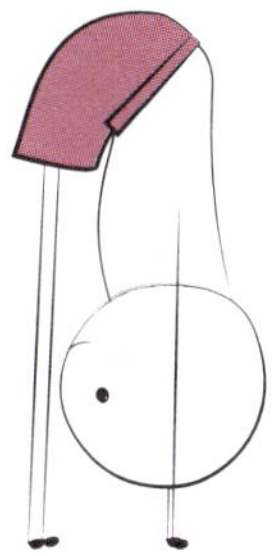

16

Uttanasana

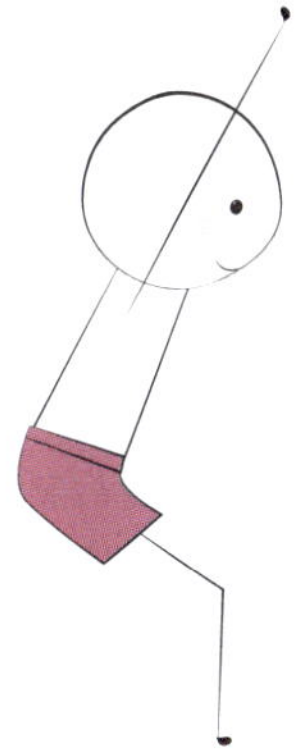

17

Utkatasana

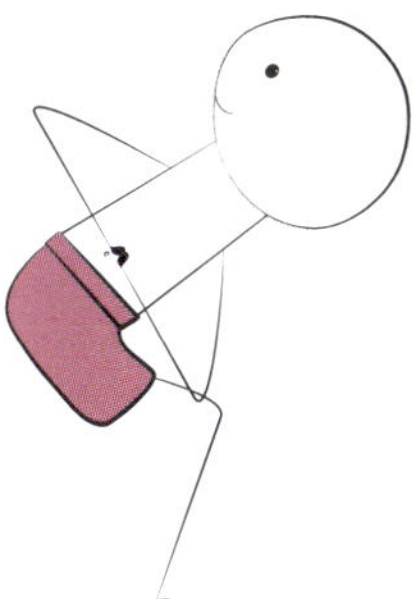

18

Parivrtta Utkatasana

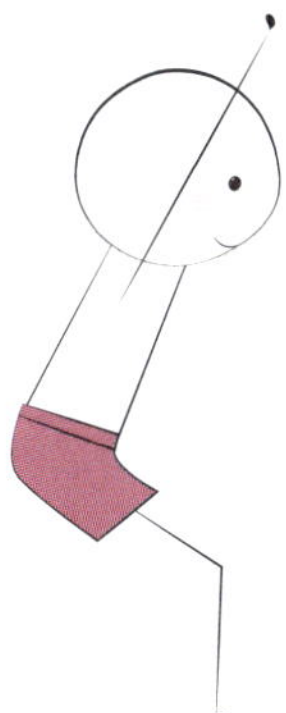

19

Utkatasana

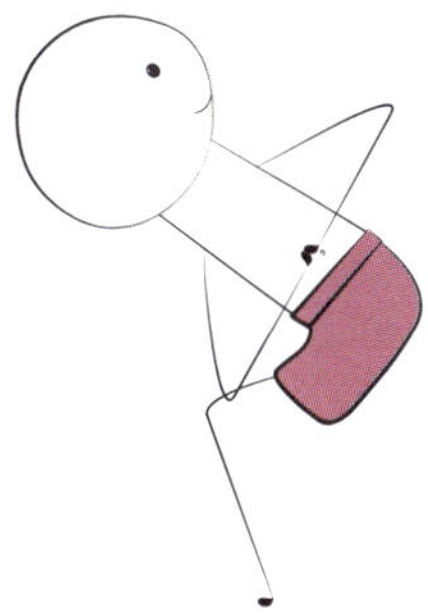

20

Parivrtta Utkatasana

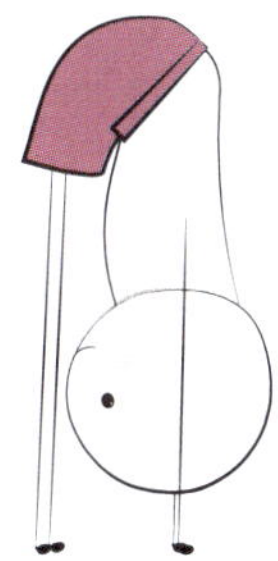

22

Uttanasana

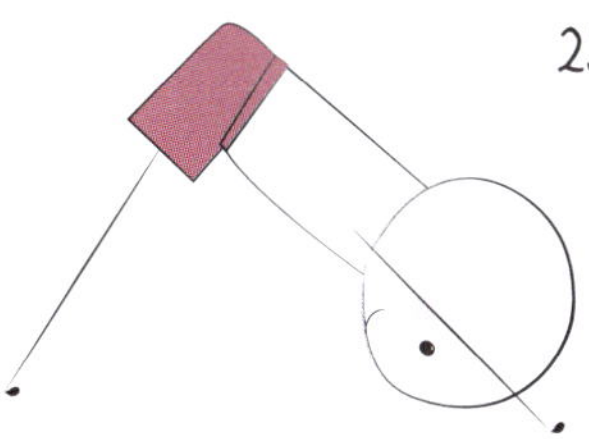

23

Adho Mukha Shvanasana

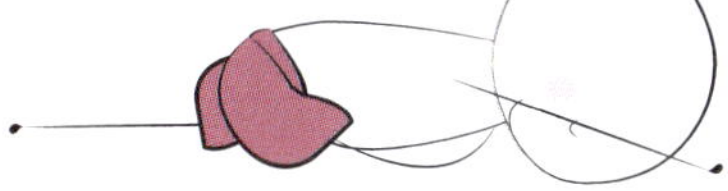

24

Supta Kapotasana

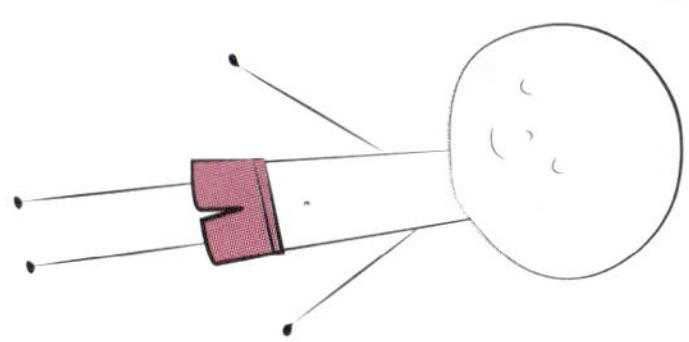

25

Shavasana

Stark und Kraftvoll

Yoga von Kopf bis Fuß

Hüftöffner

Meine Eltern besitzen eine riesige Dänische Dogge namens Achilles. Er ist ein sehr besonderer Hund, da er mit seinen elf oder zwölf Jahren für eine Dänische Dogge sehr alt ist. Seine gute Gesundheit schreibe ich seinen wunderbar beweglichen Hüften zu, bei einem Hund seiner Größe eines der wichtigsten Körperteile.

Gesunde Hüften haben auch für uns Menschen große Bedeutung. Ernste Hüftverletzungen heilen besonders bei älteren Menschen sehr schlecht. Wie bei Achilles bedeutet größere Flexibilität in diesem Bereich bessere Gesundheit und ein glücklicheres Leben. Nehmen Sie sich mit dieser Sequenz also einmal Ihrer Hüften an und beobachten Sie, wie sich dadurch Ihr ganzes Körperempfinden und Wohlgefühl verbessert.

1. *Ardha Ananda Balasana* (Halbe Happy-Baby-Haltung). Wiederholen Sie die Übung auf der anderen Seite.
2. *Ananda Balasana* (Happy Baby)
3. Katze/Kuh im Vierfüßlerstand
4. *Adho Mukha Shvanasana* (Herabschauender Hund). Heben Sie in dieser Haltung ein Bein, beugen Sie das Knie und bewegen Sie dieses dann kreisförmig. Wiederholen Sie die Übung auf der anderen Seite.
5. *Uttanasana* (Stehende Vorwärtsbeuge)
6. *Tadasana* (Berghaltung)
7. *Vrksasana* (Baum)
8. *Virabhadrasana III* (Krieger III)

Fortsetzung der Sequenz auf Seite 110

1

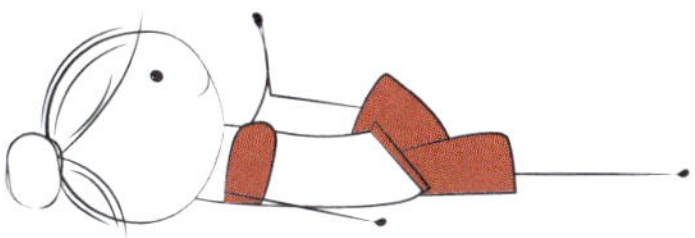

Ardha Ananda Balasana

2

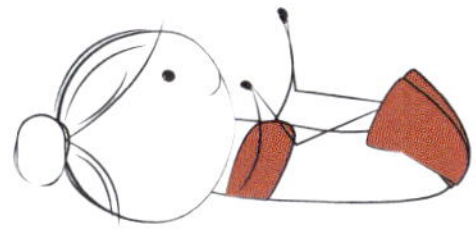

Ananda Balasana

3

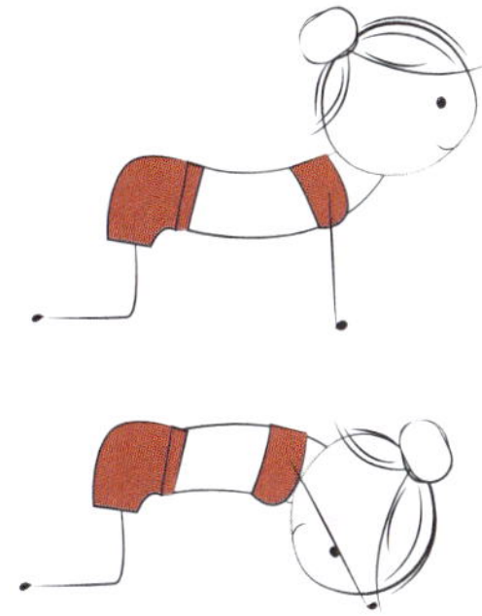

Katze/Kuh im Vierfüßlerstand

4

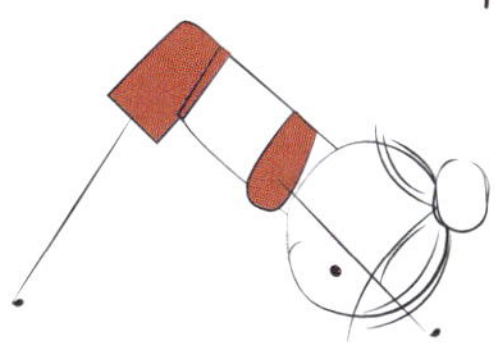

Adho Mukha Shvanasana

5

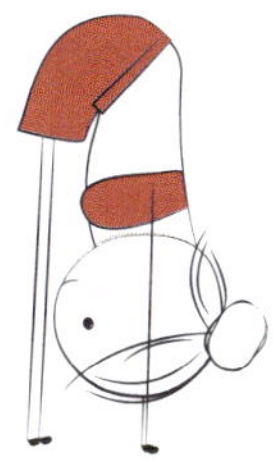

Uttanasana

6

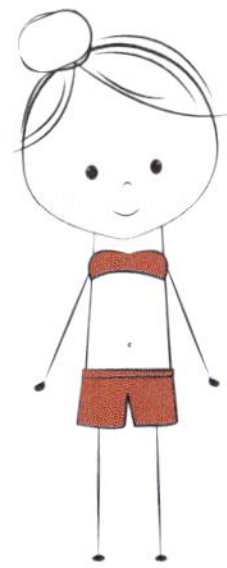

Tadasana

7

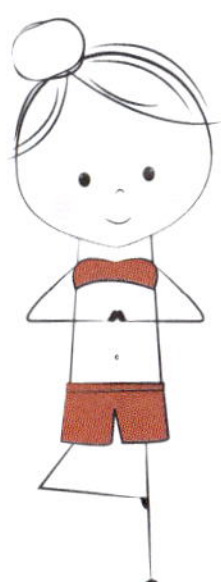

Vrksasana

8

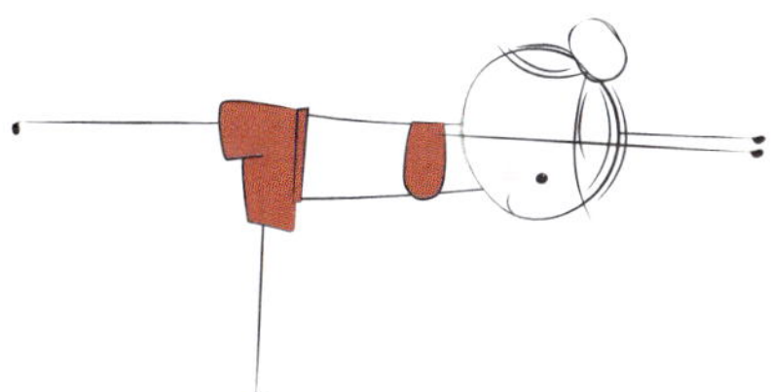

Virabhadrasana III

9. *Virabhadrasana II* (Krieger II)
10. *Deviasana* (Göttin). Halten Sie diese Position 10 Atemzüge lang und bewegen Sie sich mit jeder Ein- und Ausatmung leicht pulsierend in die Haltung hinein und wieder heraus.
11. *Virabhadrasana II*
12. *Alanasana* (Ausfallschritt)
13. *Baddha Virabhadrasana* (Demütiger Krieger)
14. *Utthan Pristasana* (Eidechse)
15. Bretthaltung
16. *Vasisthasana* (Seitliche Bretthaltung). Kommen Sie hier auf die Hand, die sich auf der gleichen Seite wie der Fuß befindet, der während der stehenden Haltungen vorne war.

Fortsetzung der Sequenz auf Seite 112

9

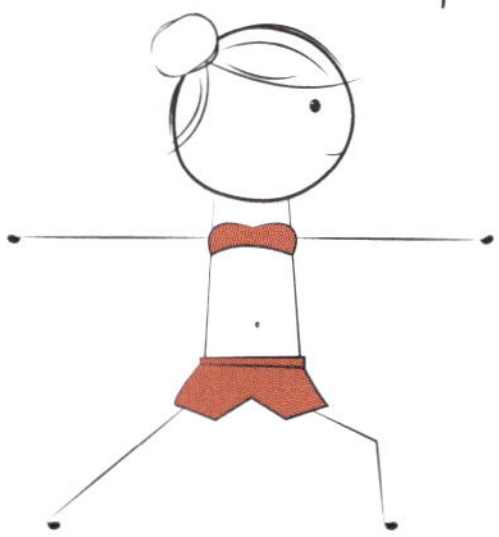

Virabhadrasana II

10

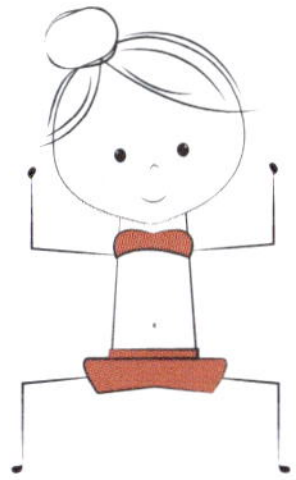

Deviasana

11

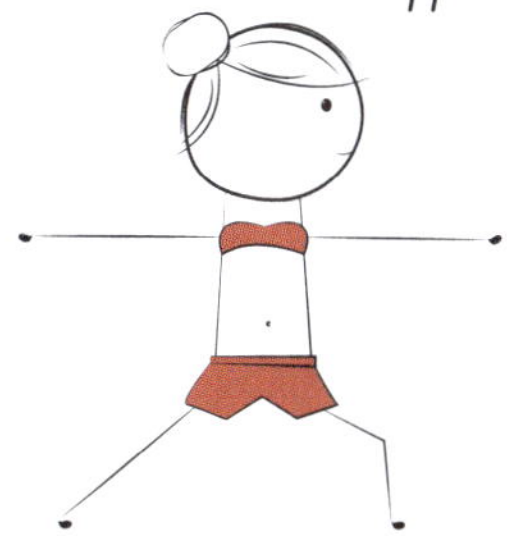

Virabhadrasana II

12

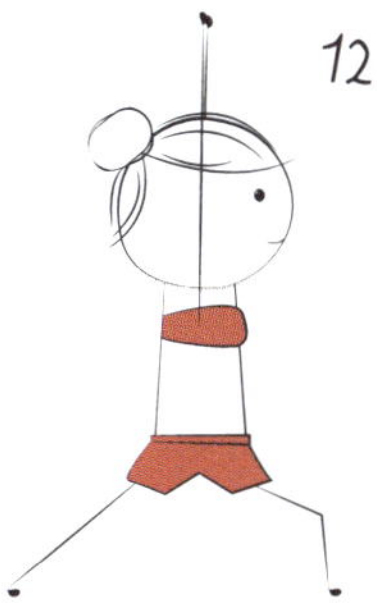

Alanasana

13

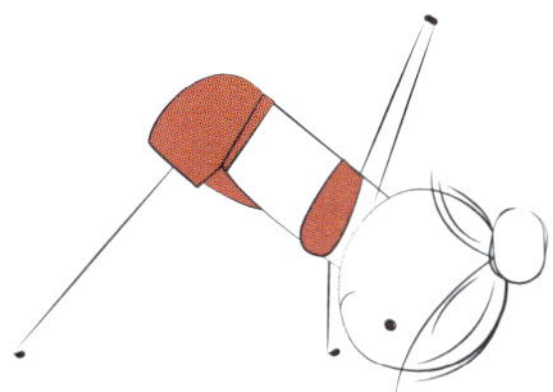

Baddha Virabhadrasana

14

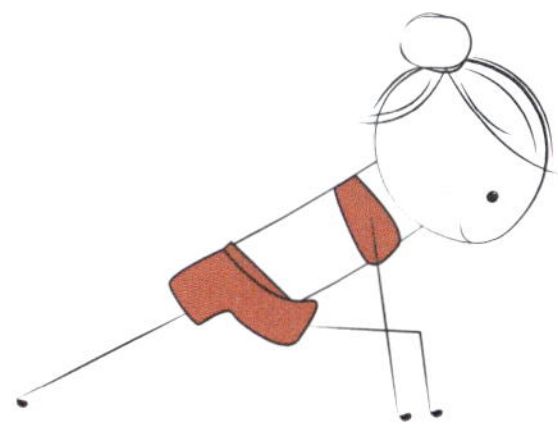

Utthan Pristasana

15

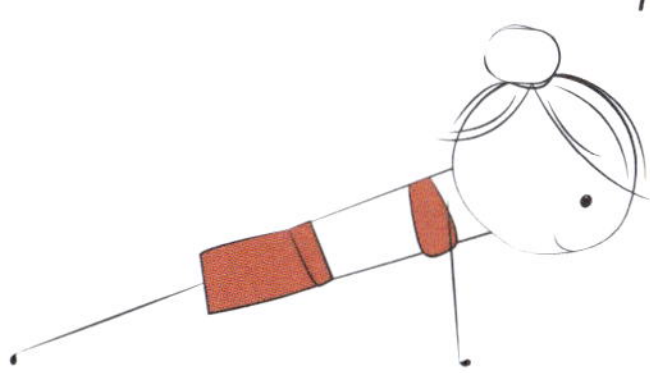

Bretthaltung

16

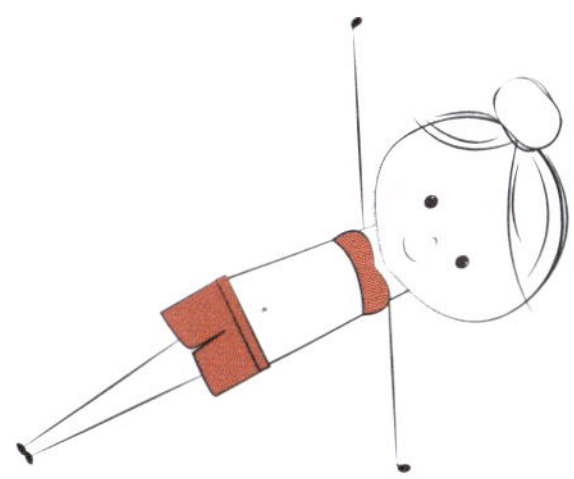

Vasisthasana

17. Bretthaltung
18. *Urdhva Mukha Shvanasana* (Aufschauender Hund)
19. *Adho Mukha Shvanasana*
20. Wiederholen Sie die Schritte 6 bis 19 auf der anderen Seite.
21. *Bhekasana* (Frosch). Bleiben Sie 2 Minuten lang in dieser Position.
22. *Setu Bandhasana* (Brücke). Bleiben Sie 2 Minuten lang in dieser Position.
23. *Supta Matsyendrasana* (Drehung im Liegen). Wiederholen Sie die Übung auf der anderen Seite.
24. *Shavasana* (Totenstellung)

17

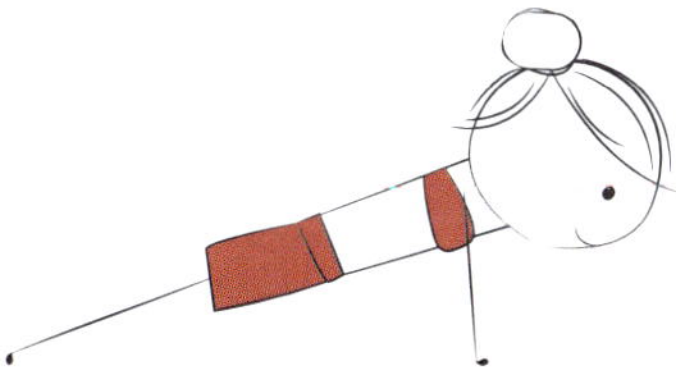

Bretthaltung

18

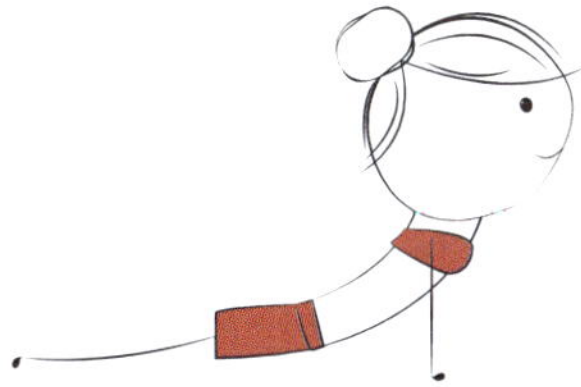

Urdhva Mukha Shvanasana

19

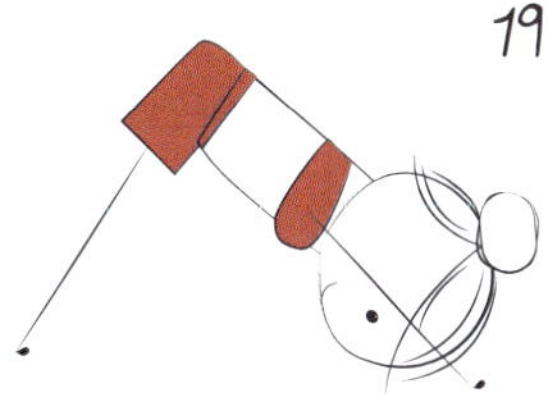

Adho Mukha Shvanasana

21

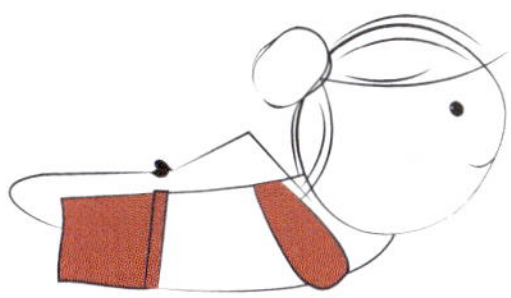

Bhekasana

22

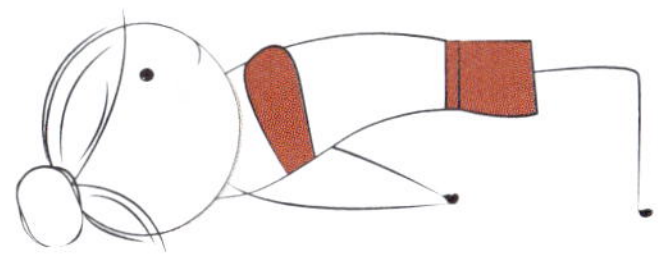

Setu Bandhasana

23

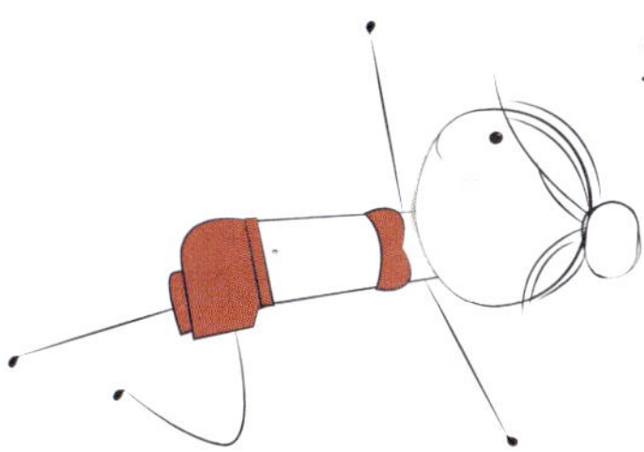

Supta Matsyendrasana

24

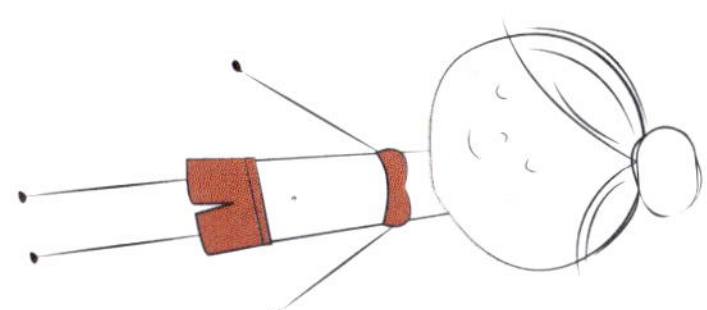

Shavasana

Ab durch die (Körper-)Mitte

Brust raus, Bauch rein: Eigentlich zielen die meisten Yogahaltungen auf ein geöffnetes Herz und einen stabilen Bauch. Diese Sequenz richtet sich jedoch ganz speziell an die Kräftigung der Bauchmuskulatur. Diese »Core«(»Körpermitte«)-Sequenz unterrichte ich am liebsten im Winter, da sie für viel Wärme im Körper sorgt. Aber natürlich macht auch sie das ganze Jahr über Spaß! Die Übungsfolge fördert die Verdauung, hilft – bei richtiger Ausführung – gegen Schmerzen im unteren Rücken und verbessert die Körperhaltung. Viel Vergnügen bei dieser »Hard Core«-Sequenz!

1. *Balasana* (Kindhaltung)
2. *Adho Mukha Shvanasana*
3. Bretthaltung
4. *Balasana*
5. *Navasana* (Boot)
6. *Balasana*
7. *Navasana*
8. Katze/Kuh im Vierfüßlerstand

Fortsetzung der Sequenz auf Seite 116

1

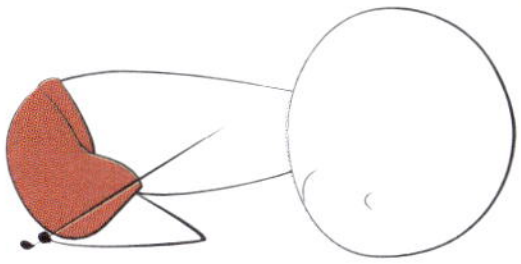

Balasana

2

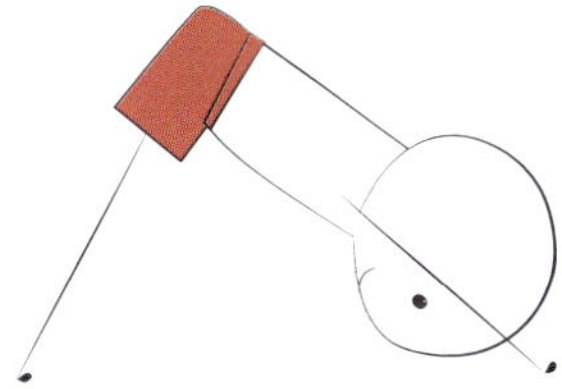

Adho Mukha Shvanasana

3

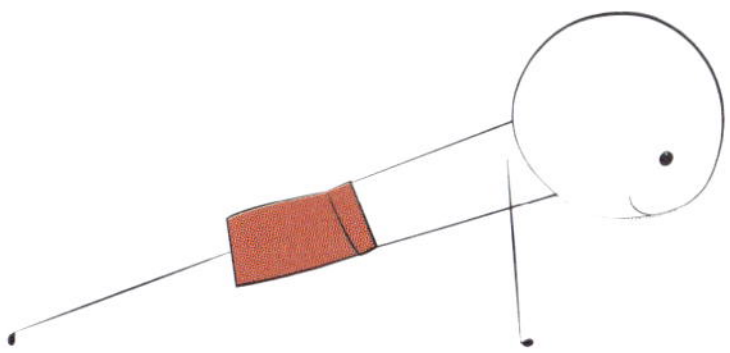

Bretthaltung

4

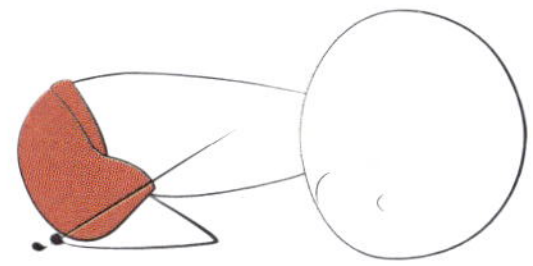

Balasana

5

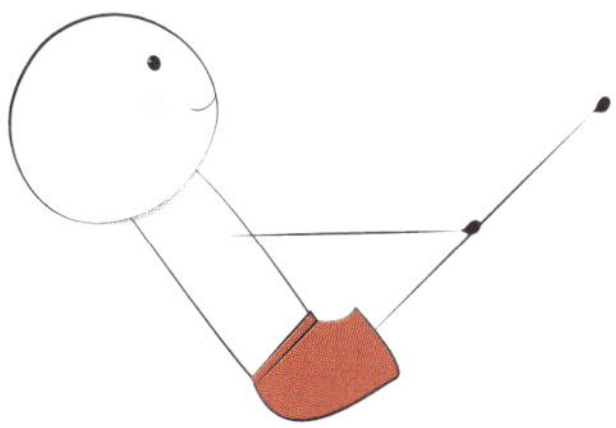

Navasana

6

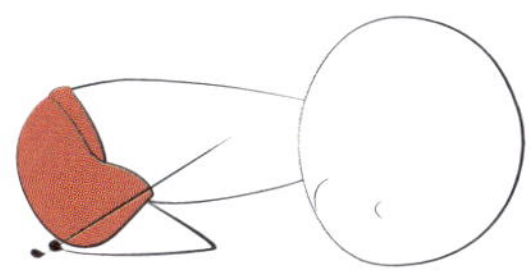

Balasana

7

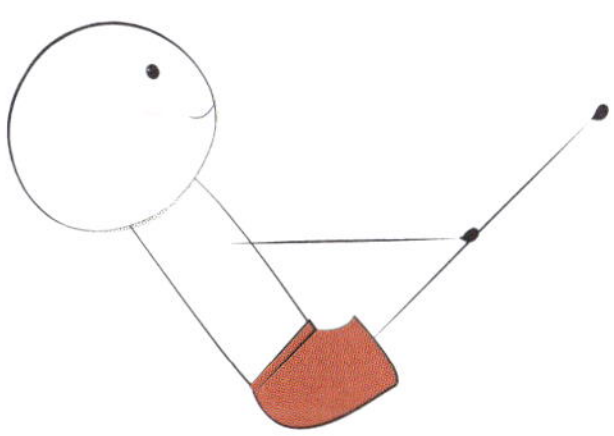

Navasana

8

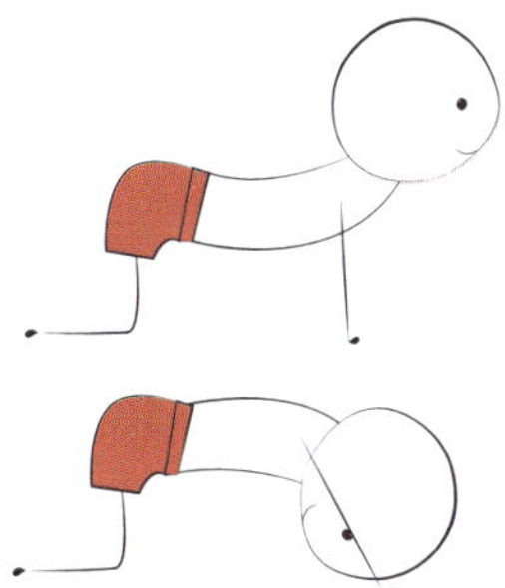

Katze/Kuh im Vierfüßlerstand

9. *Adho Mukha Shvanasana*
10. Bretthaltung
11. *Vasisthasana* (Seitliche Bretthaltung). Bleiben Sie 1 Minute in der Haltung und wechseln Sie dann die Seite.
12. *Adho Mukha Shvanasana*
13. *Tadasana* (Berghaltung)
14. *Garudasana* (Adler). Wiederholen Sie die Übung auf der anderen Seite.

Fortsetzung der Sequenz auf Seite 118

9

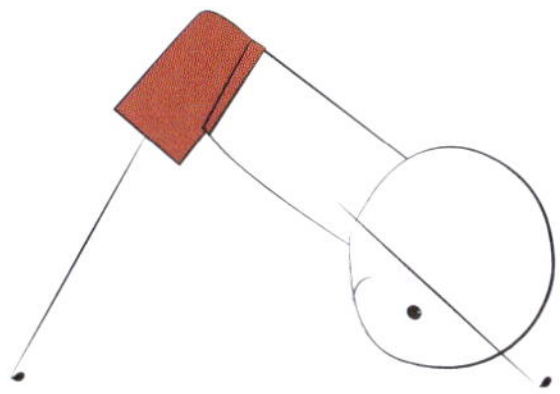

Adho Mukha Shvanasana

10

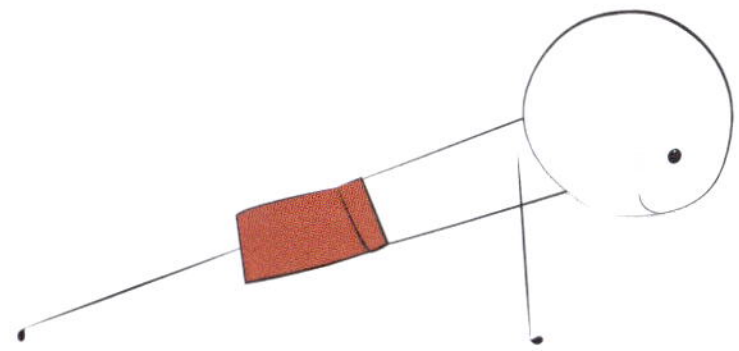

Bretthaltung

11

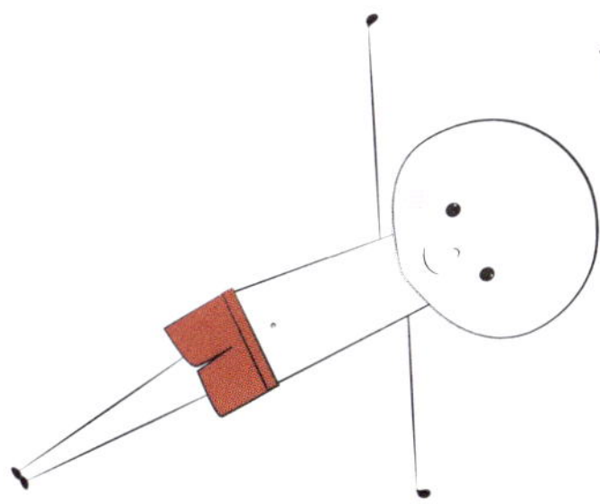

Vasisthasana

12

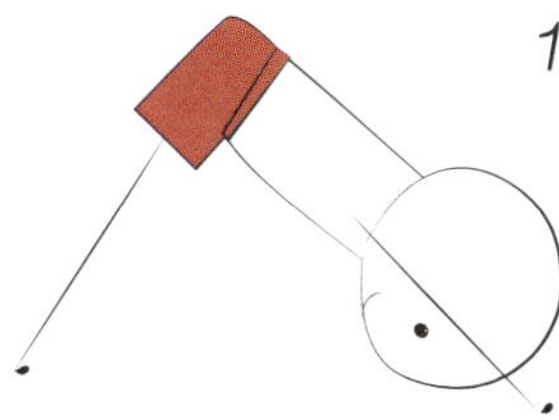

Adho Mukha
Shvanasana

13

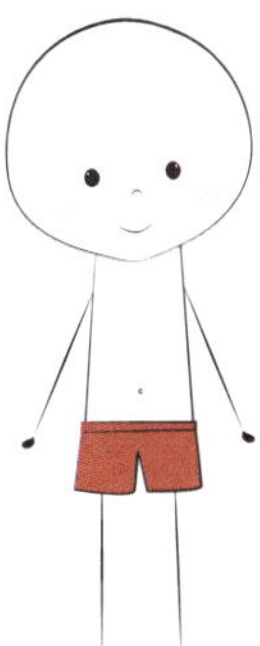

Tadasana

14

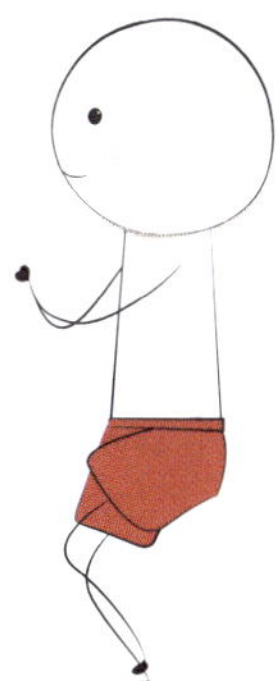

Garudasana

15. *Natarajasana* (Tänzer). Wiederholen Sie die Übung auf der anderen Seite.
16. *Tadasana*
17. *Pavana Muktasana* (Knie zum Brustkorb, stehend)
18. *Virabhadrasana III* (Krieger III)
19. *Virabhadrasana I* (Krieger I)
20. *Virabhadrasana II* (Krieger II)
21. *Trikonasana* (Dreieck)

Fortsetzung der Sequenz auf Seite 120

15

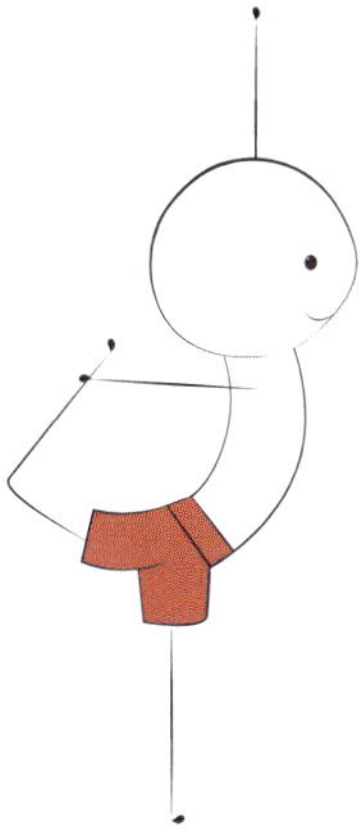

Natarajasana

16

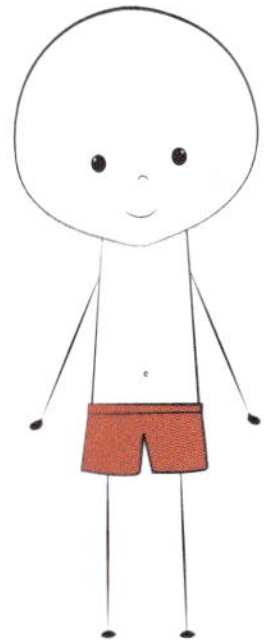

Tadasana

17

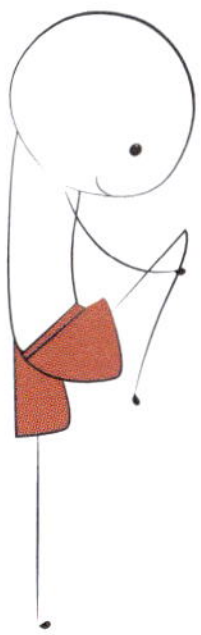

Pavana Muktasana

18

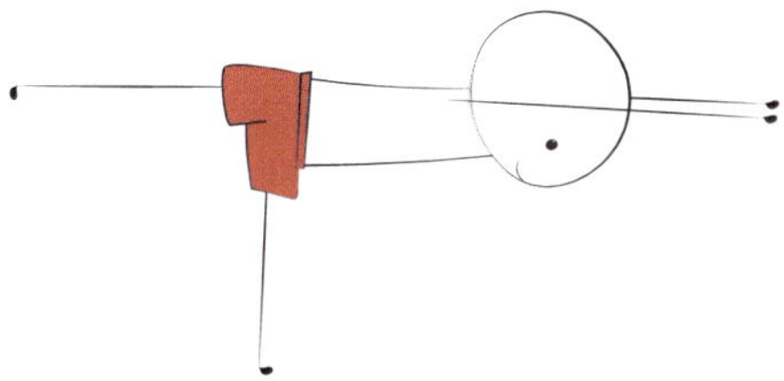

Virabhadrasana III

19

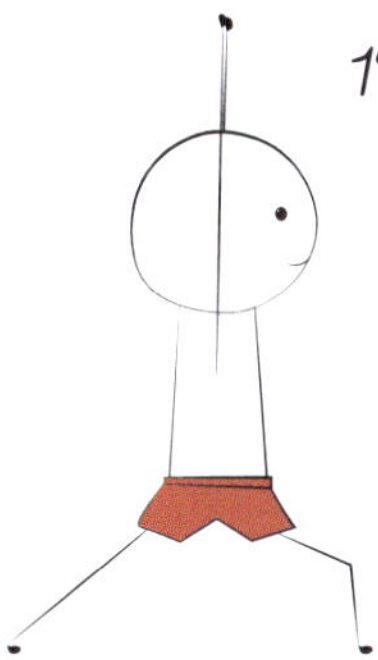

Virabhadrasana I

20

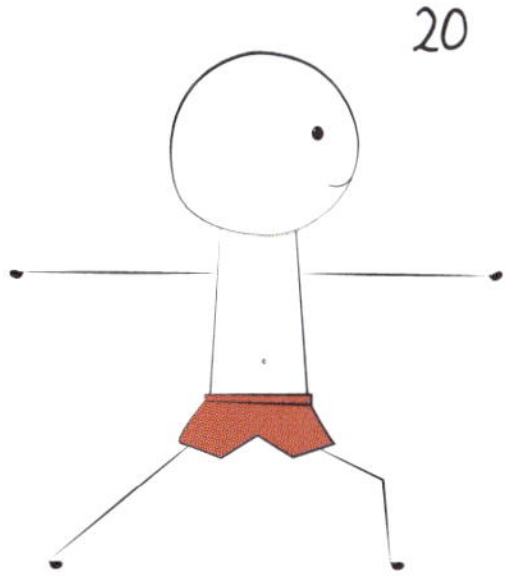

Virabhadrasana II

21

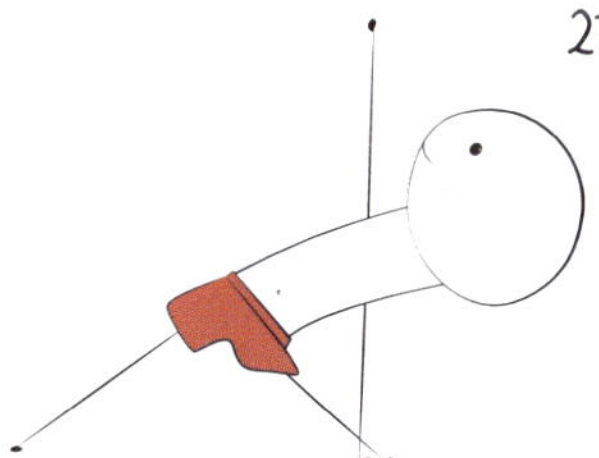

Trikonasana

22. *Virabhadrasana II*
23. Wiederholen Sie die Schritte 16 bis 22 auf der anderen Seite.
24. *Chaturanga Dandasana* (Liegestütze)
25. *Urdhva Mukha Shvanasana* (Aufschauender Hund)
26. *Adho Mukha Shvanasana*
27. *Setu Bandhasana* (Brücke)
28. *Supta Matsyendrasana* (Drehung im Liegen). Wiederholen Sie die Übung auf der anderen Seite.
29. *Shavasana* (Totenstellung)

22

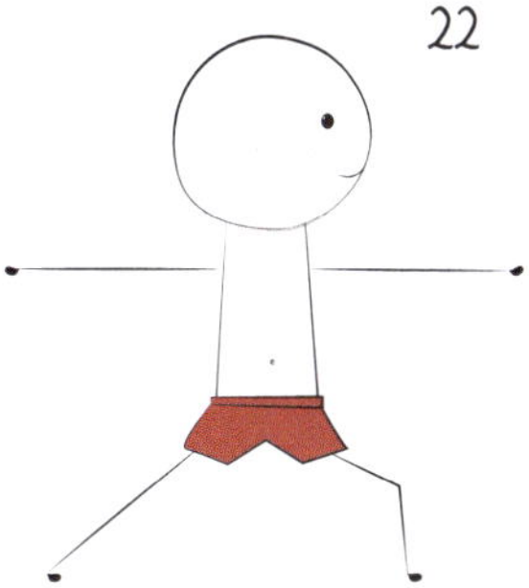

Virabhadrasana II

24

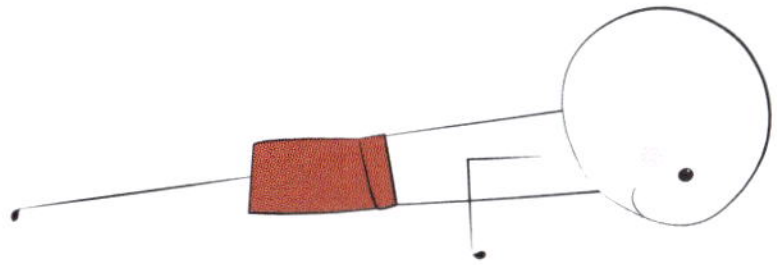

Chaturanga Dandasana

25

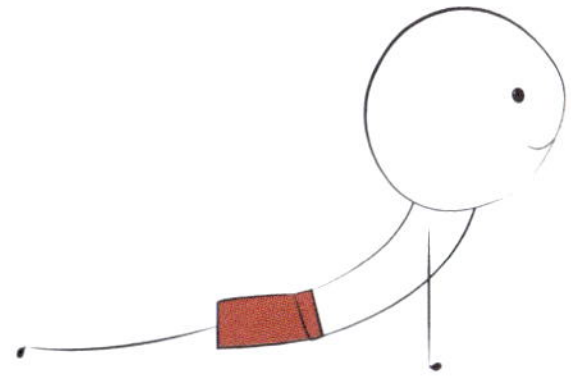

Urdhva Mukha Shvanasana

26

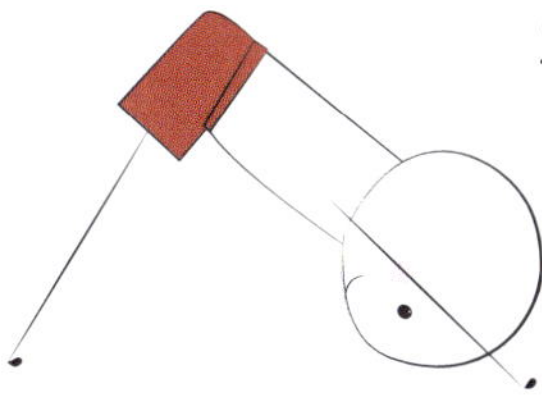

Adho Mukha Shvanasana

27

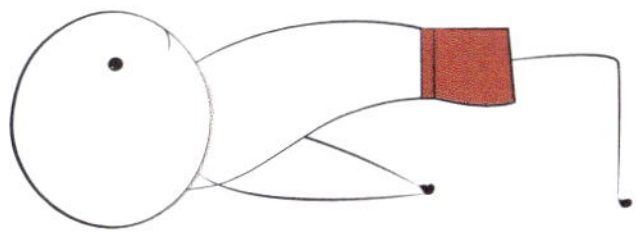

Setu Bandhasana

28

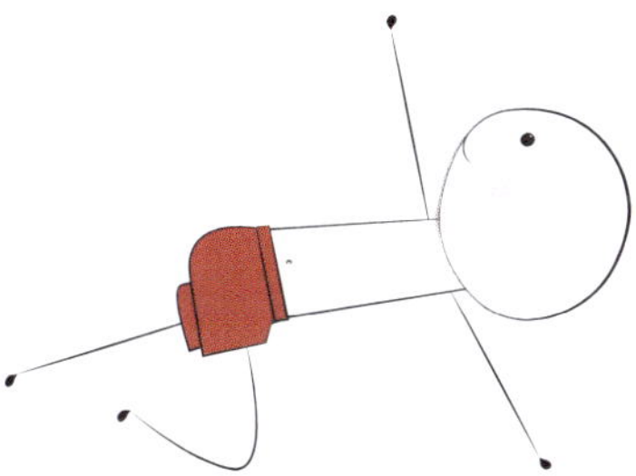

Supta Matsyendrasana

29

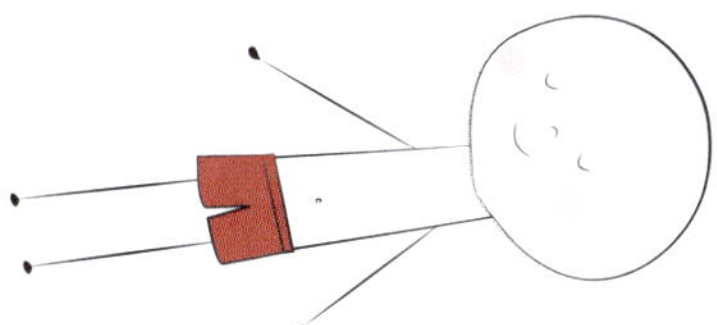

Shavasana

Starke Beine

Ich hasse Joggen. Natürlich kenne ich Menschen, die Laufen als bewegte Meditation empfinden und es für ihr Leben brauchen. Leute wie ich wenden sich eher der Yogapraxis zu, um ihre Oberschenkel zu trainieren. Wie gut, dass es unzählige Asanas gibt, die jeden Teil der Beine – von den Knöcheln (Balance-Haltungen!) über den Quadrizeps bis hin zu den hinteren Oberschenkelmuskeln (Stuhlhaltung!) – trainieren. Diese Sequenz hilft dabei, die Beine zu stärken und flexibler zu machen. Vergessen Sie also die Laufschuhe und gehen Sie auf die Matte!

1. *Shavasana* (Totenstellung)
2. *Setu Bandhasana* (Brücke)
3. *Apanasana* (Knie zum Brustkorb, liegend)
4. *Navasana* (Boot). Bringen Sie hier viel Kraft in die Beinmuskulatur, um die Bauchmuskeln zu unterstützen.
5. *Balasana* (Kindhaltung)
6. Bretthaltung
7. *Chaturanga Dandasana* (Liegestütze)
8. *Urdhva Mukha Shvanasana* (Aufschauender Hund)

Fortsetzung der Sequenz auf Seite 124

1

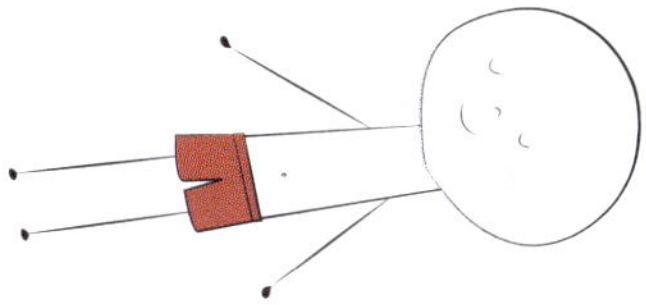

Shavasana

2

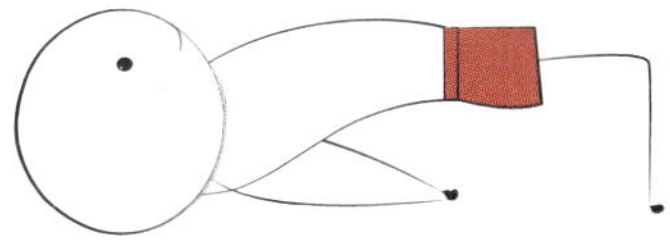

Setu Bandhasana

3

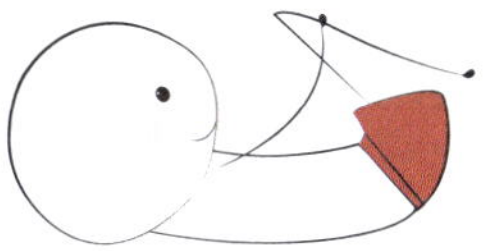

Apanasana

4

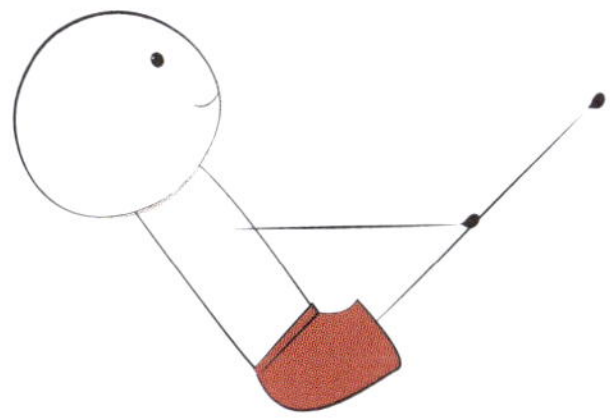

Navasana

5

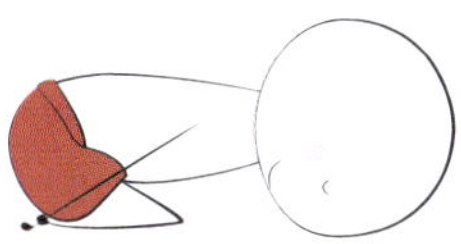

Balasana

6

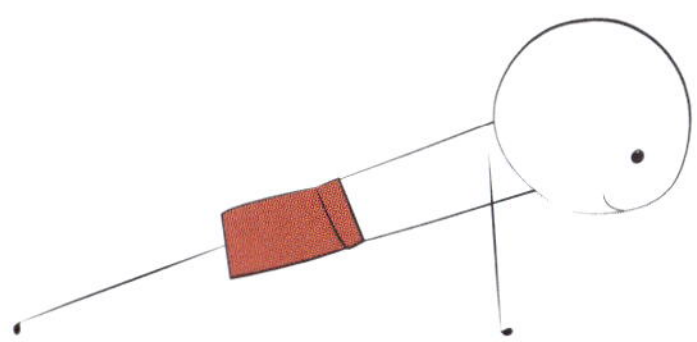

Bretthaltung

7

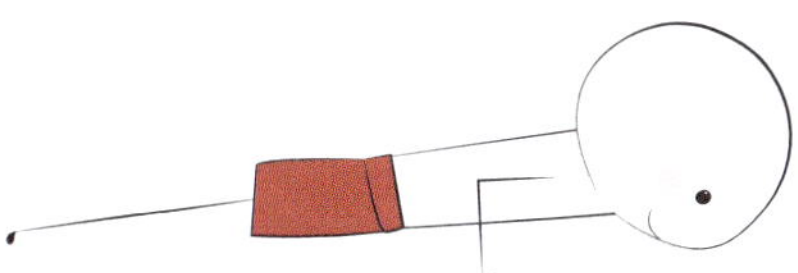

Chaturanga Dandasana

8

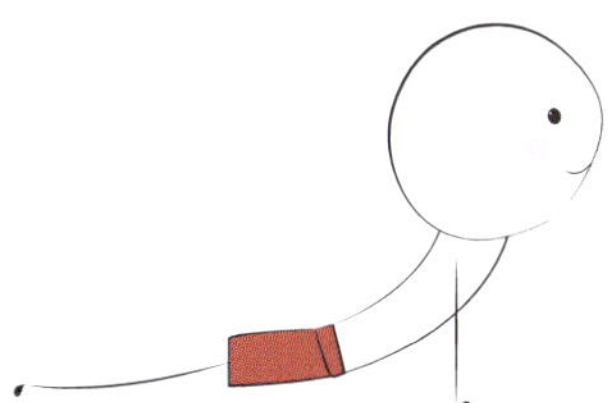

Urdhva Mukha Shvanasana

9. *Adho Mukha Shvanasana* (Herabschauender Hund)
10. Wiederholen Sie die Schritte 5 bis 9 insgesamt 5-mal.
11. *Tadasana* (Berghaltung)
12. *Vrksasana* (Baum). Wiederholen Sie die Übung auf der anderen Seite.
13. *Virabhadrasana III* (Krieger III). Wiederholen Sie die Übung auf der anderen Seite.
14. *Natarajasana* (Tänzer). Wiederholen Sie die Übung auf der anderen Seite.
15. *Virabhadrasana I* (Krieger I)
16. *Virabhadrasana II* (Krieger II)
17. *Trikonasana* (Dreieck)
18. Wiederholen Sie die Schritte 15 bis 17 auf der anderen Seite.

Fortsetzung der Sequenz auf Seite 126

9

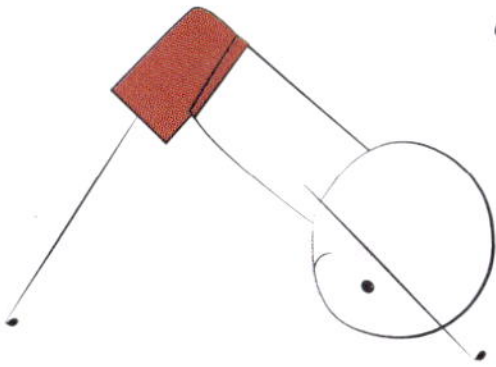

Adho Mukha Shvanasana

11

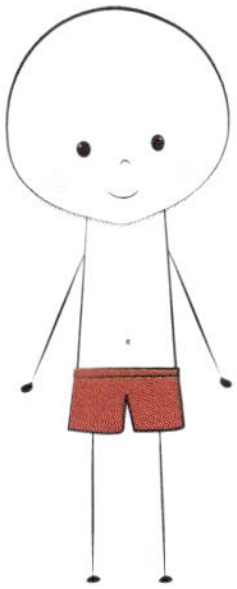

Tadasana

12

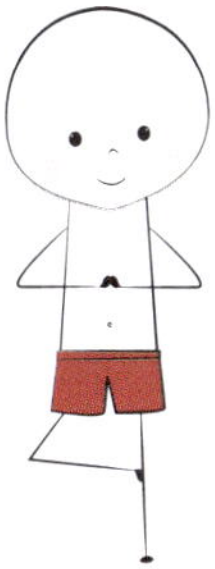

Vrksasana

13

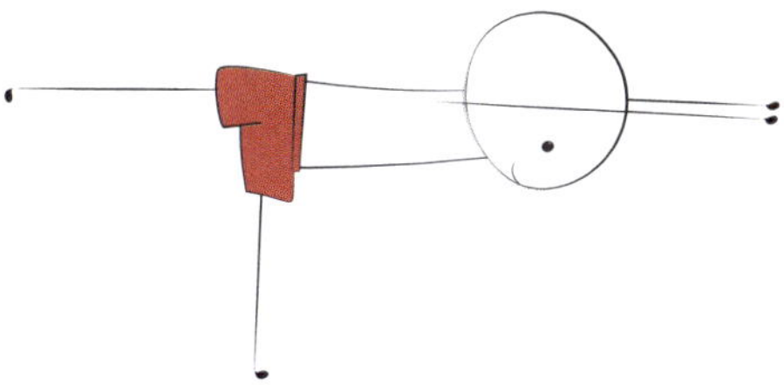

Virabhadrasana III

14

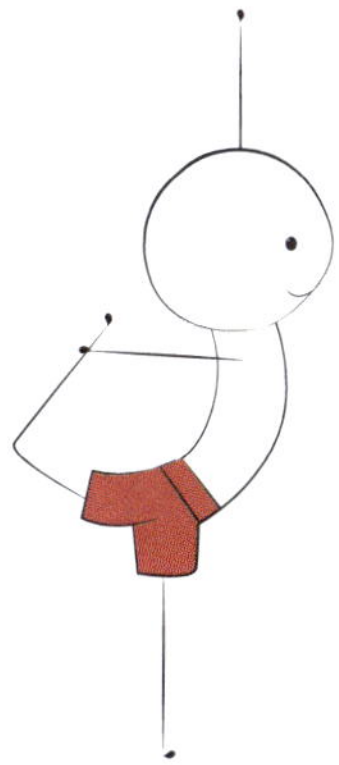

Natarajasana

15

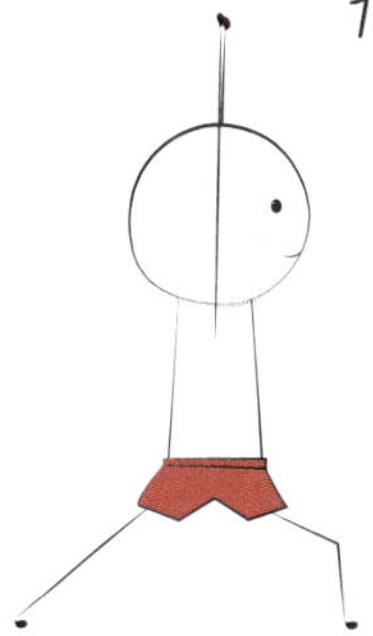

Virabhadrasana I

16

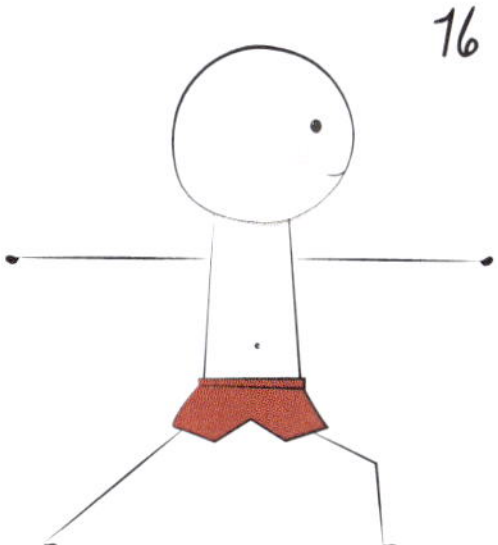

Virabhadrasana II

17

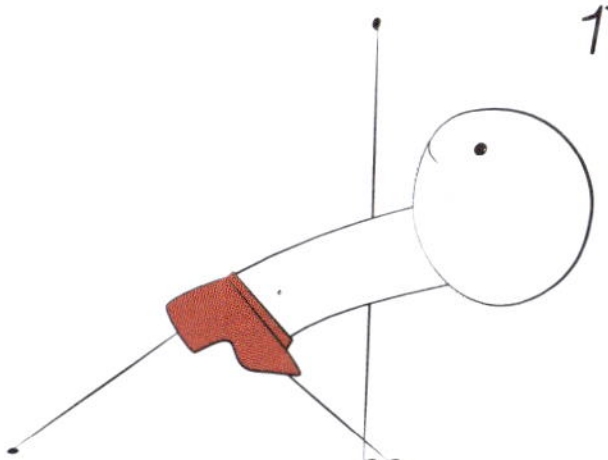

Trikonasana

19. *Utkatasana* (Stuhl). Bleiben Sie 1 bis 2 Minuten pulsierend in der Haltung und gehen Sie mit jeder Ausatmung etwas tiefer. Mit der Einatmung kommen Sie wieder etwas aus der Haltung.
20. *Uttanasana* (Stehende Vorwärtsbeuge)
21. *Paschimottanasana* (Sitzende Vorwärtsbeuge)
22. *Upavishta Konasana* (Vowärtsbeuge in der Grätsche)
23. *Supta Padangustasana* (Hand-zum-Fuß-Haltung, liegend)
24. *Supta Trivikramasana* (Vishnu-Haltung, liegend)
25. *Urdhva Mukha Paschimottanasana* (Nach oben blickende Vorwärtsbeuge)
26. Wiederholen Sie die Schritte 23 bis 25 auf der anderen Seite.
27. *Shavasana* (Totenstellung)

19

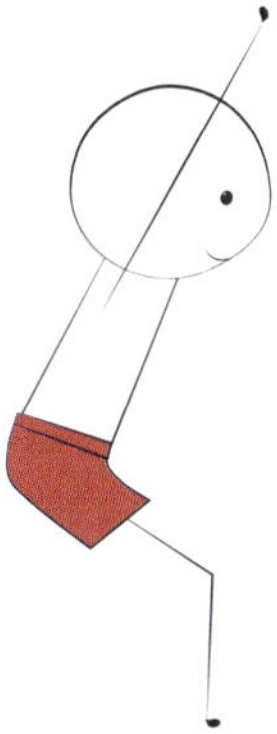

Utkatasana

20

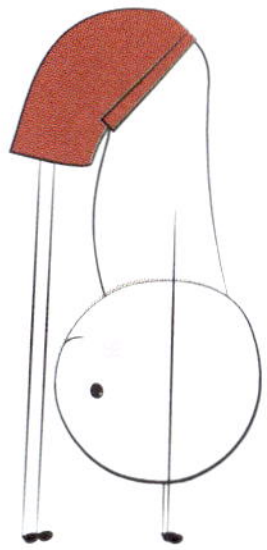

Uttanasana

21

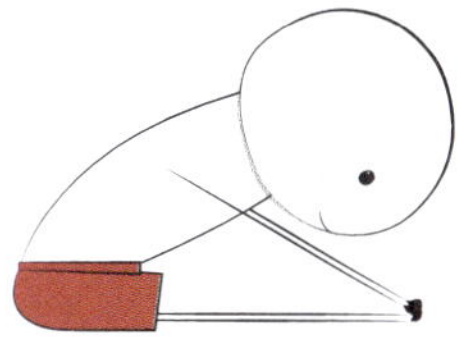

Paschimottanasana

22

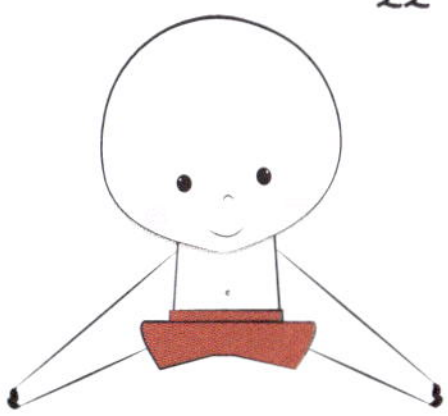

Upavishta Konasana

23

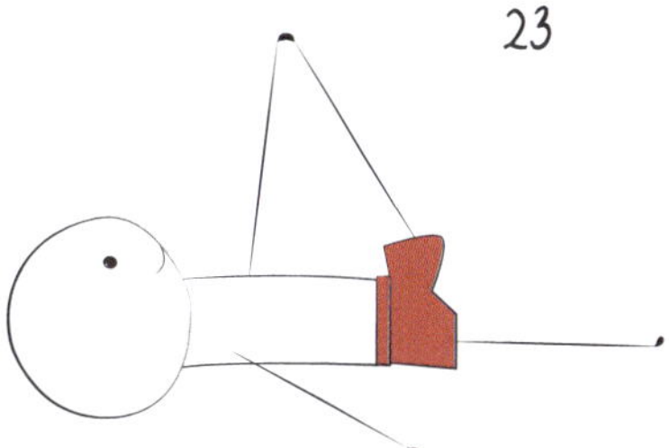

Supta Padangustasana

24

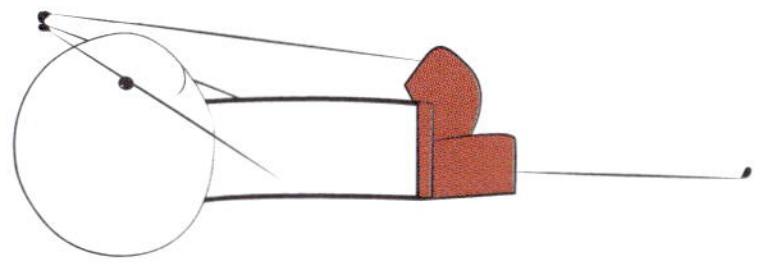

Supta Trivikramasana

25

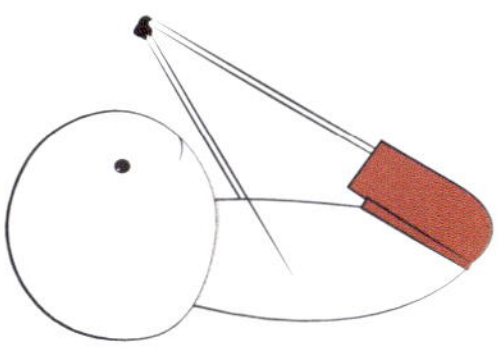

Urdhva Mukha
Paschimottanasana

27

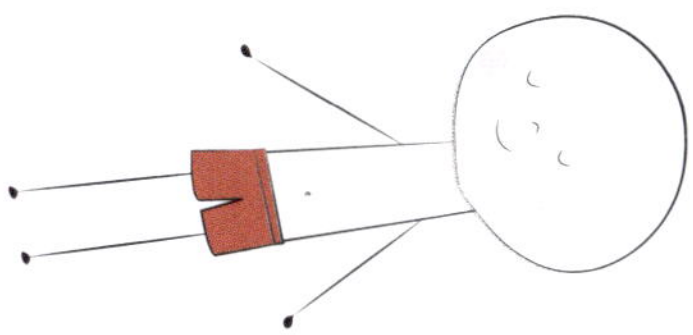

Shavasana

Superhelden-Arme

Von ihrer Anatomie her tendieren Männer zu stärkeren Oberkörpern. Für Frauen kann es frustrierend sein, sich monatelang an einer Haltung zu versuchen, um dann Männer zu erleben, die sie bei ihrem ersten Versuch durch Muskelkraft meistern. Natürlich ist hier der Weg das Ziel, aber auch Damen dürfen an der Kraft ihres Oberkörpers arbeiten und damit im gesamten Körper (und der Yogapraxis) Ausgleich zu schaffen.

Wenn Sie das Gefühl haben, dass Ihre Arme Sie bei einer Haltung im Stich lassen und die Asana damit ihre Integrität verliert, kommen Sie in die Kindhaltung. Mit übermüdeten Armmuskeln weiterzutrainieren kann Verletzungen hervorrufen, da andere Körperteile versuchen, die Schwäche zu kompensieren. Das erste Zeichen für Überanstrengung ist, dass der Atem hektisch und unregelmäßig wird. Wenn das der Fall ist, beenden Sie die Sequenz und machen Sie eine Pause, die Übung läuft ja nicht weg.

1. *Vajrasana* (Diamant)
2. Katze/Kuh im Vierfüßlerstand
3. Bretthaltung
4. *Chaturanga Dandasana* (Liegestütze)
5. Bretthaltung
6. *Chaturanga Dandasana*. Zählen Sie leise bis 10, während Sie sich langsam in die Bauchlage senken.
7. *Shalabhasana* (Heuschrecke)
8. *Chaturanga Dandasana*

Fortsetzung der Sequenz auf Seite 130

1

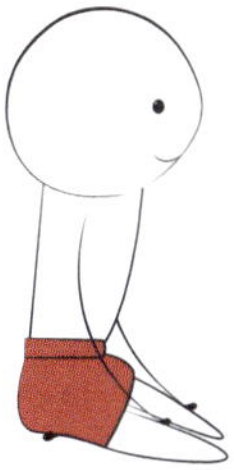

Vajrasana

2

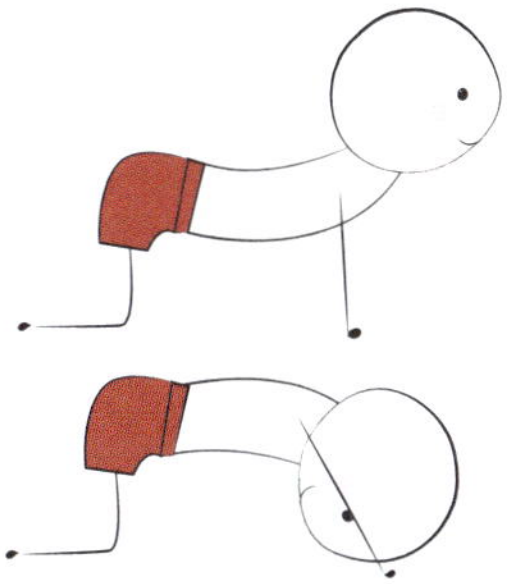

Katze/Kuh im Vierfüßlerstand

3

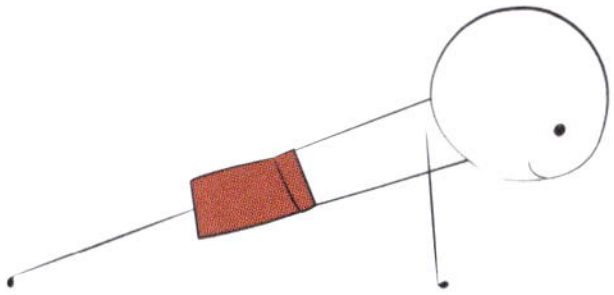

Bretthaltung

4

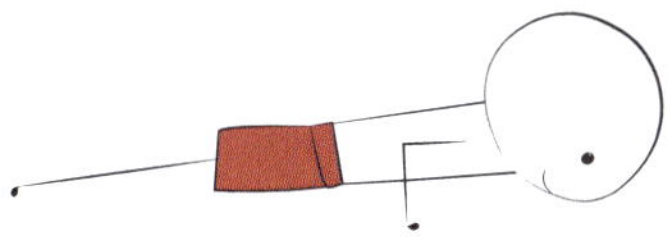

Chaturanga Dandasana

5

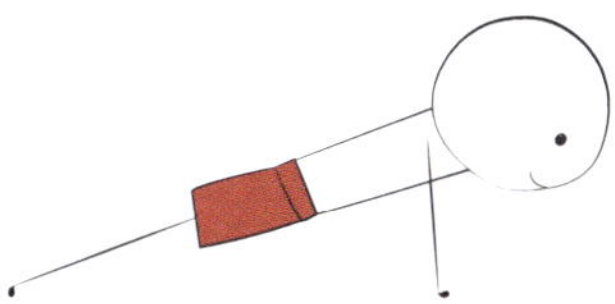

Bretthaltung

6

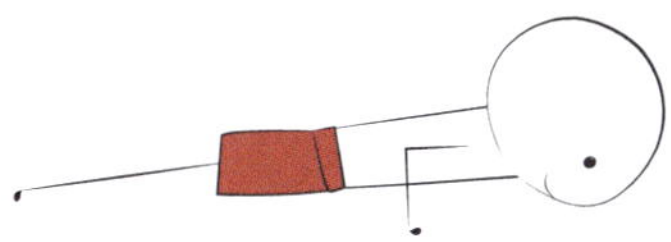

Chaturanga Dandasana

7

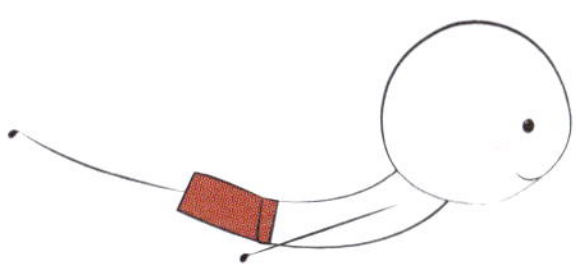

Shalabhasana

8

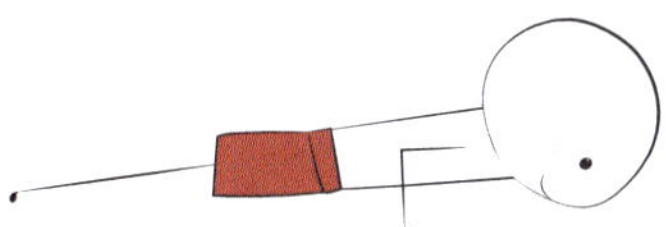

Chaturanga Dandasana

9. Bretthaltung
10. *Adho Mukha Shvanasana* (Herabschauender Hund)
11. *Garudasana* (Adler)
12. *Virabhadrasana I* (Krieger I)
13. *Virabhadrasana II* (Krieger II)
14. Wiederholen Sie die Schritte 10 bis 13 auf der anderen Seite.
15. *Adho Mukha Shvanasana*
16. *Urdhva Mukha Shvanasana* (Aufschauender Hund)
17. *Bhujangasana* (Kobra). Sinken Sie anschließend wieder in die Bauchlage, zählen Sie leise bis 10 und heben Sie sich dann langsam in die Bretthaltung.

Fortsetzung der Sequenz auf Seite 132

9

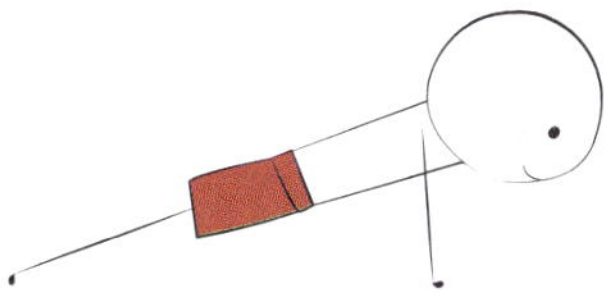

Bretthaltung

10

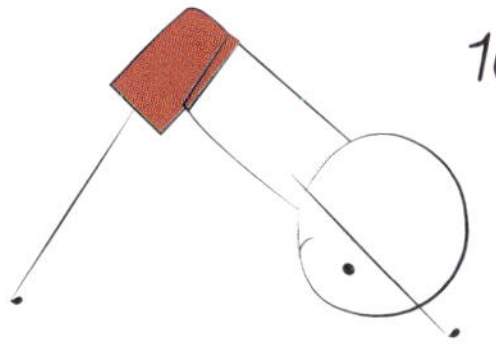

Adho Mukha Shvanasana

11

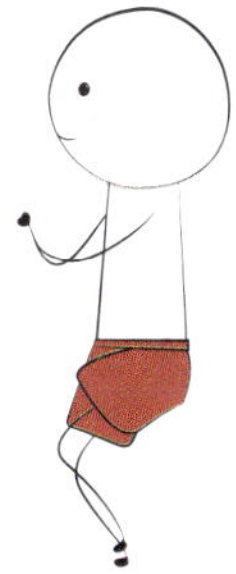

Garudasana

12

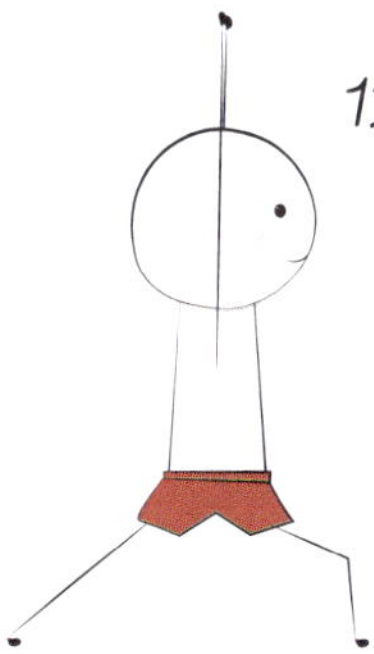

Virabhadrasana I

13

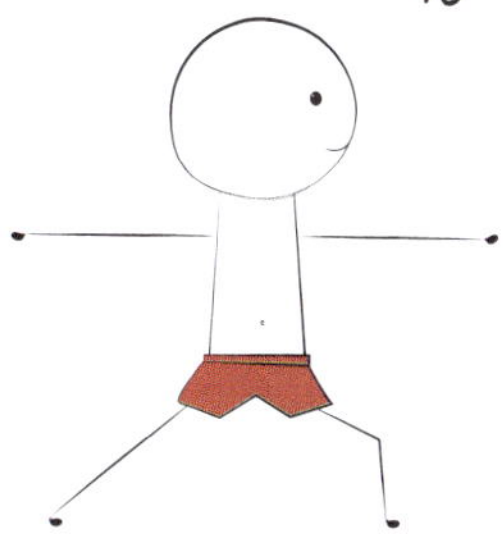

Virabhadrasana II

15

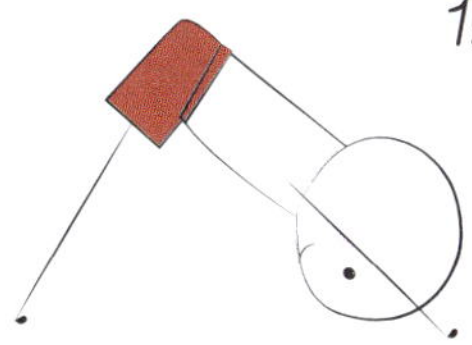

Adho Mukha Shvanasana

16

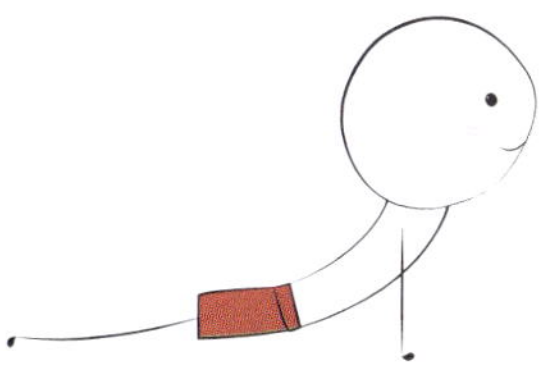

Urdhva Mukha Shvanasana

17

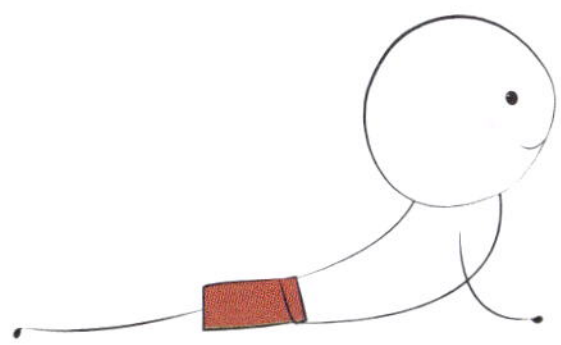

Bhujangasana

18. Bretthaltung
19. *Adho Mukha Shvanasana*
20. *Vasisthasana* (Seitliche Bretthaltung). Wiederholen Sie die Übung auf der anderen Seite.
21. *Adho Mukha Shvanasana*
22. *Balasana* (Kindhaltung)
23. *Dhanurasana* (Bogen)
24. *Balasana*
25. *Gomukhasana* (Kuhgesicht). Wiederholen Sie die Übung auf der anderen Seite.
26. *Shavasana* (Totenstellung)

18

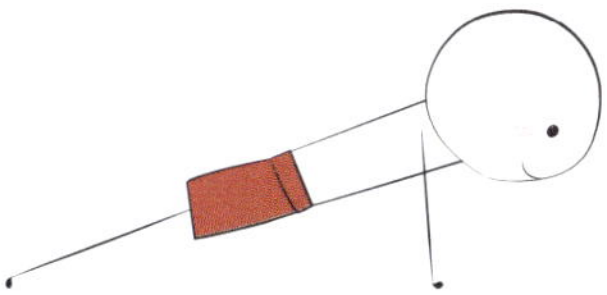

Bretthaltung

19

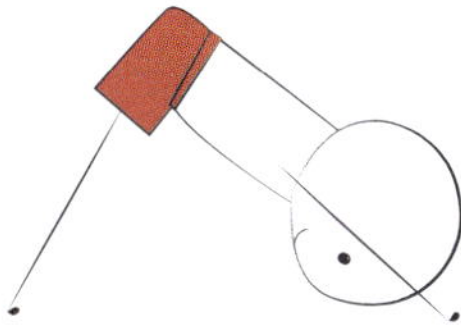

Adho Mukha Shvanasana

20

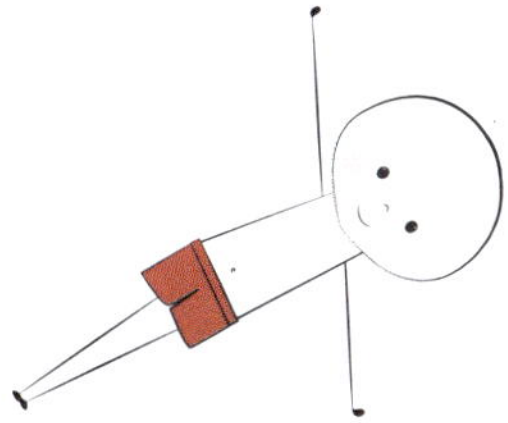

Vasisthasana

21

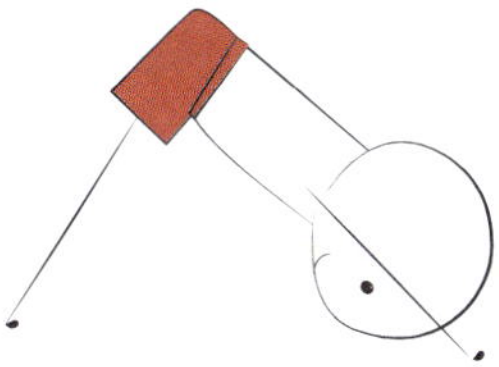

Adho Mukha Shvanasana

22

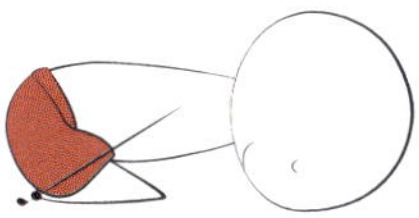

Balasana

23

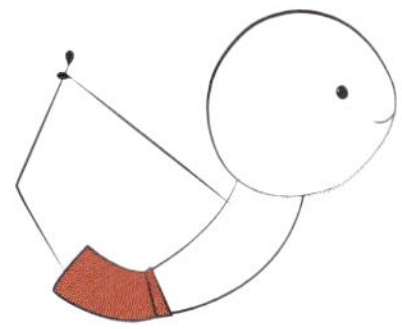

Dhanurasana

24

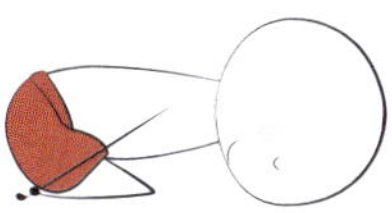

Balasana

25

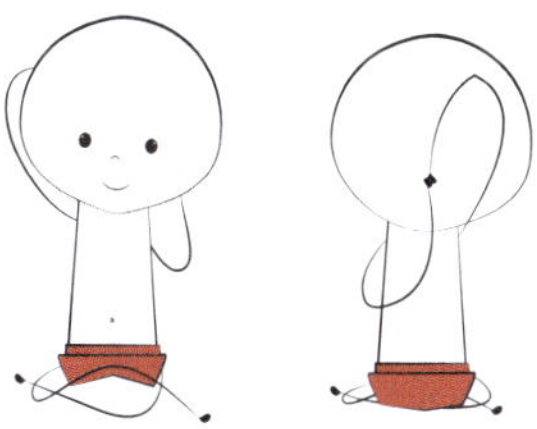

Gomukhasana

26

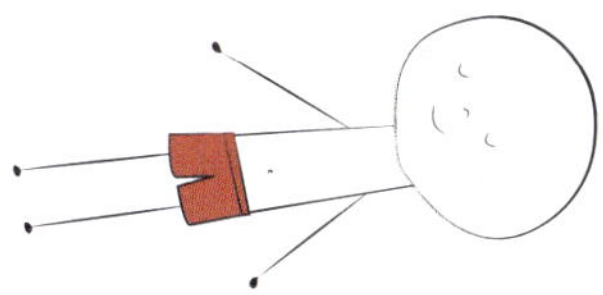

Shavasana

Der hintere Teil

Die Schwerkraft hat viele Vorteile: Unter anderem ermöglicht sie menschliches Leben auf der Erde. Daneben kann sie allerdings auch weniger positiven Einfluss auf unseren Körper haben. Sie drückt unsere Wirbelsäule zusammen und lässt unsere Haut sowie unser Gesäß nach unten hängen. Wie gut, dass Yoga die Schwerkraft austricksen kann – genau wie Sie, wenn Sie sich nur einmal die Woche Zeit für diese Sequenz nehmen.

1. *Tadasana* (Berghaltung)
2. *Utkatasana* (Stuhl)
3. *Alanasana* (Ausfallschritt)
4. *Parivrtta Alanasana* (Gedrehter Ausfallschritt)
5. *Virabhadrasana II* (Krieger II)
6. *Trikonasana* (Dreieck)
7. *Parsvottanasana* (Intensive seitliche Dehnung)
8. *Parivrtta Trikonasana* (Gedrehtes Dreieck)

Fortsetzung der Sequenz auf Seite 136

1

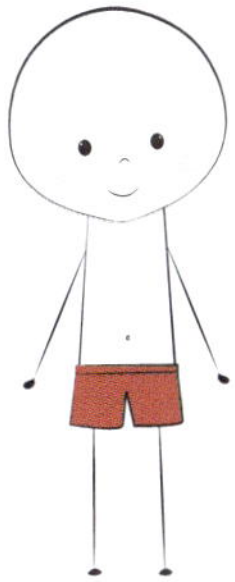

Tadasana

2

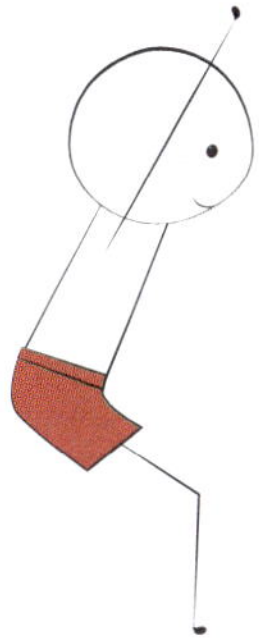

Utkatasana

3

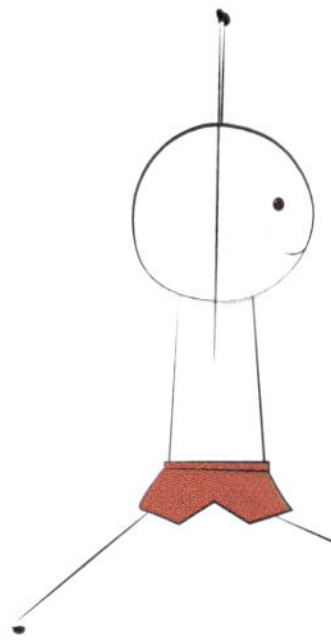

Alanasana

4

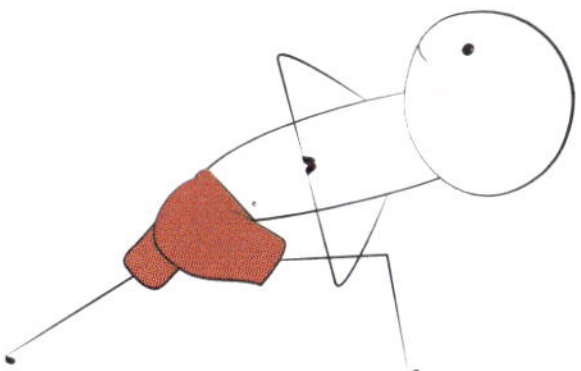

Parivrtta Alanasana

5

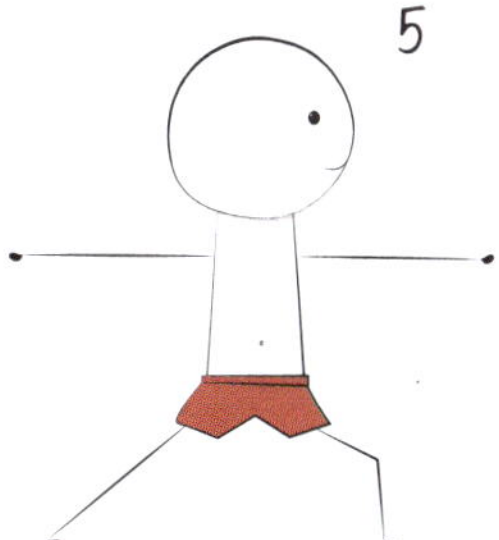

Virabhadrasana II

6

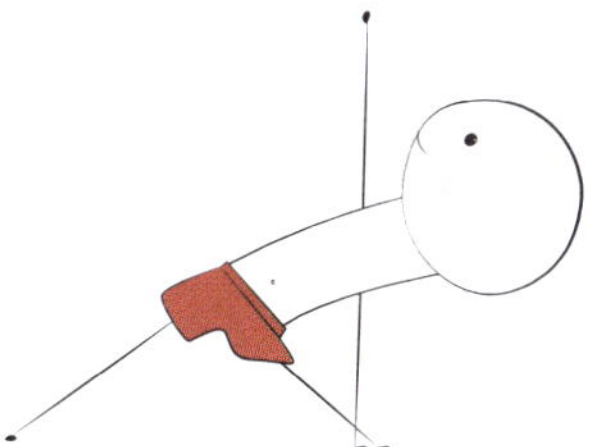

Trikonasana

7

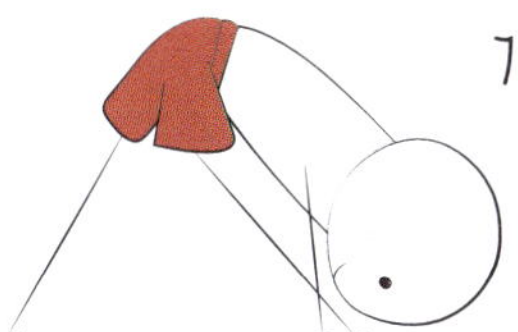

Parsvottanasana

8

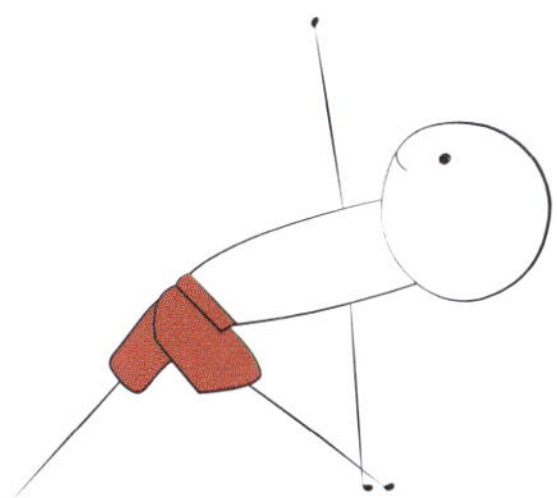

Parivrtta Trikonasana

9. *Tadasana*
10. Wiederholen Sie die Schritte 2 bis 9 auf der anderen Seite.
11. *Utkatasana*
12. *Parivrtta Utkatasana* (Gedrehte Stuhlhaltung)
13. *Tadasana*
14. *Virabhadrasana III* (Krieger III)
15. *Ardha Chandrasana* (Halbmond)
16. *Parivrtta Ardha Chandrasana* (Gedrehter Halbmond)
17. *Virabhadrasana III*

Fortsetzung der Sequenz auf Seite 138

9

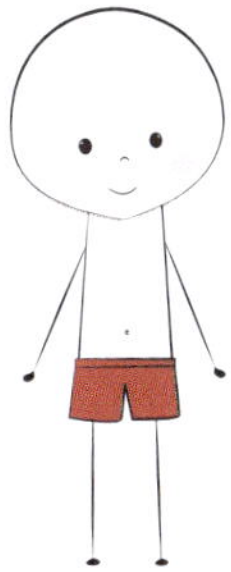

Tadasana

11

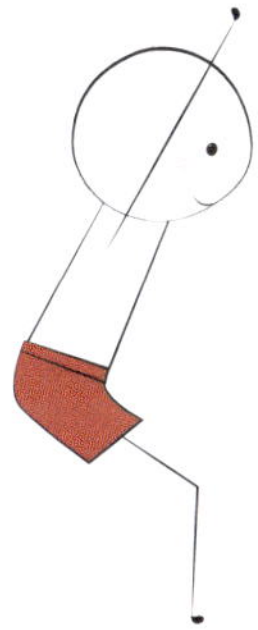

Utkatasana

12

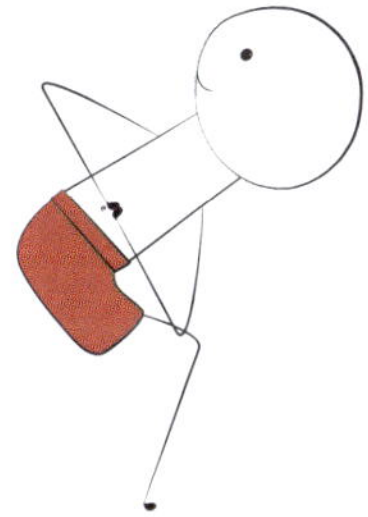

Parivrtta Utkatasana

13

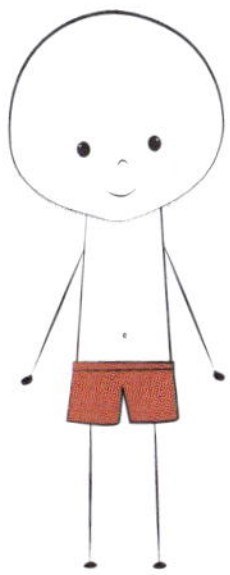

Tadasana

14

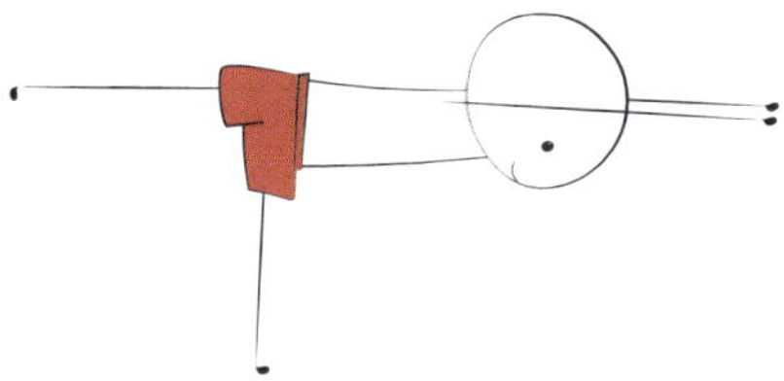

Virabhadrasana III

15

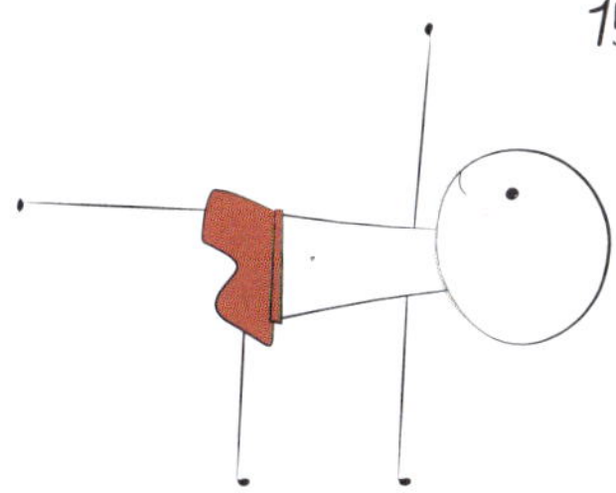

Ardha Chandrasana

16

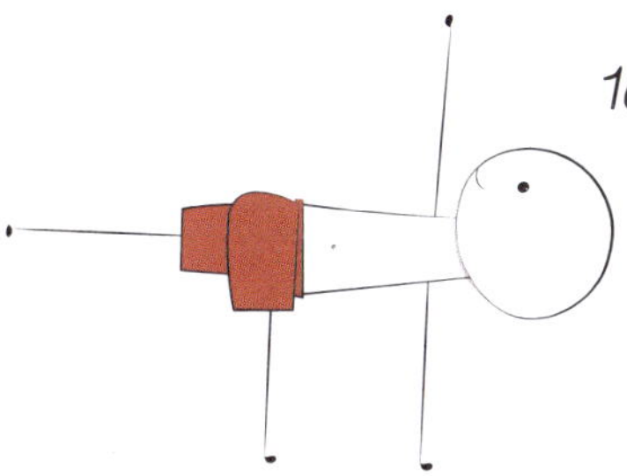

Parivrtta Ardha Chandrasana

17

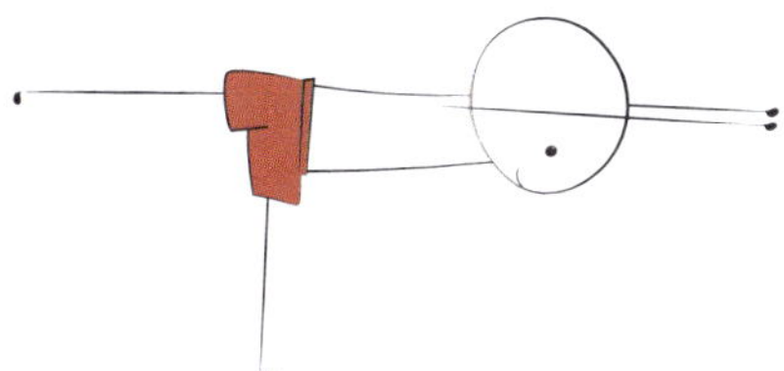

Virabhadrasana III

18. *Alanasana* (Ausfallschritt mit Händen zum Himmel)
19. Bretthaltung auf den Unterarmen, 1 bis 2 Minuten gehalten
20. *Balasana* (Kindhaltung)
21. *Adho Mukha Shvanasana* (Herabschauender Hund)
22. Wiederholen Sie die Schritte 11 bis 20 auf der anderen Seite.
23. *Ardha Matsyendrasana* (Drehsitz)
24. *Halasana* (Pflug)
25. *Paschimottanasana* (Sitzende Vorwärtsbeuge)
26. *Shavasana* (Totenstellung)

18

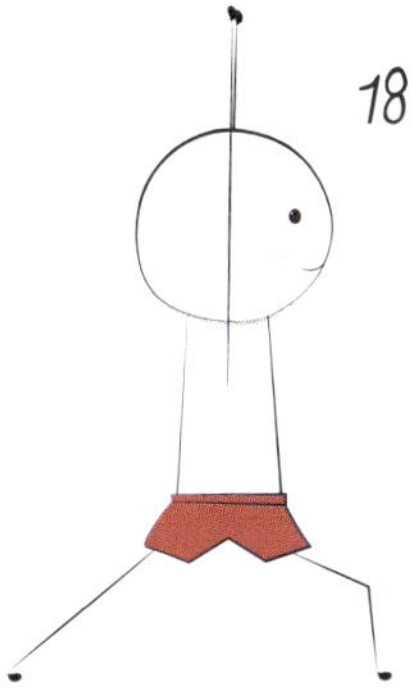

Alanasana

19

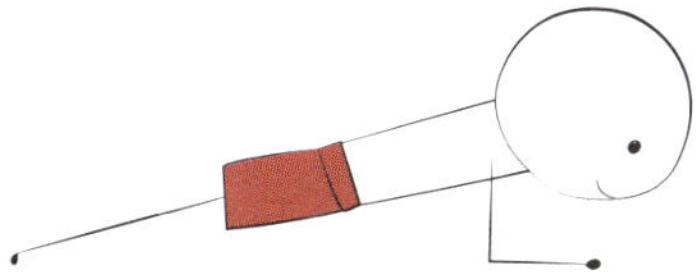

Bretthaltung
auf den Unterarmen

20

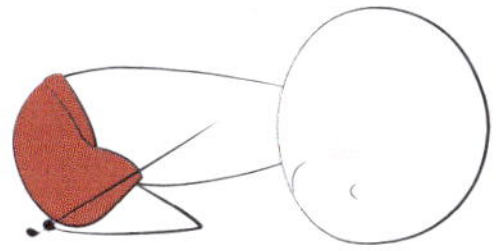

Balasana

21

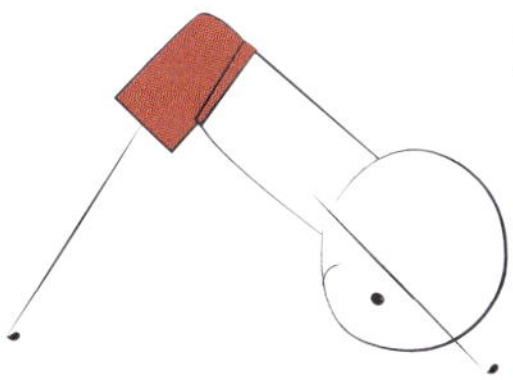

Adho Mukha Shvanasana

23

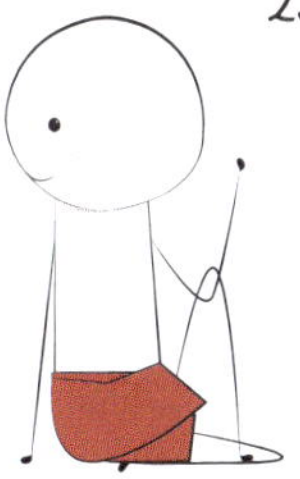

Ardha Matsyendrasana

24

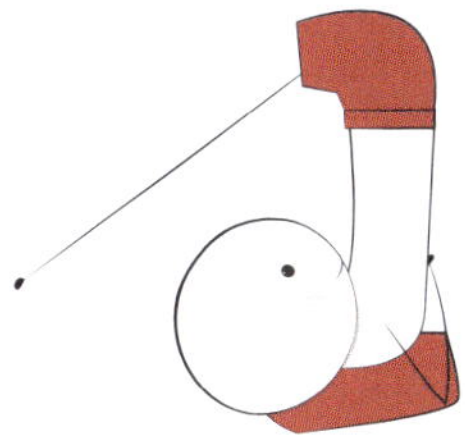

Halasana

25

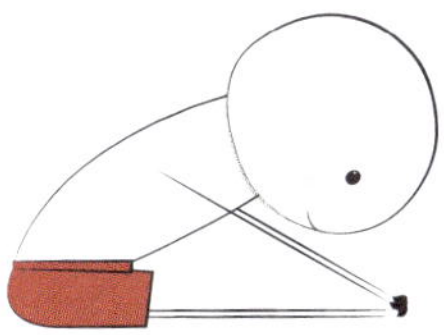

Paschimottanasana

26

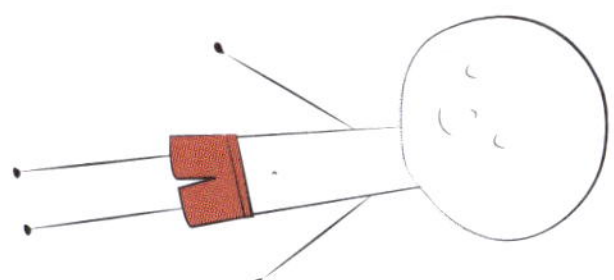

Shavasana

Outdoor-Freunde, aufgepasst!

Yoga als Ausgleich

Yoga für Gärtner

Ich war zwar eine Zeit lang im Vorstand meines lokalen Gemeinschaftsgartens, aber dennoch muss ich gestehen, dass das Bücken, Zusammenrechen und Hacken meinen Körper manchmal auslaugt und ihn regelrecht aus dem Gleichgewicht bringt. An manchen Tagen wäre es mir daher gerade recht, mein Gemüse einfach auf dem Bauernmarkt zu kaufen. Für alle Yogis, die jedoch nicht aufhören wollen, im Dreck zu spielen, kommt daher eine erholsame und stärkende Übungsfolge, die dabei hilft, den Rücken wieder geradezubiegen und die beiden Körperseiten auszugleichen.

1. *Tadasana* (Berg)
2. *Garudasana* (Adler). Wiederholen Sie die Übung auf der anderen Seite.
3. *Anjaneyasana* (Ausfallschritt mit Knie am Boden). Wiederholen Sie die Übung mit dem anderen Bein nach vorne.
4. *Balasana* (Kindhaltung). Halten Sie die Übung 3 bis 5 Minuten lang, eventuell mit einem Kissen unter dem Rumpf.
5. *Setu Bandhasana* (Brücke)
6. *Supta Baddha Konasana* (Liegender Winkel). Halten Sie die Übung 3 bis 5 Minuten lang.
7. *Supta Matsyendrasana* (Krokodil). Halten Sie die Übung 3 bis 5 Minuten lang auf jeder Seite.
8. *Viparita Karani* (Umkehrhaltung mit Beinen an der Wand)
9. *Shavasana* (Totenstellung)

1

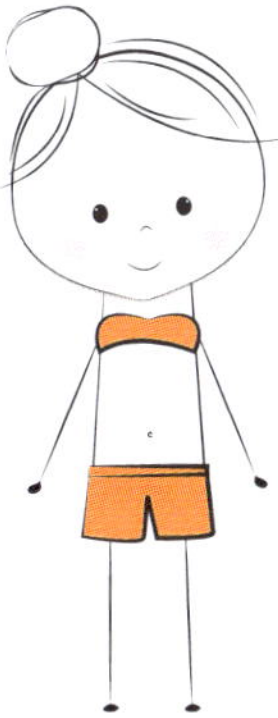

Tadasana

2

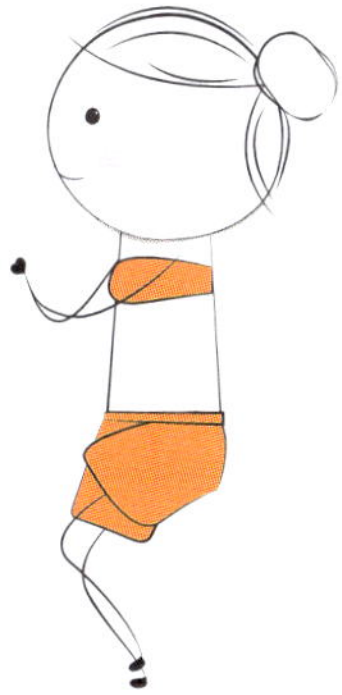

Garundasana

3

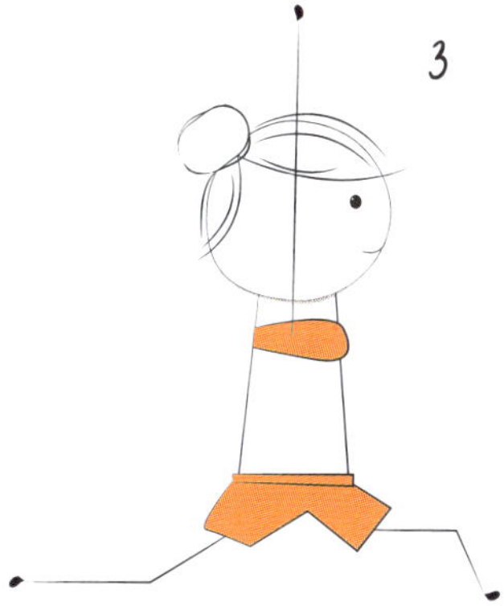

Anjaneyasana

4

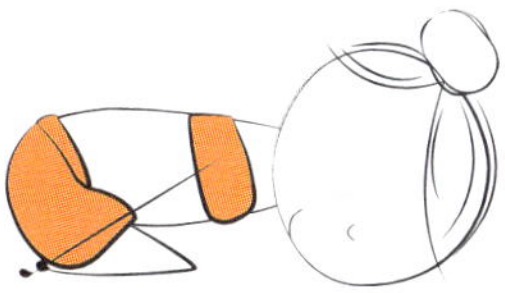

Balasana

5

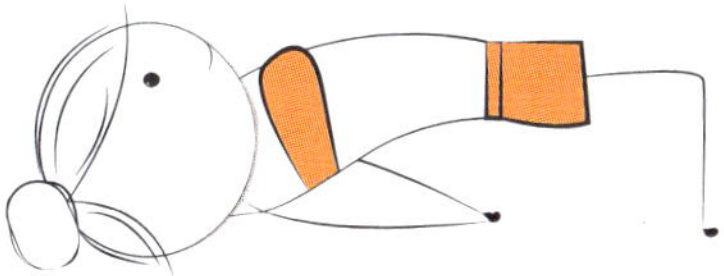

Setu Bandhasana

6

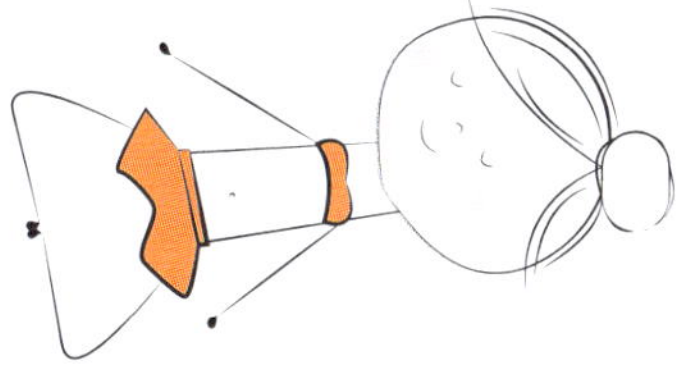

Supta Baddha Konasana

7

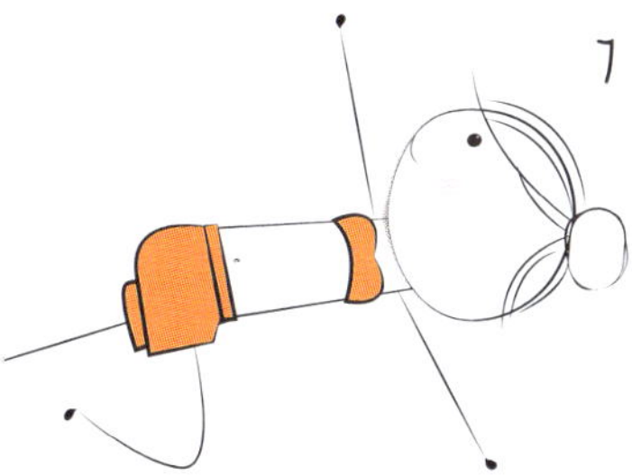

Supta Matsyendrasana

8

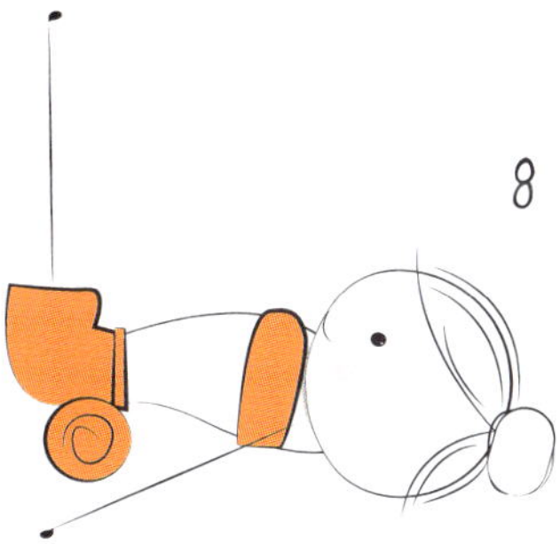

Viparita Karani

9

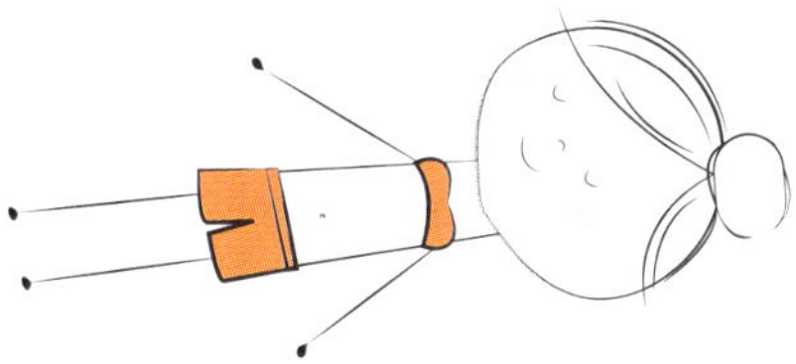

Shavasana

Yoga für Fahrradfahrer

Während ich auf der Suche nach dem besten Wohnort durch die USA reiste, fuhr ich die Strecke von Ithaca, New York, nach Ann Arbor, Michigan, mit dem Fahrrad. Ein paar Wochen später radelte ich auf verschlungenen Wegen quer durch den Staat Iowa. Nach so viel Zeit im Fahrradsattel kenne ich mich gut mit entspannenden Dehnungen aus. Je nach Dauer Ihrer Fahrradtour können Sie die Positionen länger halten oder intensiver ausführen.

1. *Sukhasana* (Einfache Haltung)
2. *Janu Sirsasana* (Kopf zum Knie-Haltung)
3. *Parivrtta Janu Sirsasana* (Gedrehte Kopf zum Knie-Haltung)
4. *Upavishta Konasana* (Grätsche)
5. Wiederholen Sie die Schritte 2 bis 4 auf der anderen Seite.
6. *Baddha Konasana* (Gebundener Winkel)
7. *Adho Mukha Shvanasana* (Herabschauender Hund). Nehmen Sie hier die Beine weiter auseinander als gewohnt.
8. *Prasarita Padottanasana* (Vorwärtsbeuge in der Grätsche)
9. *Parsvottanasana* (Intensive seitliche Dehnung)

Fortsetzung der Sequenz auf Seite 146

1

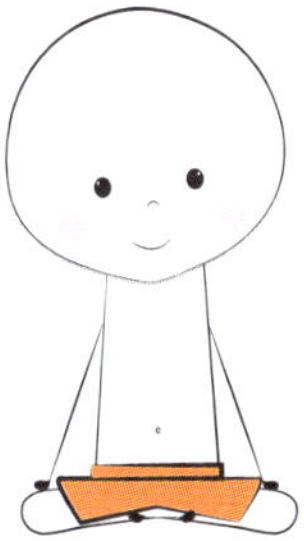

Sukhasana

2

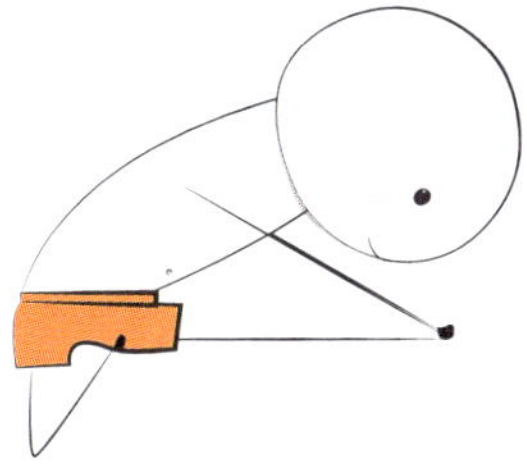

Janu Sirsasana

3

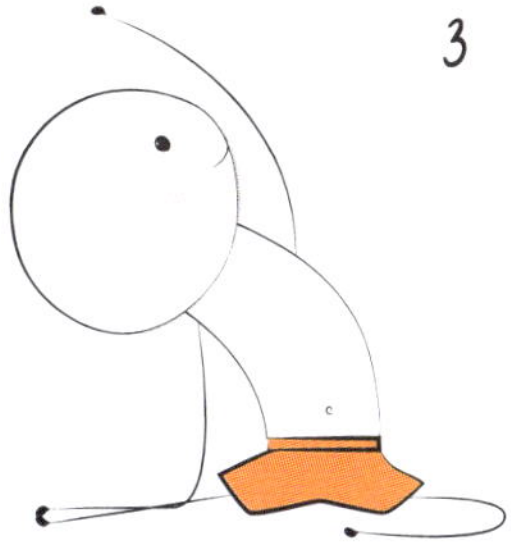

Parivrtta Janu Sirsasana

4

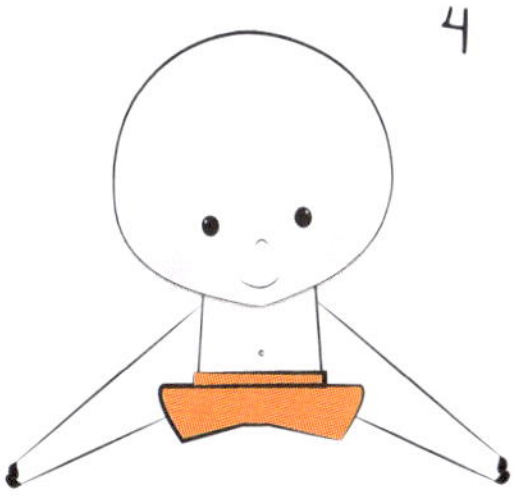

Upavishta Konasana

6

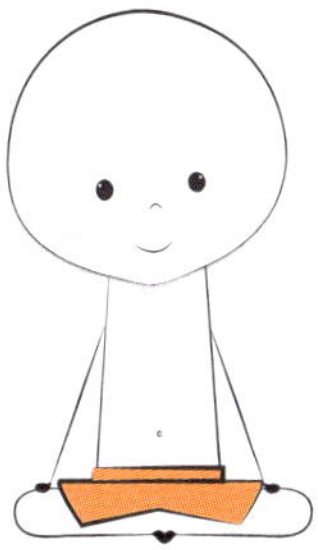

Baddha Konasana

7

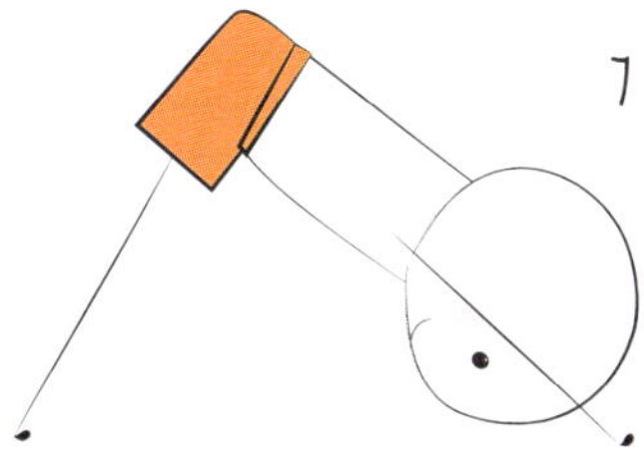

Adho Mukha Shvanasana

8

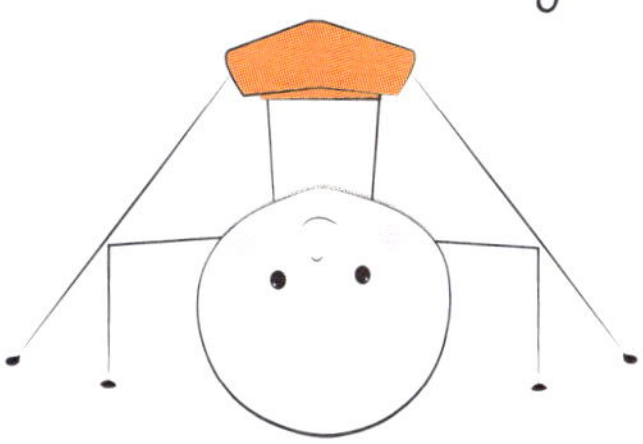

Prasarita Padottanasana

9

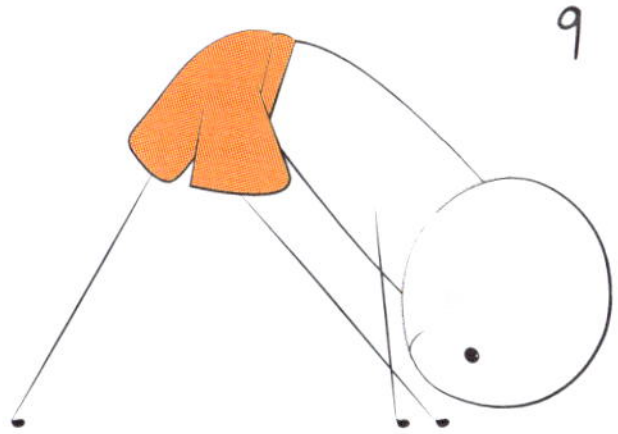

Parsvottanasana

10. *Virabhadrasana I* (Krieger I)
11. *Virabhadrasana II* (Krieger II)
12. *Trikonasana*
13. Wiederholen Sie die Schritte 7 bis 12 auf der anderen Seite.
14. *Adho Mukha Shvanasana* (Herabschauender Hund)
15. *Ardha Hanumanasana* (Halber Spagat)
16. Wiederholen Sie die Schritte 14 und 15 mit dem anderen Bein nach vorne.
17. *Tarasana* (Stern)
18. *Supta Matsyendrasana* (Drehung im Liegen). Wiederholen Sie die Übung auf der anderen Seite.
19. *Shavasana* (Totenstellung)

10

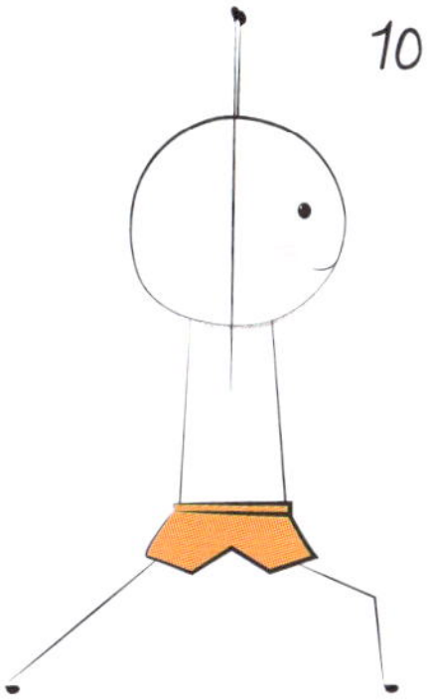

Virabhadrasana I

11

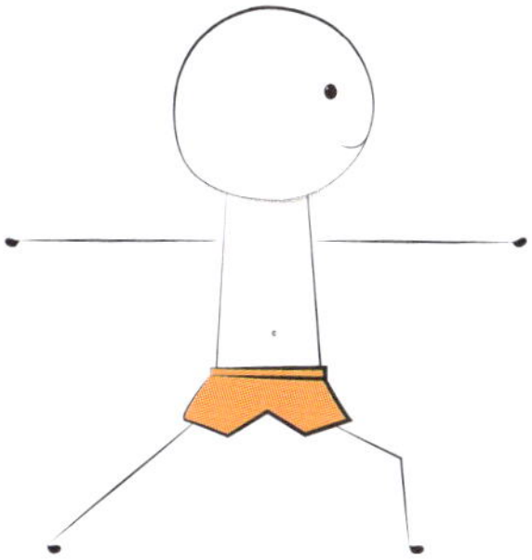

Virabhadrasana II

12

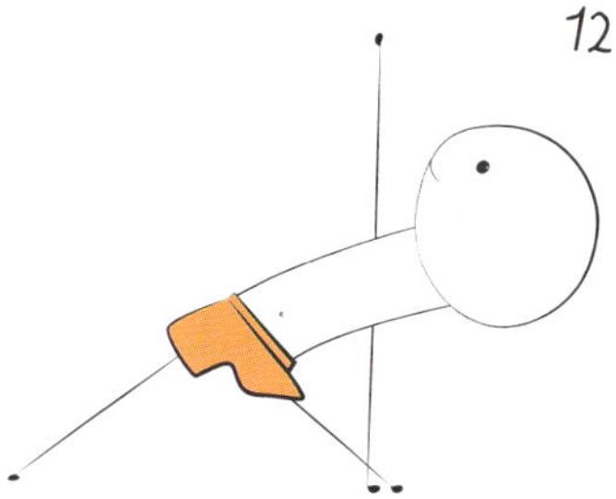

Trikonasana

14

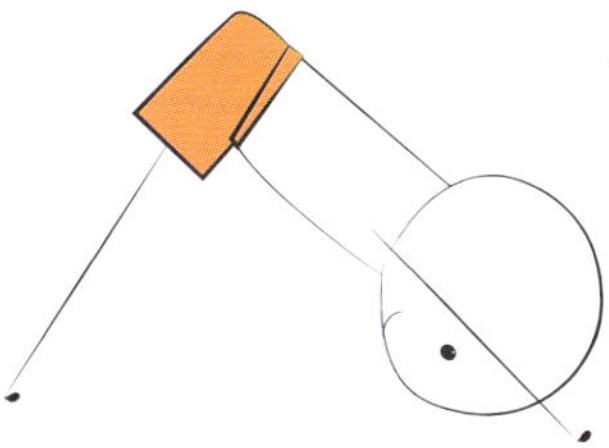

Adho Mukha Shvanasana

15

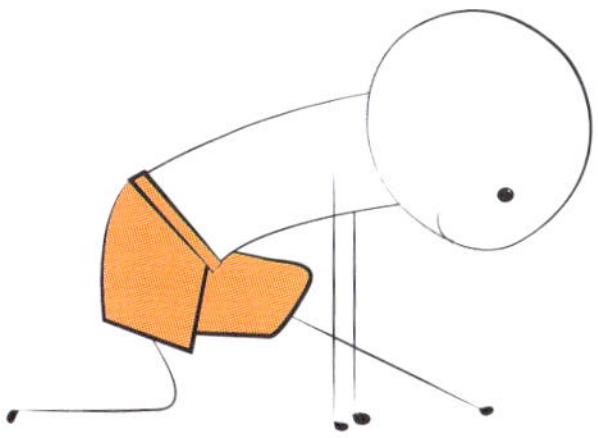

Ardha Hanumanasana

17

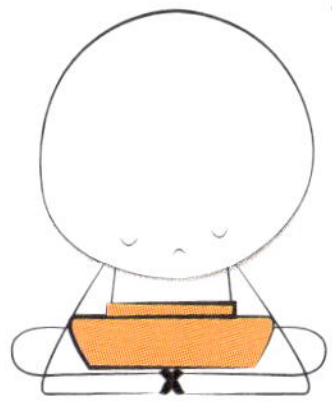

Tarasana

18

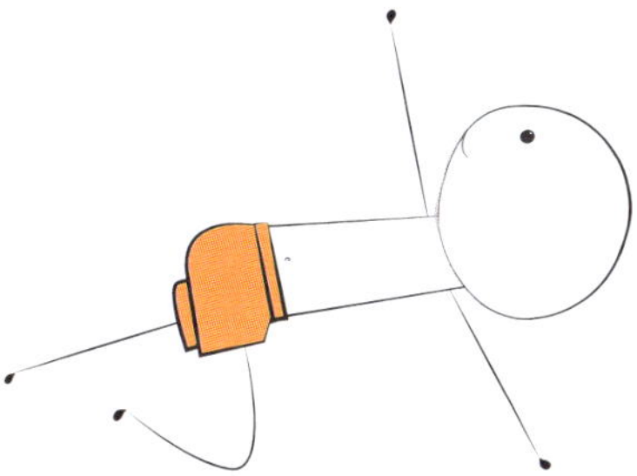

Supta Matsyendrasana

19

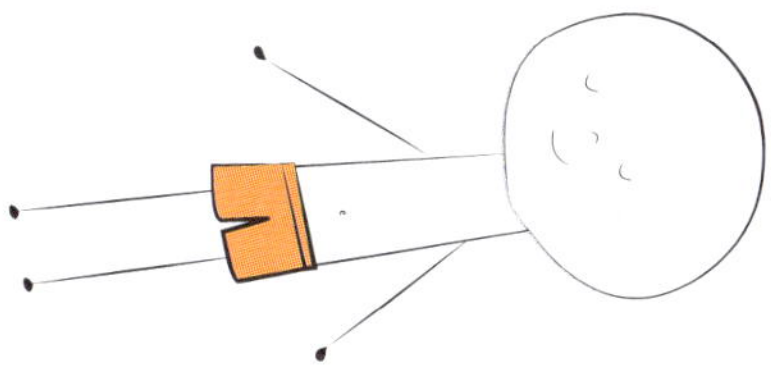

Shavasana

Yoga nach dem Wandern

Wenn mir das Wort »Urlaub« in den Sinn kommt, verbinde ich es mit einem Liegestuhl am Strand, langen Romanen und gutem, gesundem Essen. Dennoch finde ich mich in jedem Urlaub auf langen Wanderungen wieder und denke: »Sind DAS meine Ferien?«

Ja, genau das sind meine Ferien. Ich liebe Wandern, und die Strandsessions fühlen sich nach einer Trekkingwoche so viel verdienter an. Manchmal leiden aber besonders meine Schienbeine darunter. Um für den Rest des Urlaubs nicht zu hinken, übe ich eine spezielle Yogasequenz. Auch Sie wird diese Übungsfolge nach dem Wandern oder längeren Spaziergängen unbeschwert auf den Beinen halten!

1. Sphinx
2. *Bhujangasana* (Kobra)
3. *Supta Kapotasana* (Taube). Wiederholen Sie die Übung auf der anderen Seite.
4. *Supta Padangustasana* (Hand zum Fuß-Haltung, liegend)
5. *Supta Trivikramasana* (Vishnu-Haltung, liegend)
6. *Urdhva Mukha Paschimottanasana* (Vorwärtsbeuge mit dem Blick nach oben)
7. Wiederholen Sie die Schritte 4 bis 6 mit dem anderen Bein.
8. *Apanasana* (Knie zum Brustkorb, liegend)
9. *Ardha Matsyendrasana* (Drehsitz). Wiederholen Sie die Übung auf der anderen Seite.
10. *Tadasana* (Berghaltung)

Fortsetzung der Sequenz auf Seite 150

1

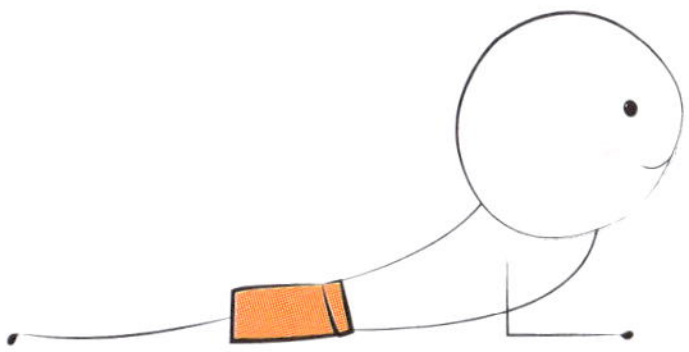

Sphinx

2

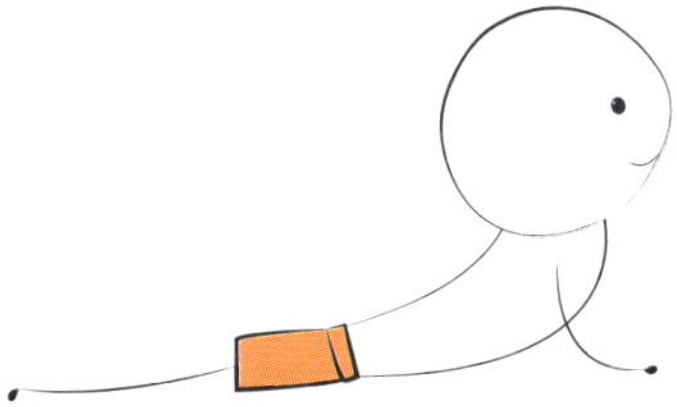

Bhujangasana

3

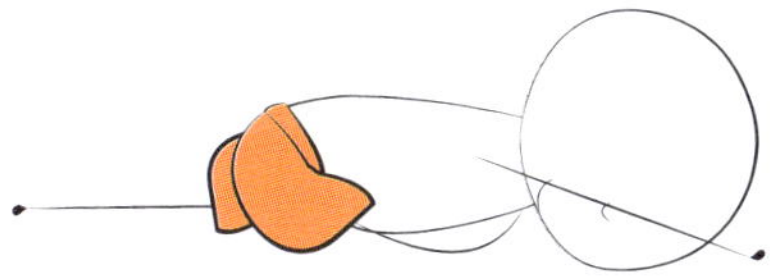

Supta Kapotasana

4

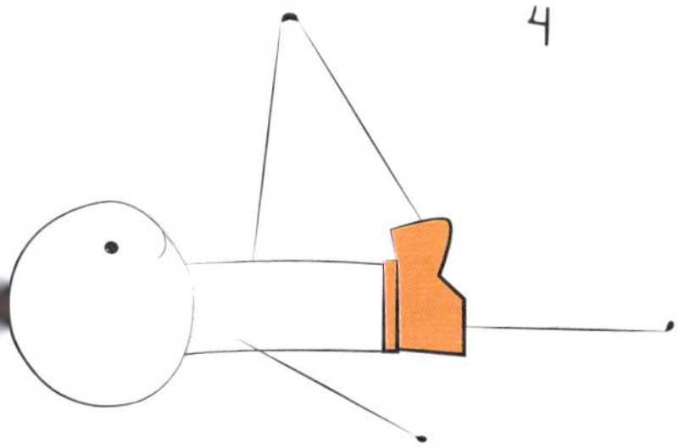

Supta Padangustasana

5

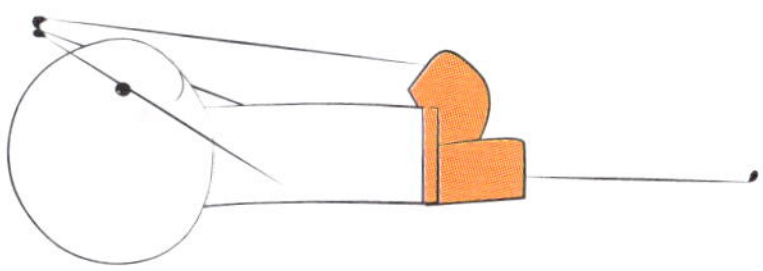

Supta Trivikramasana

6

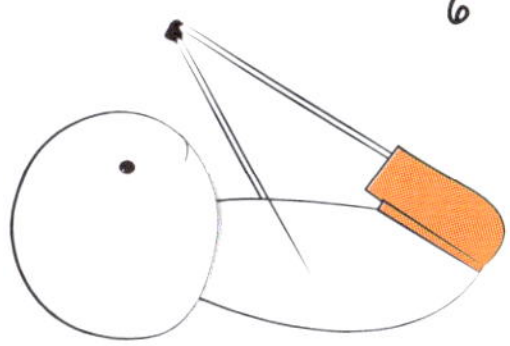

Urdhva Mukha
Paschimottanasana

8

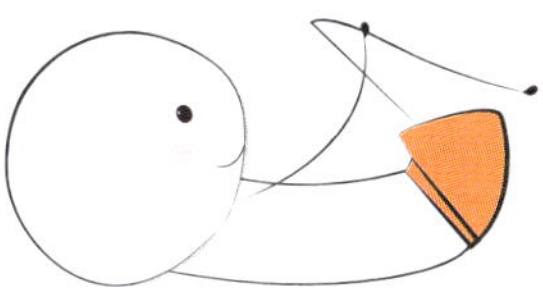

Apanasana

9

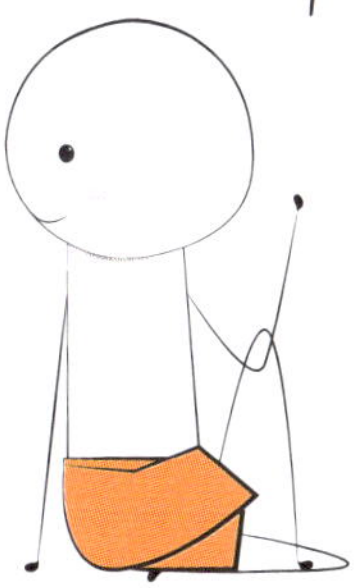

Ardha Matsyendrasana

10

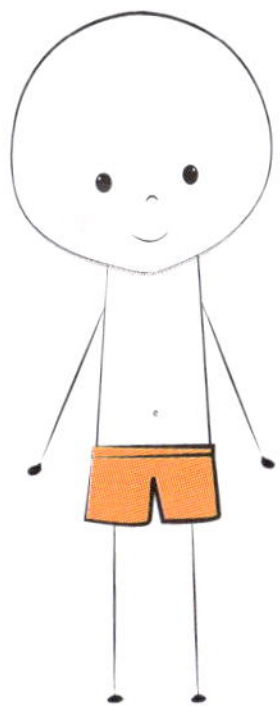

Tadasana

11. *Uttanasana* (Stehende Vorwärtsbeuge). Bleiben Sie 2 bis 3 Minuten in der Haltung.
12. *Urdhva Hastasana* (Berg mit nach oben gestreckten Armen)
13. *Parsvottanasana* (Intensive seitliche Dehnung)
14. *Natarajasana* (Tänzer). Wiederholen Sie die Übung auf der anderen Seite.
15. *Prasarita Padottanasana* (Vorwärtsbeuge in der Grätsche). Verschränken Sie für eine Dehnung von Rücken und Schultern die Finger hinter Ihrem Rücken.
16. *Urdhva Hastasana*
17. *Malasana* (Girlande)
18. *Janu Sirsasana* (Kopf-zum-Knie-Haltung). Wiederholen Sie die Übung auf der anderen Seite.
19. *Supta Virasana* (Heldensitz, liegend)
20. *Shavasana* (Totenstellung)

11

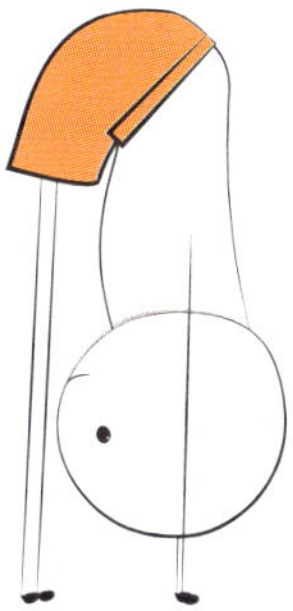

Uttanasana

12

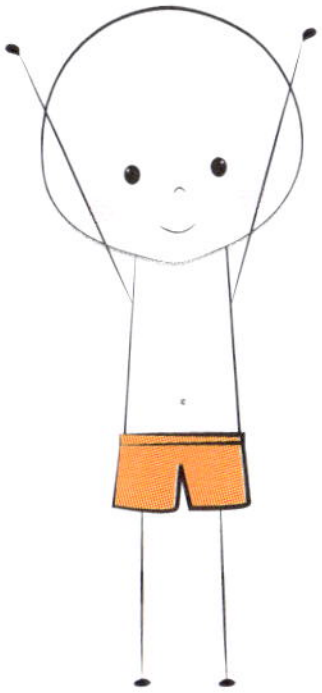

Urdhva Hastasana

13

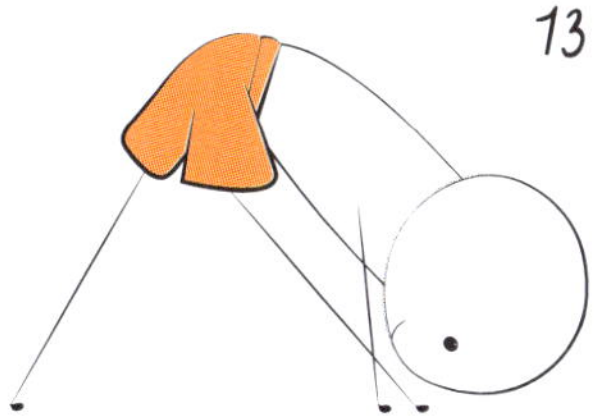

Parsvottanasana

14

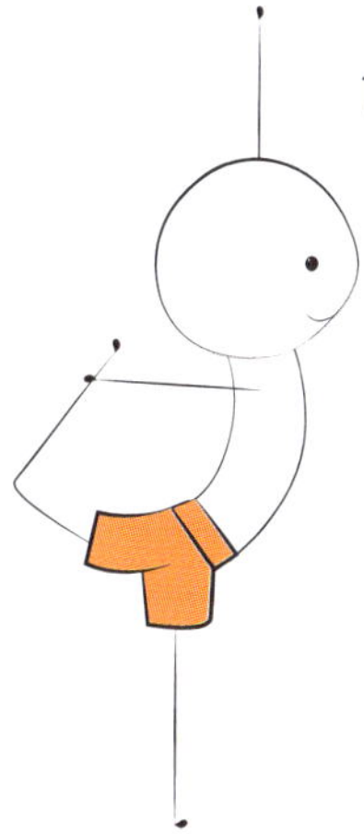

Natarajasana

15

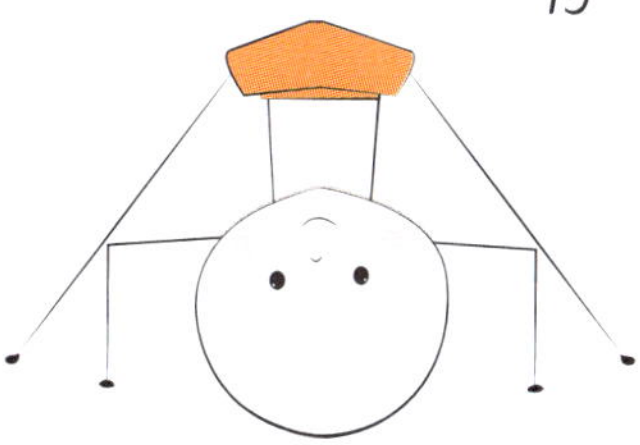

Prasarita Padottanasana

16

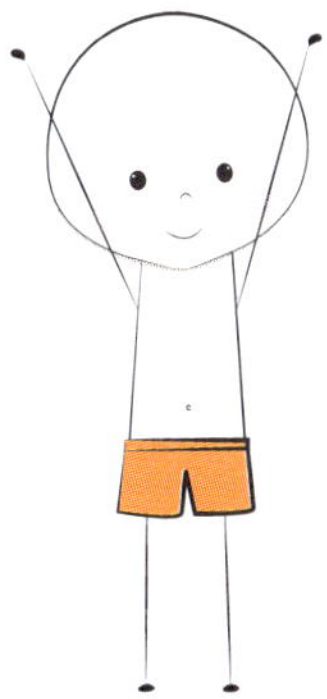

Urdhva Hastasana

17

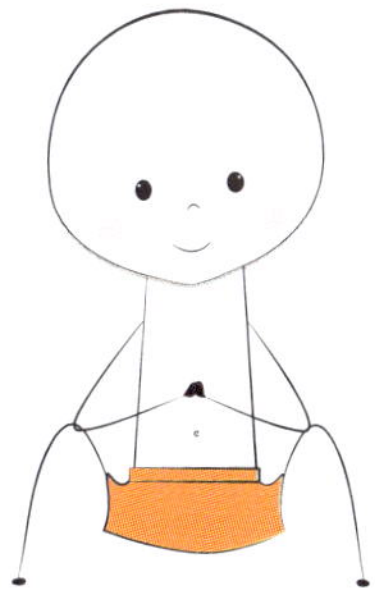

Malasana

18

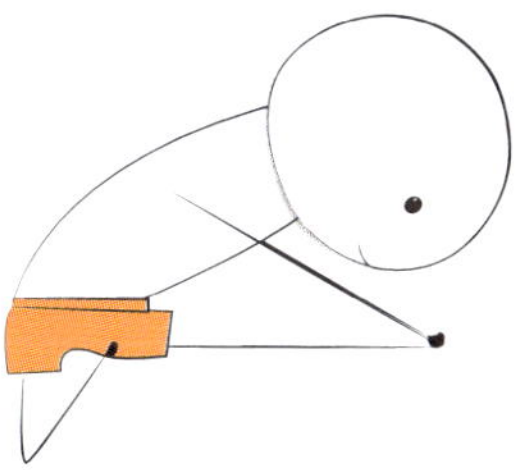

Janu Sirsasana

19

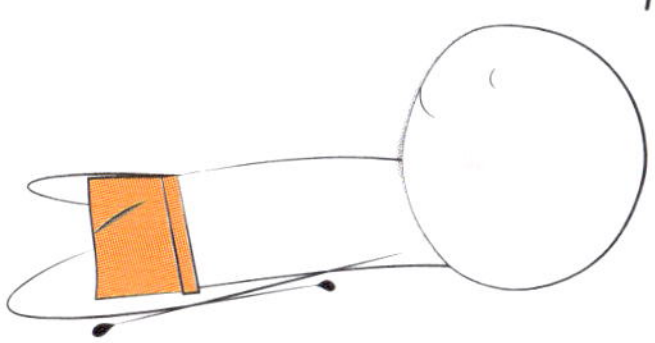

Supta Virasana

20

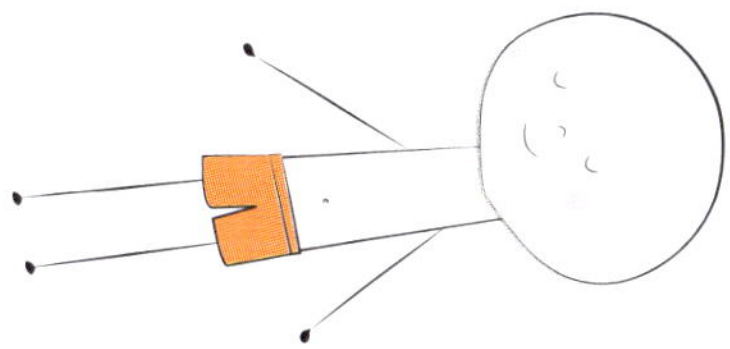

Shavasana

Yoga für Läufer

Erinnern Sie sich an meine Leidenschaft für das Wandern? Und wie ich einige US-Staaten mit dem Fahrrad durchquert habe? Außerdem wirkt es so, als ob ich jeden Moment des Tages Yoga übe? Wenn ich ehrlich bin, betreibe ich all diese Aktivitäten nur, um nicht laufen gehen zu müssen. Ich hasse Joggen. Von ganzem Herzen. Allerdings weiß ich auch, wie sehr andere Menschen es lieben (sie müssen wahnsinnig sein). Der wichtigste Unterschied zwischen »Yoga nach dem Wandern« und »Yoga für Läufer« besteht in der besonderen Aufmerksamkeit, die wir in dieser Übungsfolge auf die schmerzenden Knie richten. Vor allem wenn Sie auf Asphalt laufen, ist diese Sequenz wertvoll für Sie.

1. *Shavasana* (Totenstellung)
2. *Supta Padangustasana* (Hand-zum-Fuß-Haltung, liegend)
3. *Supta Trivikramasana* (Vishnu-Haltung, liegend)
4. *Urdhva Mukha Paschimottanasana* (Vorwärtsbeuge mit dem Blick nach oben)
5. Wiederholen Sie die Schritte 2 bis 4 auf der anderen Seite.
6. *Supta Pavana Muktasana* (Knie-zum-Kopf-Haltung, liegend)
7. *Setu Bandhasana* (Brücke)
8. *Vajrasana* (Diamant)
9. *Gomukhasana* (Kuhgesicht). Wiederholen Sie die Übung auf der anderen Seite.
10. *Supta Virasana* (Heldensitz, liegend)

Fortsetzung der Sequenz auf Seite 154

1

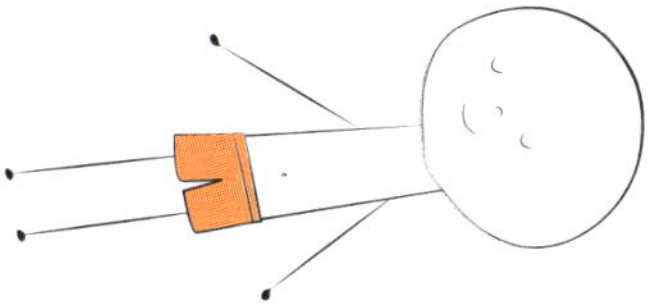

Shavasana

2

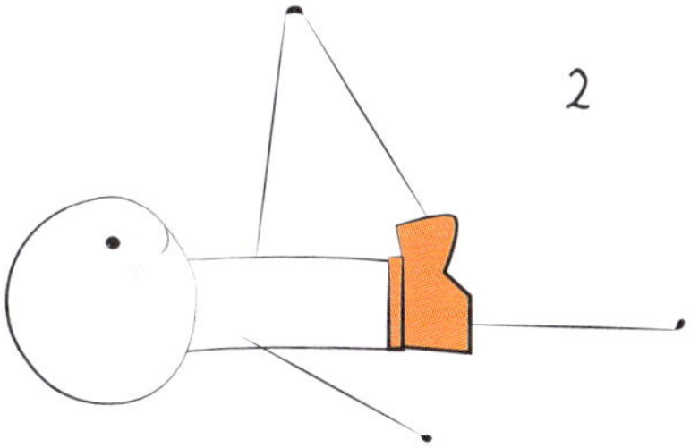

Supta Padangustasana

3

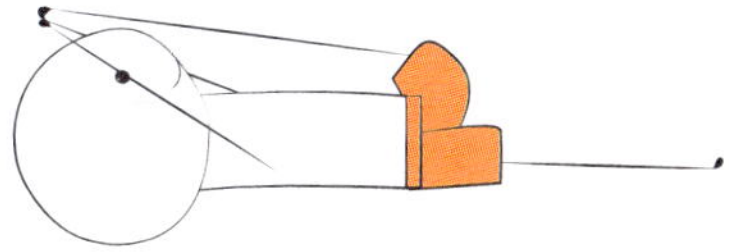

Supta Trivikramasana

4

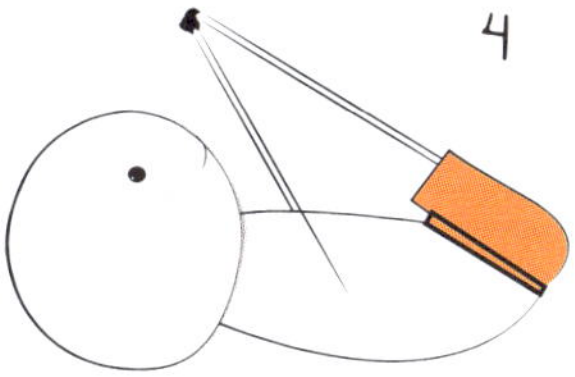

Urdhva Mukha
Paschimottanasana

6

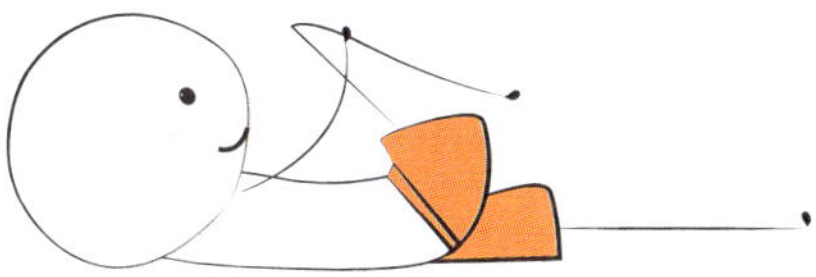

Supta Pavana Muktasana

7

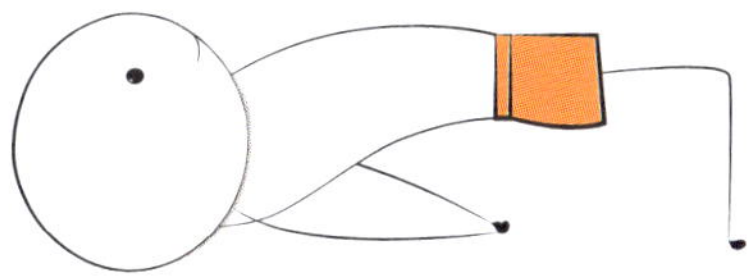

Setu Bandhasana

8

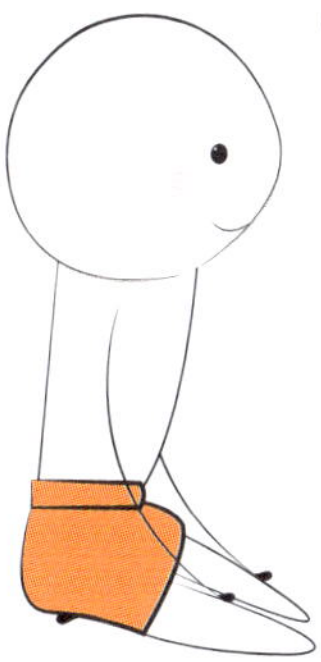

Vajrasana

9

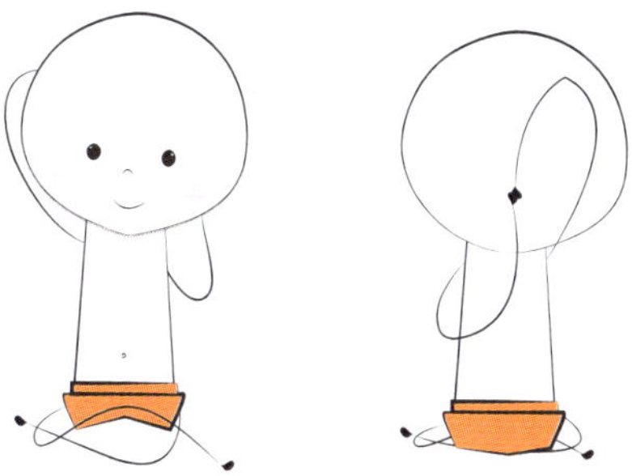

Gomukhasana

10

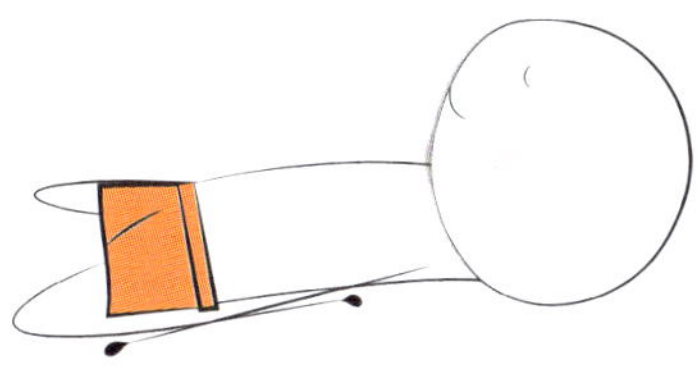

Supta Virasana

11. *Ardha Matsyendrasana* (Drehsitz). Wiederholen Sie die Übung auf der anderen Seite.
12. *Supta Kapotasana* (Taube). Wiederholen Sie die Übung auf der anderen Seite.
13. *Adho Mukha Shvanasana* (Herabschauender Hund)
14. *Parsvottanasana* (Intensive Flankendehnung)
15. Wiederholen Sie die Schritte 13 und 14 auf der anderen Seite.
16. *Adho Mukha Shvanasana*
17. *Anjaneyasana* (Ausfallschritt mit Knie am Boden)
18. *Ardha Hanumanasana* (Halber Spagat)
19. Katze/Kuh im Vierfüßlerstand
20. Wiederholen Sie die Schritte 16 bis 19 auf der anderen Seite.
21. *Shavasana* (Totenstellung)

11

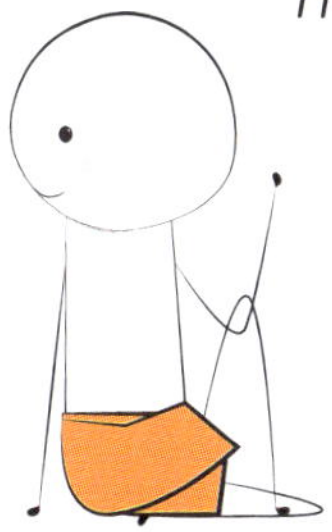

Ardha Matsyendrasana

12

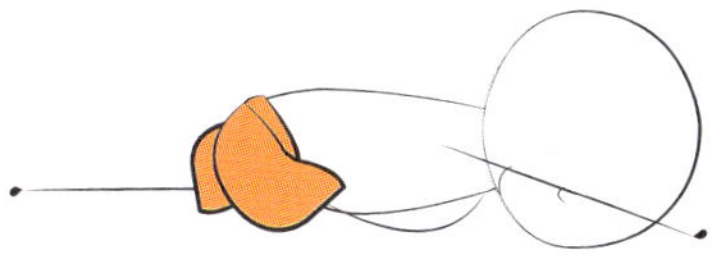

Supta Kapotasana

13

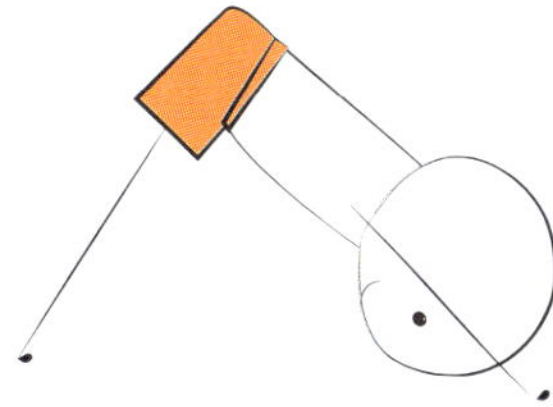

Adho Mukha Shvanasana

14

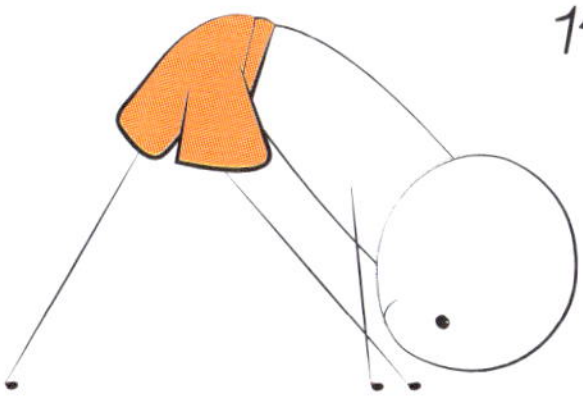

Parsvottanasana

16

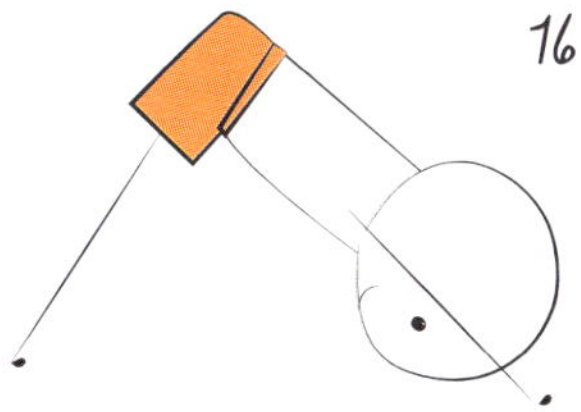

Adho Mukha Shvanasana

17

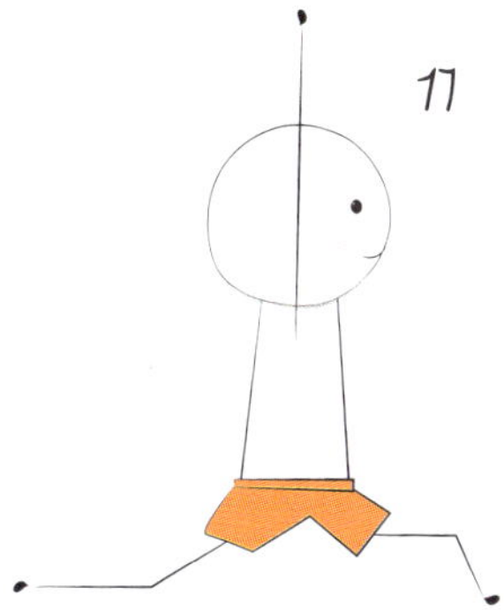

Anjaneyasana

18

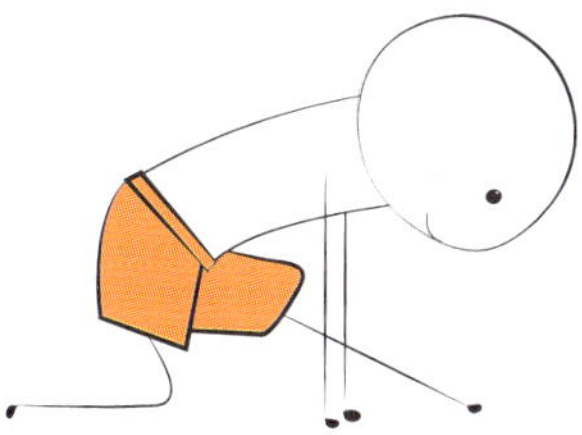

Ardha Hanumanasana

19

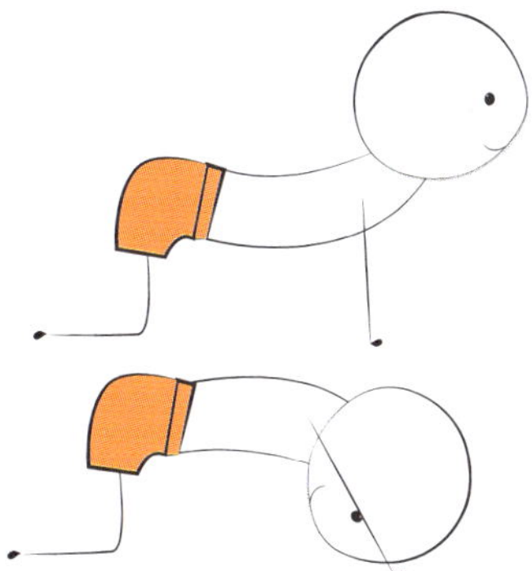

Katze/Kuh im Vierfüßlerstand

21

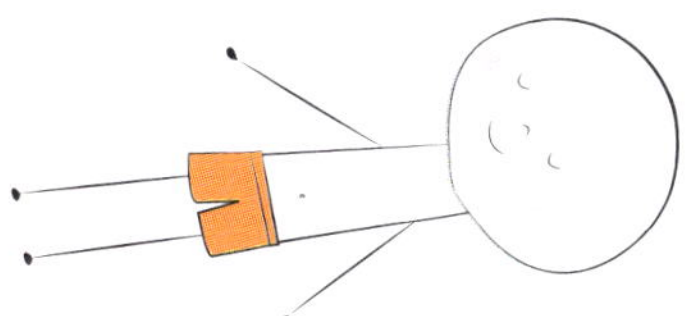

Shavasana

Auf die Gesundheit!

Wie Yoga heilen kann

Yoga für oberen Rücken, Nacken und Schultern

Wir alle halten verschiedene Teile unseres Körpers unter Spannung. Manche Yogis knirschen im Schlaf mit den Zähnen und verspannen dadurch den Kiefer. Andere merken nicht einmal, dass sie in der Warteschlange die Fäuste ballen. Ich selbst sammle meine komplette Anspannung im oberen Rücken, Nacken und Schultern. Nicht umsonst wird dieser Körperbereich manchmal das »eiserne Kreuz« genannt. Gehen Sie in dieser Sequenz geduldig mit Ihren Muskeln um. Atmen Sie kontinuierlich tief in den gesamten Brustkorb ein, damit sie weniger eisern und dadurch menschlicher werden.

1. *Balasana* (Kindhaltung)
2. Vierfüßlerstand
3. Katze/Kuh im Vierfüßlerstand
4. *Adho Mukha Shvanasana* (Herabschauender Hund)
5. *Uttanasana* (Stehende Vorwärtsbeuge). Greifen Sie nach Ihren gegenüberliegenden Ellenbogen und lassen Sie den Oberkörper frei hängen.
6. *Tadasana* (Berghaltung)
7. *Natarajasana* (Tänzer)
8. *Virabhadrasana III* (Krieger III)
9. *Alanasana* (Ausfallschritt mit nach oben gestreckten Armen)
10. *Parivrtta Alanasana* (Gedrehter Ausfallschritt)
11. *Alanasana*

Fortsetzung der Sequenz auf Seite 160

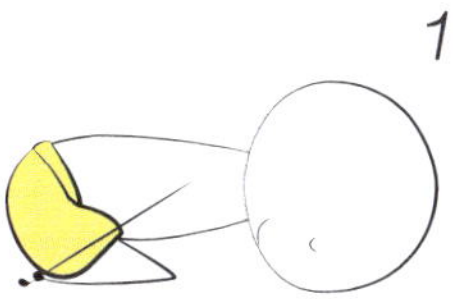

Balasana

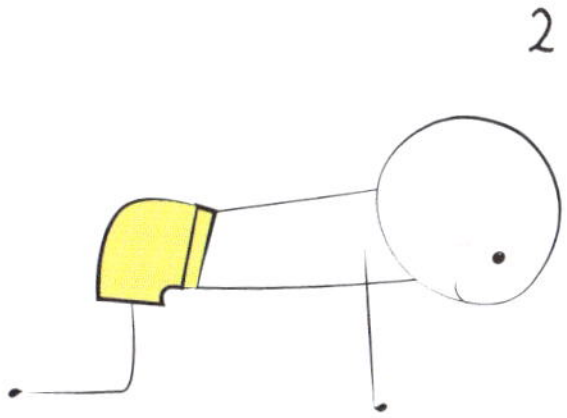

Vierfüßlerstand

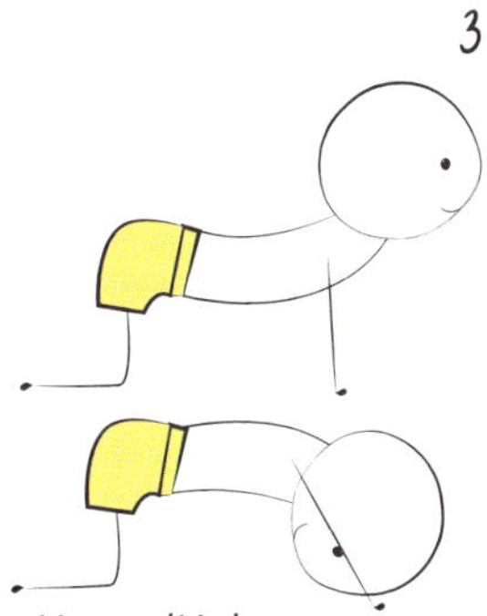

Katze/Kuh im Vierfüßlerstand

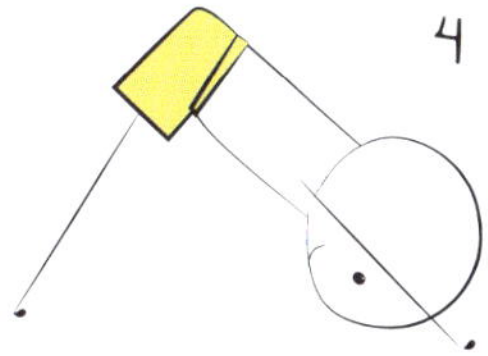

Adho Mukha Shvanasana

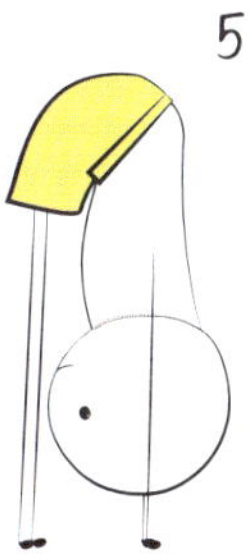

Uttanasana

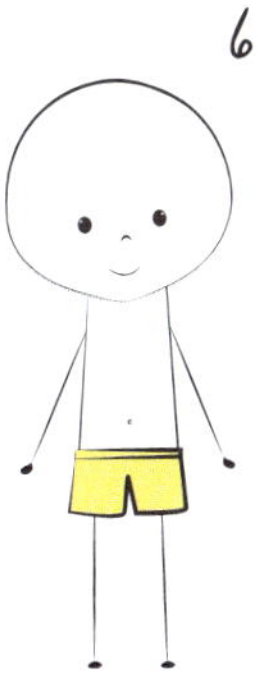

Tadasana

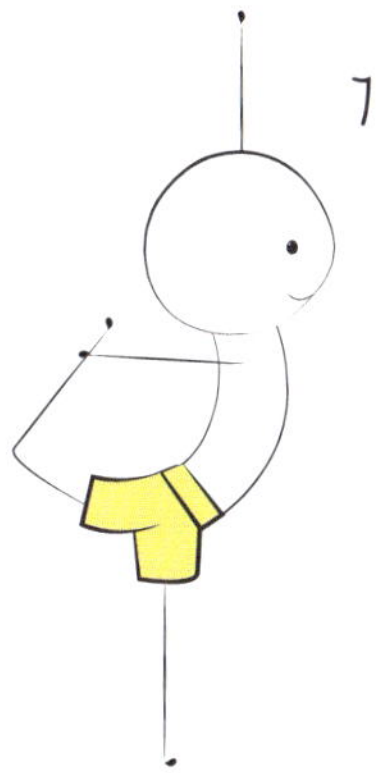

Natarajasana

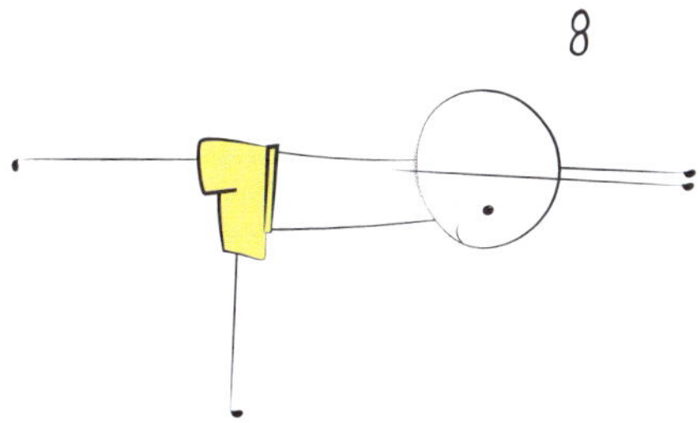

Virabhadrasana III

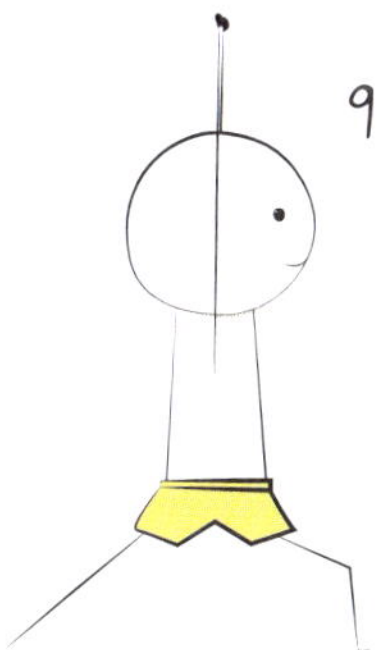

Alanasana

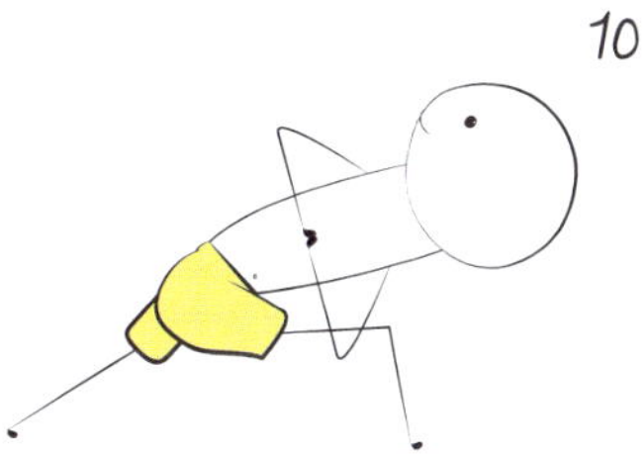

Parivrtta Alanasana

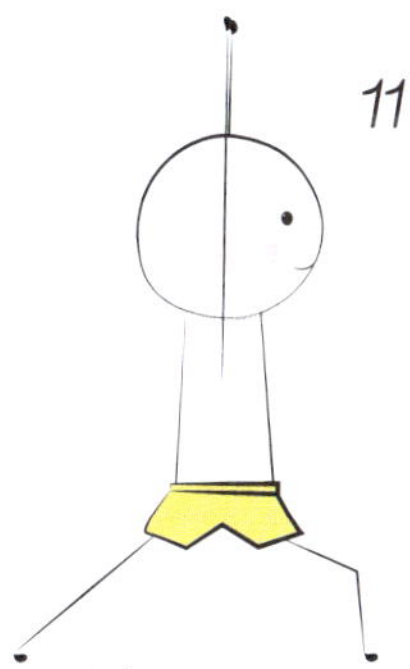

Alanasana

12. *Virabhadrasana II* (Krieger II)
13. *Baddha Virabhadrasana* (Demütiger Krieger)
14. *Prasarita Padottanasana* (Vorwärtsbeuge in der Grätsche)
15. Wiederholen Sie die Schritte 6 bis 14 auf der anderen Seite.
16. *Tadasana*
17. *Bhujangasana* (Kobra), 2-mal
18. *Dhanurasana* (Bogen)
19. *Balasana*
20. *Paschimottanasana* (Sitzende Vorwärtsbeuge)
21. *Supta Matsyendrasana* (Drehung, liegend). Wiederholen Sie die Übung auf der anderen Seite.
22. *Shavasana* (Totenstellung)

12

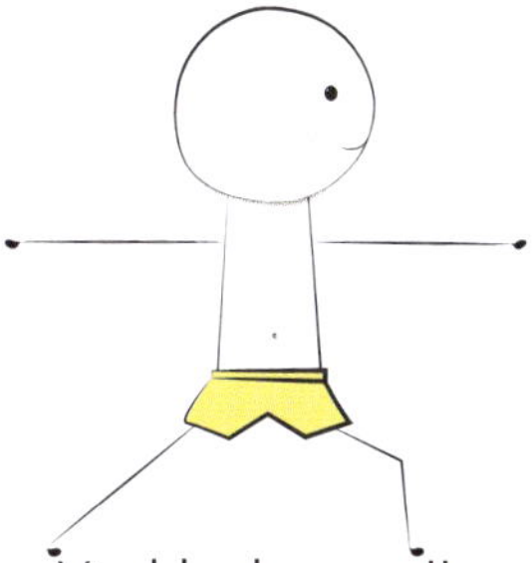

Virabhadrasana II

13

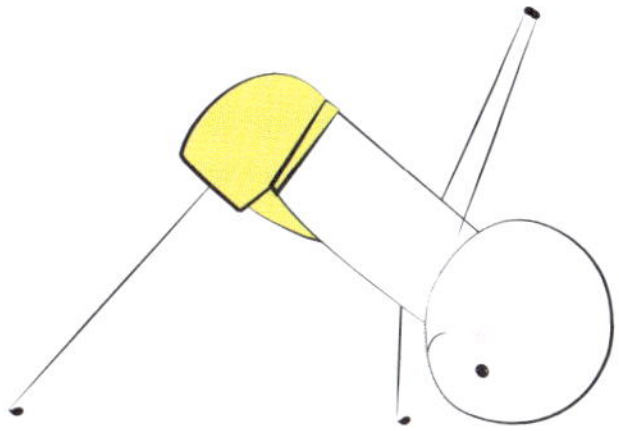

Baddha Virabhadrasana

14

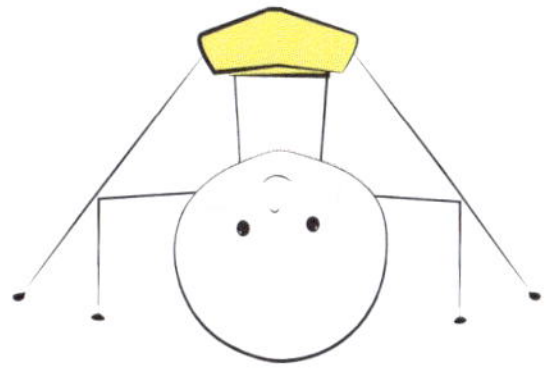

Prasarita Padottanasana

16

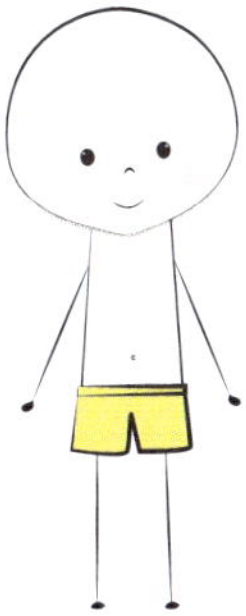

Tadasana

17

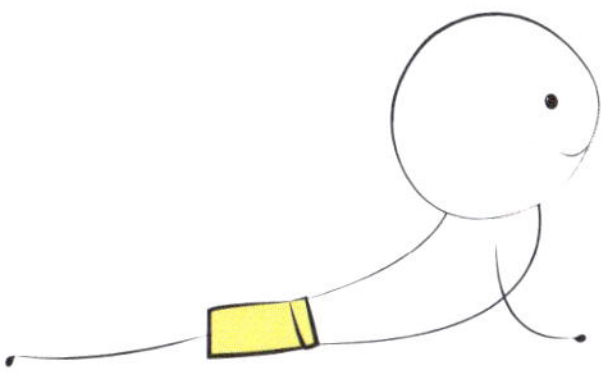

Bhujangasana

18

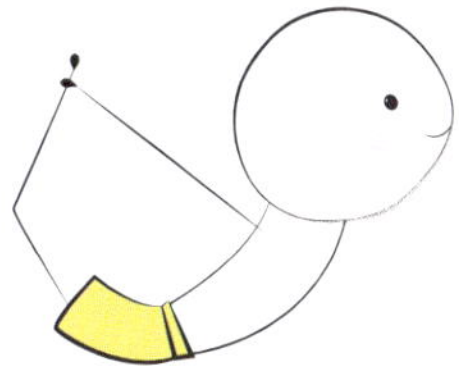

Dhanurasana

19

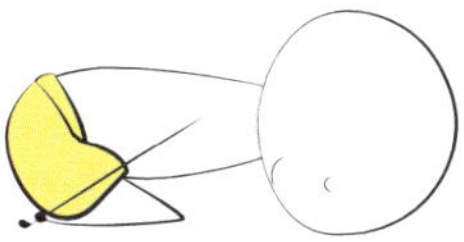

Balasana

20

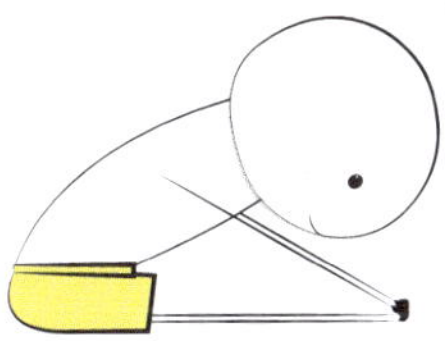

Paschimottanasana

21

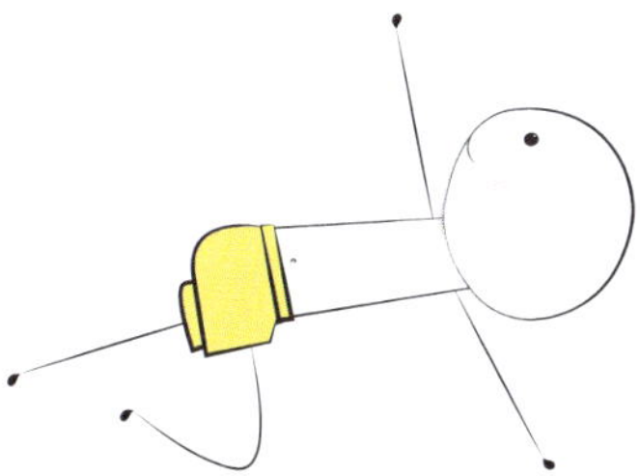

Supta Matsyendrasana

22

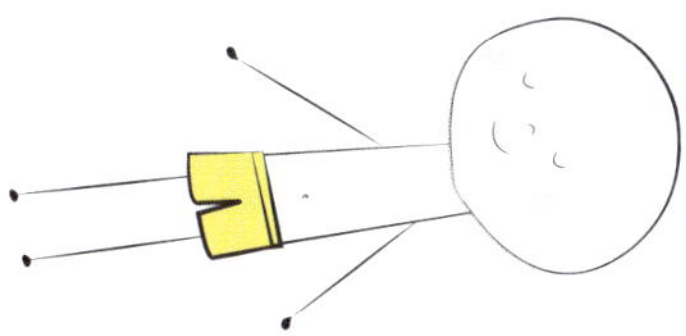

Shavasana

Yoga bei Schmerzen in unterem Rücken und Hüften

Eine meiner Yogastunden unterrichte ich als eine Art »Wunschkonzert«. Zu Beginn frage ich alle Teilnehmer, ob sie an einer bestimmten Haltung oder mit einem bestimmten Körperteil arbeiten wollen. Das mag sehr spontan klingen, aber die »Klassiker« sind die Hüften oder der untere Rücken, wofür ich immer ein Programm parat halte. Wenn Ihnen Schmerzen in diesem Bereich ebenfalls vertraut sind, sind Sie nicht allein, und nach dieser Sequenz fühlen sich auch die entsprechenden Muskeln entspannt.

1. *Tadasana* (Berghaltung)
2. *Uttanasana* (Stehende Vorwärtsbeuge). Achten Sie hier darauf, von den Hüften und nicht vom Bauch aus nach vorne zu beugen.
3. *Trikonasana* (Dreieck)
4. *Utthita Parsvakonasana* (Gestreckter Winkel)
5. *Virabhadrasana II* (Krieger II)
6. Wiederholen Sie die Schritte 3 bis 5 auf der anderen Seite.
7. *Supta Kapotasana* (Taube). Wiederholen Sie die Übung auf der anderen Seite. Unterstützen Sie, falls nötig, die Hüften mit einem Polster.
8. *Bhujangasana* (Kobra)

Fortsetzung der Sequenz auf Seite 164

1

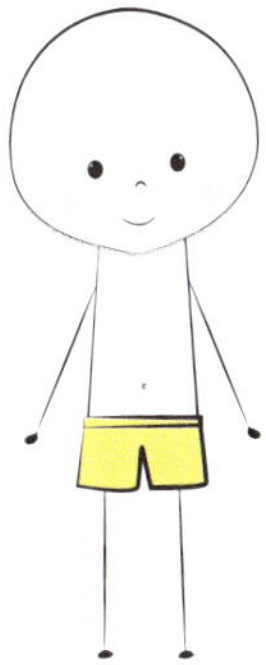

Tadasana

2

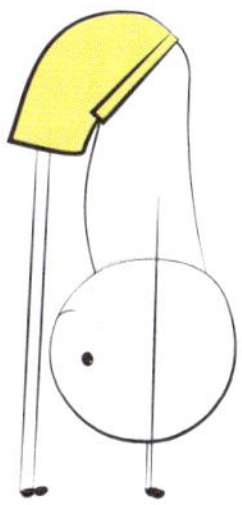

Uttanasana

3

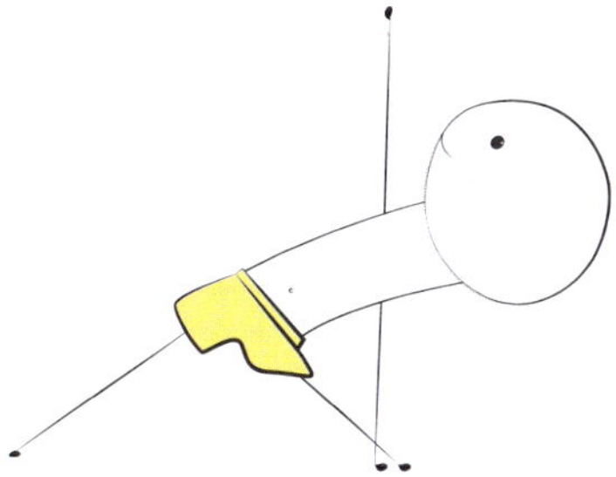

Trikonasana

4

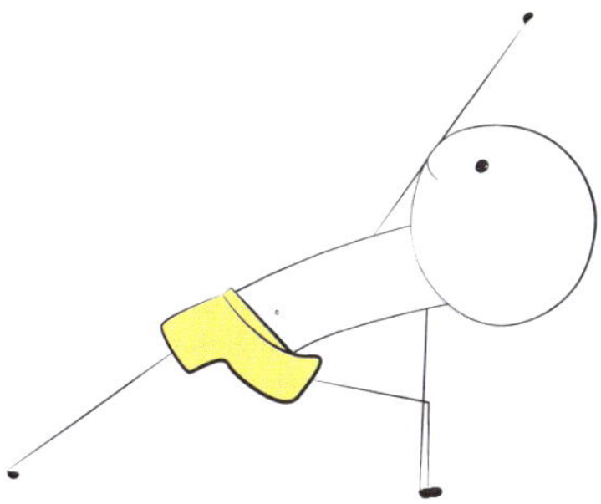

Utthita Parsvakonasana

5

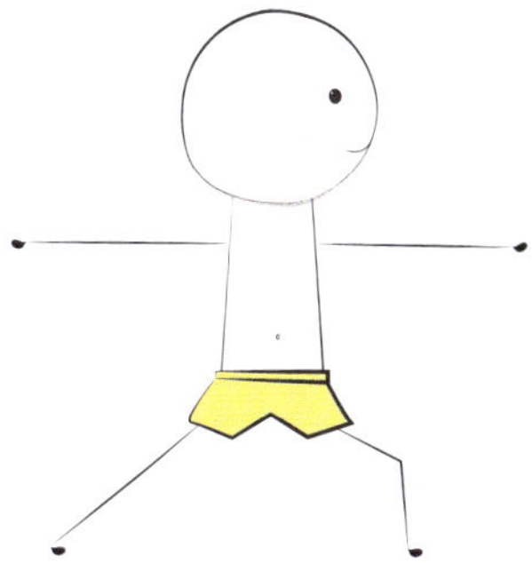

Virabhadrasana II

7

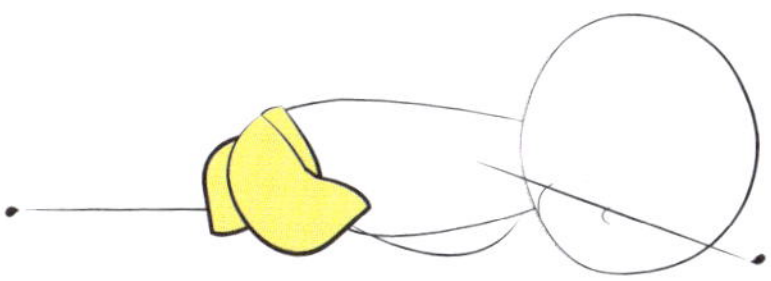

Supta Kapotasana

8

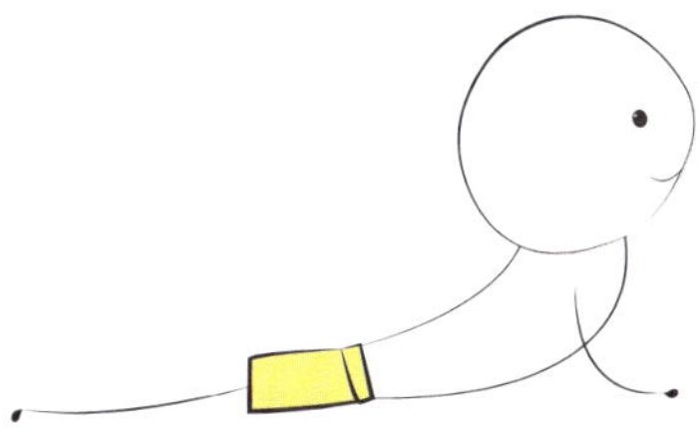

Bhujangasana

9. *Salabhasana* (Heuschrecke)
10. *Dhanurasana* (Bogen)
11. *Balasana* (Kindhaltung)
12. *Vajrasana* (Diamant)
13. *Gomukhasana* (Kuhgesicht)
14. *Janu Sirsasana* (Kopf zum Knie-Haltung). Wiederholen Sie die Übung auf der anderen Seite.
15. *Ananda Balasana* (Happy Baby)
16. *Shavasana* (Totenstellung)

9

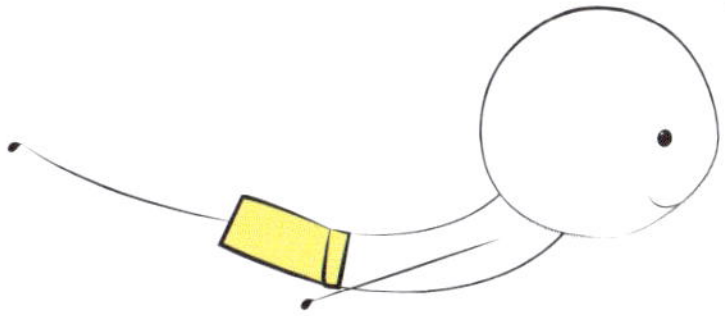

Salabhasana

10

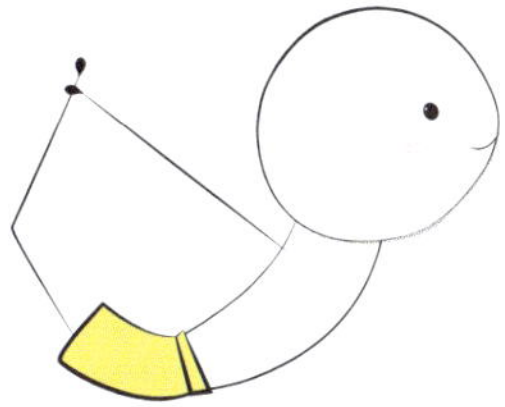

Dhanurasana

11

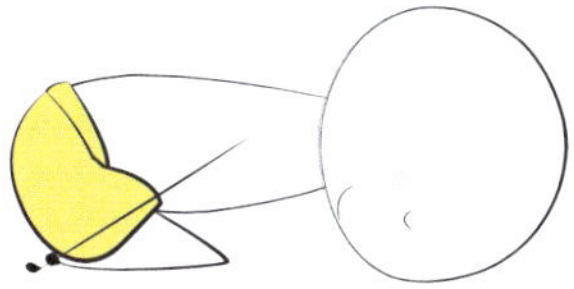

Balasana

12

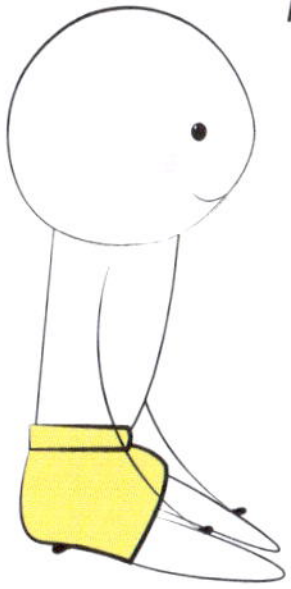

Vajrasana

13

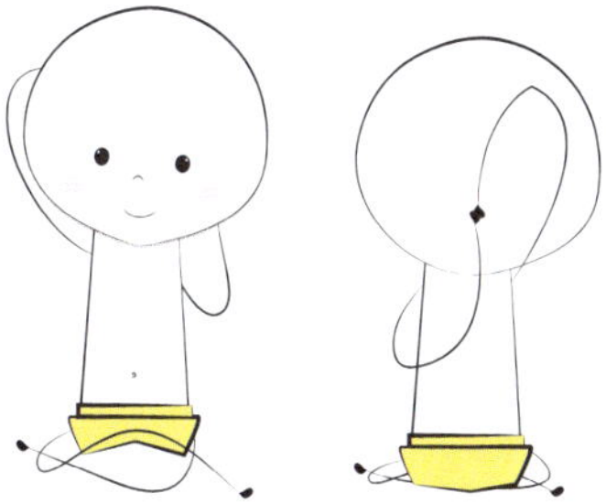

Gomukhasana

14

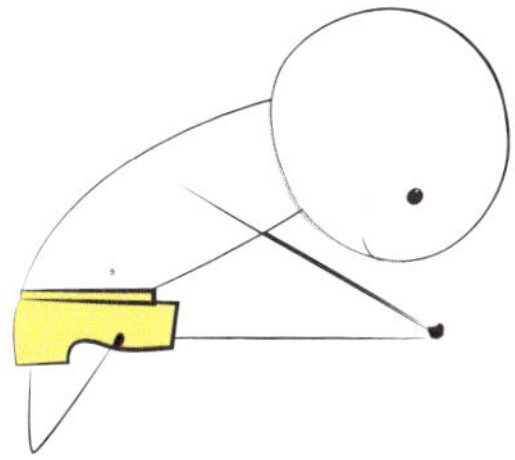

Janu Sirsasana

15

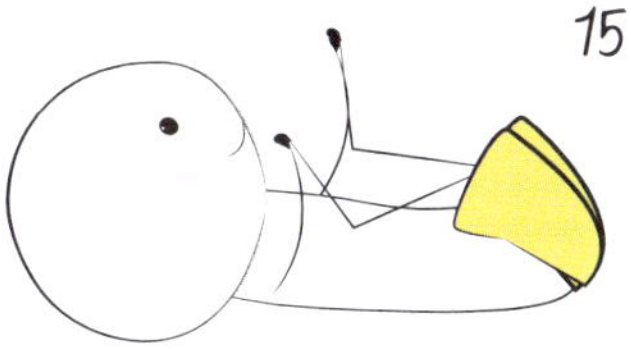

Ananda Balasana

16

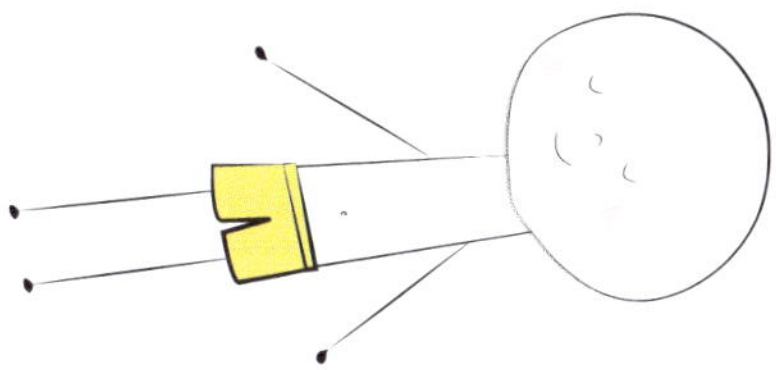

Shavasana

Yoga bei Problemen der Nebenhöhlen

Nehmen wir an, dass Sie vergessen haben, die Sequenz für das Immunsystem aus dem ersten Kapitel zu üben. Nun sind Sie ein wenig erkältet, und Ihre Nebenhöhlen fühlen sich an, als würden sie gleich explodieren. Was nun? Wie gut, dass Yoga alle Durchhänger in der Praxis verzeiht und auch hierfür ein Heilmittel parat hält. Zunächst werden wir unserem Impuls entsprechend den Kopf hochhalten und dabei sanft den Lymphfluss anregen. Dann bauen wir mit einer langen Umkehrhaltung wie dem Schulterstand Druck auf, bevor wir komplett und genussreich loslassen. Wie herrlich es sich anfühlt, wieder frei durchzuatmen!

1. *Tadasana*
2. *Virabhadrasana I* (Krieger I)
3. *Virabhadrasana II* (Krieger II)
4. *Trikonasana* (Dreieck)
5. Wiederholen Sie die Schritte 3 und 4 auf der anderen Seite.
6. *Tadasana*
7. *Paschimottanasana* (Sitzende Vorwärtsbeuge)
8. *Sharvangasana* (Schulterstand), 3 bis 5 Minuten lang. Nutzen Sie eventuell eine gefaltete Decke als Unterstützung, die mit der Linie der Schultern abschließt.
9. *Halasana* (Pflug). Bleiben Sie 1 bis 2 Minuten in der Haltung und nutzen Sie auch hier die Hilfsmittel Ihres Vertrauens.
10. *Supta Matsyendrasana* (Drehung im Liegen). Wiederholen Sie die Übung auf der anderen Seite.
11. *Shavasana* (Totenstellung)

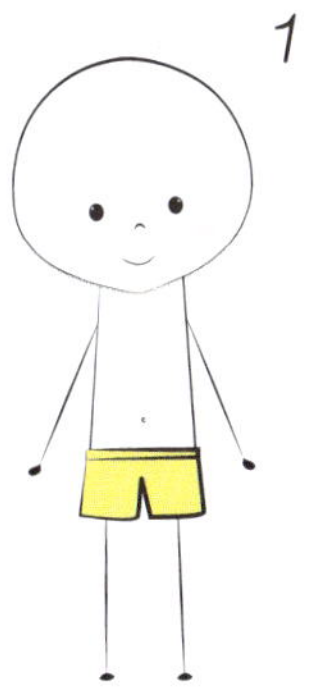

Tadasana

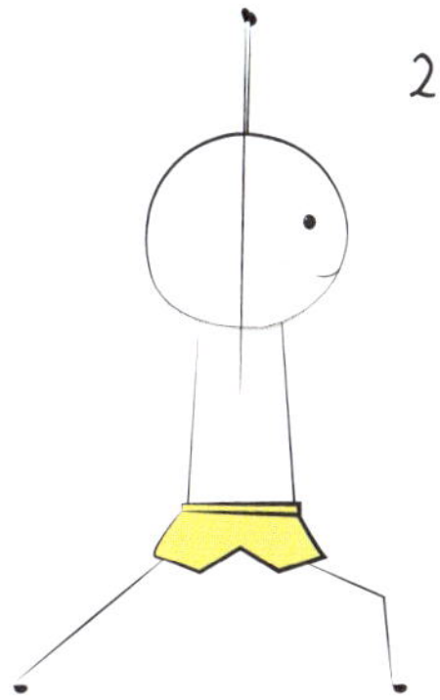

Virabhadrasana I

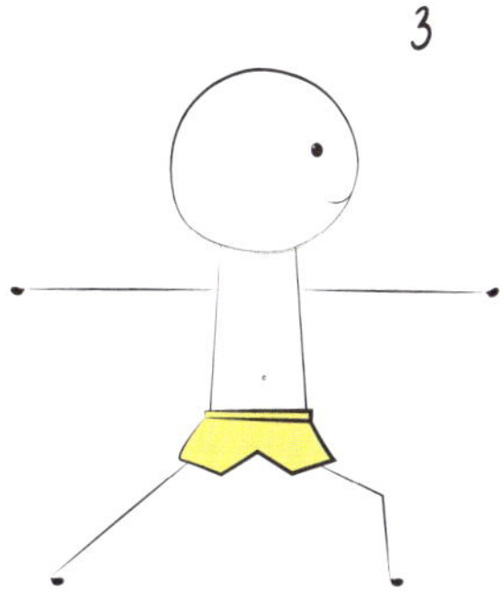

Virabhadrasana II

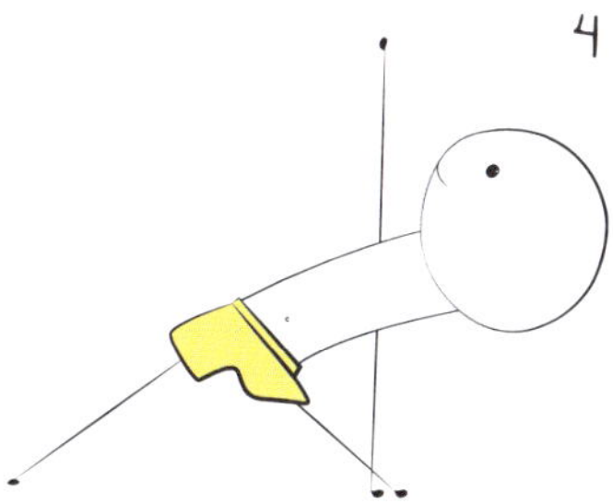

Trikonasana

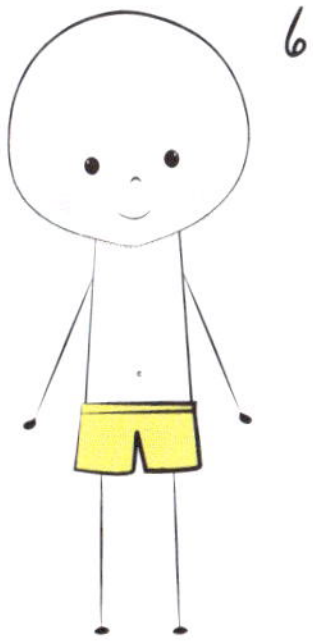

Tadasana

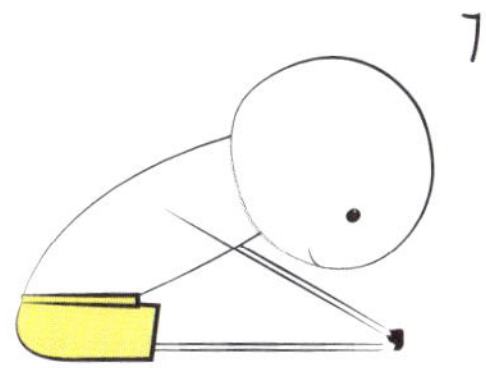

Paschimottanasana

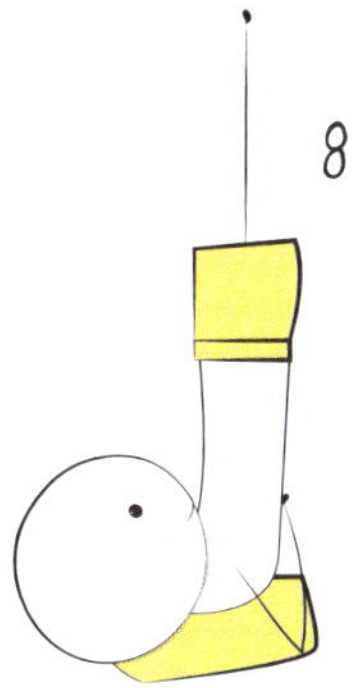

Sharvangasana

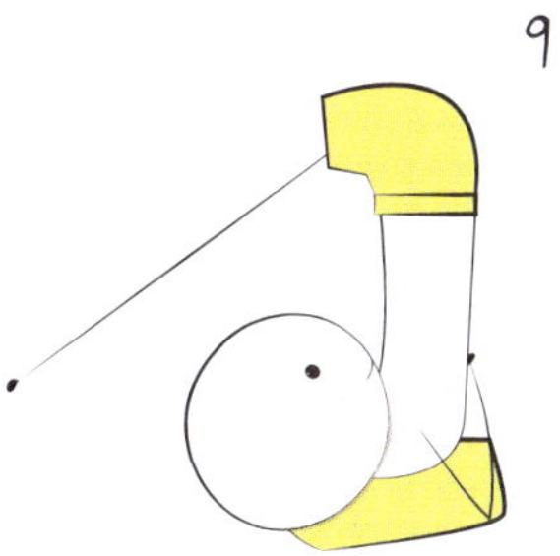

Halasana

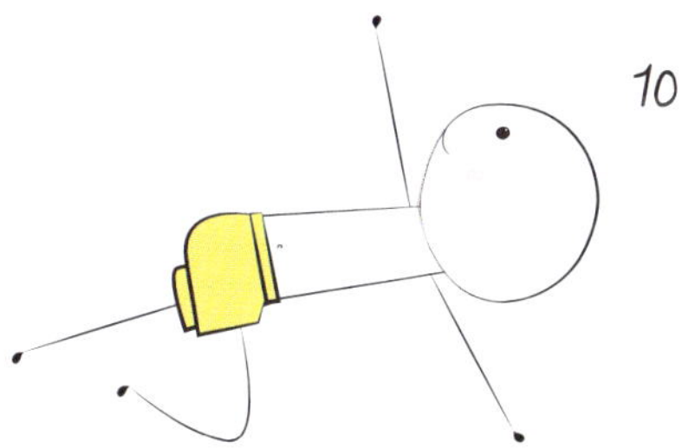

Supta
Matsyendrasana

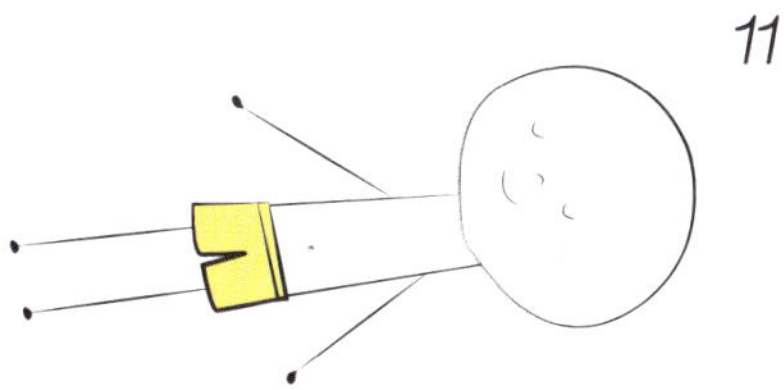

Shavasana

Yoga für empfindliche Handgelenke

Auf meinem rechten Handgelenk befindet sich eine sogenannte Ganglionzyste. Mein Arzt nennt sie allerdings »Bibelbeule«. Neugierig, wieso? Laut ihm könnte man sie am leichtesten entfernen, indem man das schwerste Buch im Haus auf sie wirft. Meiner Erfahrung nach ist Yoga die sanftere Kur. Bei allen Handgelenkbeschwerden, darunter einseitige Belastung, Karpaltunnelsyndrom oder Arthritis, lassen sich mit schonenden Yogaübungen gute Resultate erzielen.

1. *Balasana* (Kindhaltung)
2. Vierfüßlerstand auf den Unterarmen. Geben Sie vor allem durch Daumen und Zeigefinger Druck in den Boden, um die Muskeln der Handgelenke zu stärken und auszurichten, ohne sie zu strapazieren.
3. Katze/Kuh im Vierfüßlerstand auf den Unterarmen
4. Delfin
5. *Uttanasana* (Stehende Vorwärtsbeuge)
6. *Urdhva Hastasana* (Berghaltung mit nach oben gestreckten Armen)
7. *Natarajasana* (Tänzer). Wiederholen Sie die Übung auf der anderen Seite.
8. *Virabhadrasana III* (Krieger III). Wiederholen Sie die Übung auf der anderen Seite.
9. *Garudasana* (Adler). Wiederholen Sie die Übung auf der anderen Seite.

Fortsetzung der Sequenz auf Seite 170

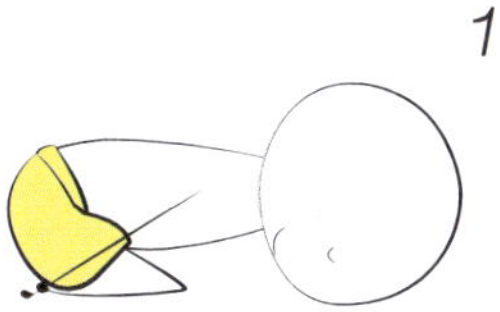

Balasana

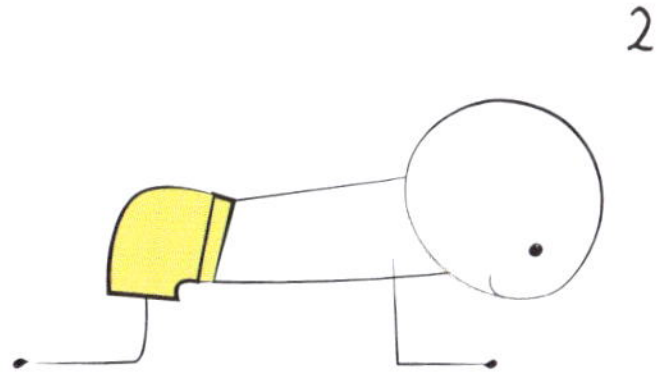

Vierfüßlerstand

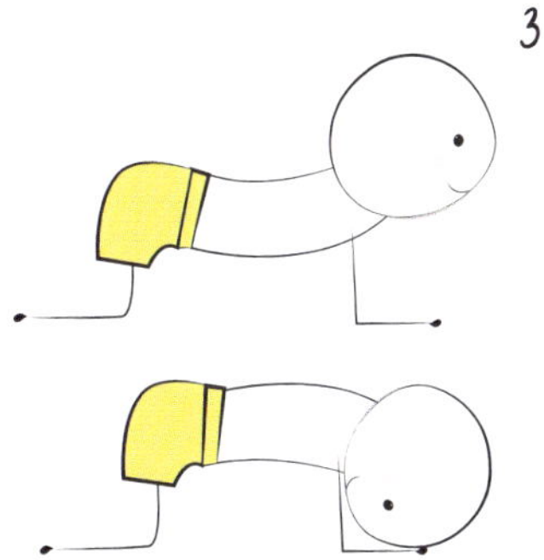

Katze/Kuh im Vierfüßlerstand

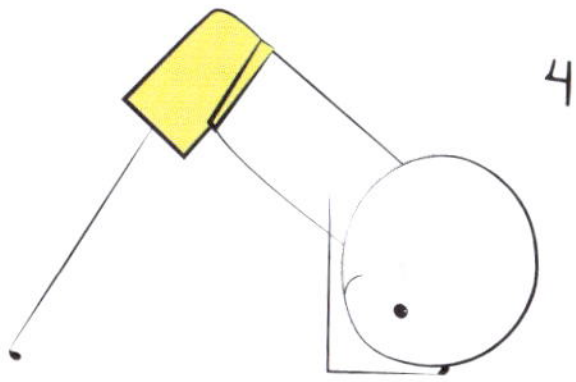

Delfin

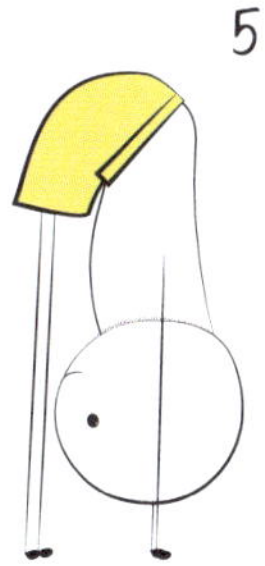

Uttanasana

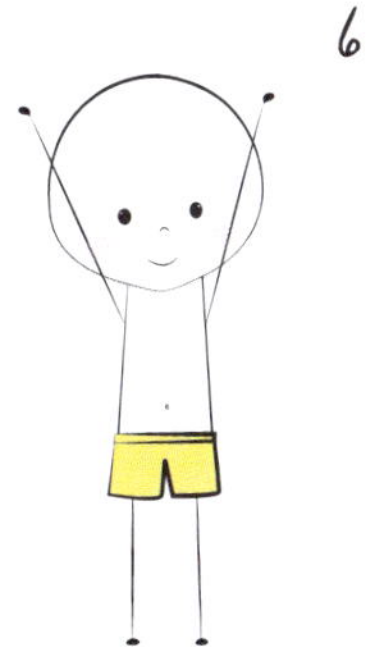

Urdhva Hastasana

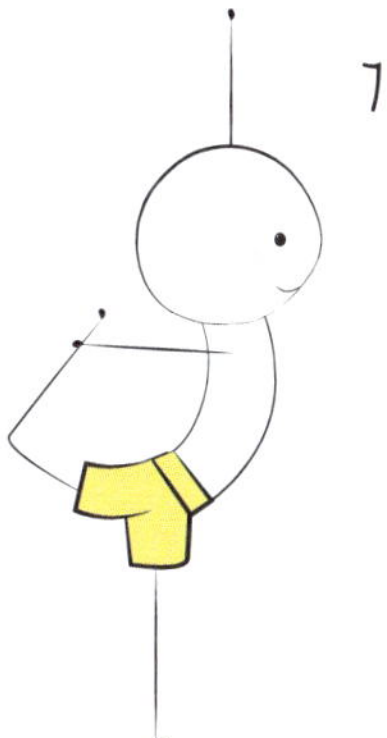

Natarajasana

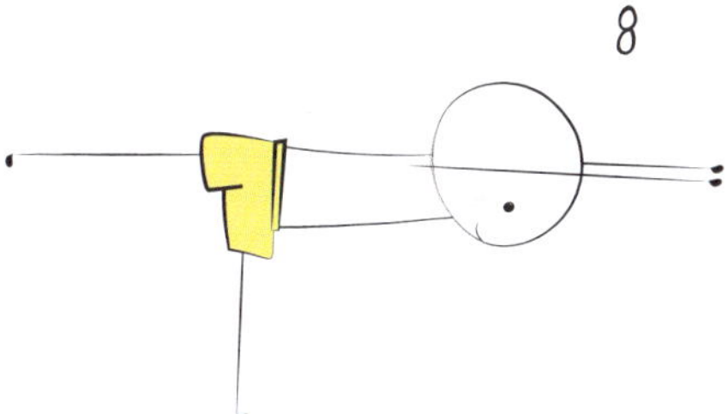

Virabhadrasana III

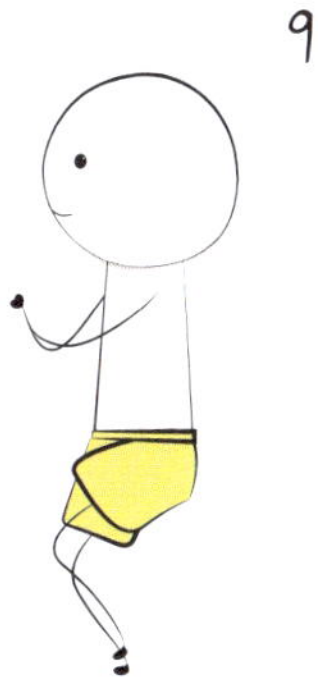

Garudasana (Adler)

10. *Yoga Mudrasana* (Stehende Vorwärtsbeuge mit hinter dem Rücken verschränkten Armen)
11. *Utkatasana* (Stuhlhaltung)
12. *Parivrtta Utkatasana* (Gedrehte Stuhlhaltung). Wiederholen Sie die Übung auf der anderen Seite.
13. *Uttanasana* (Stehende Vorwärtsbeuge)
14. *Malasana* (Girlande)
15. *Gomukhasana* (Kuhgesicht). Wiederholen Sie die Übung auf der anderen Seite.
16. *Ardha Matsyendrasana* (Drehsitz). Wiederholen Sie die Übung auf der anderen Seite.
17. *Halasana* (Pflug)
18. *Shavasana* (Totenstellung)

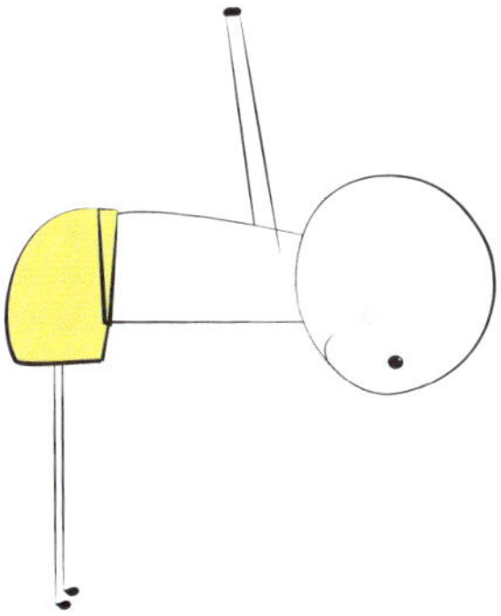

10

Yoga Mudrasana

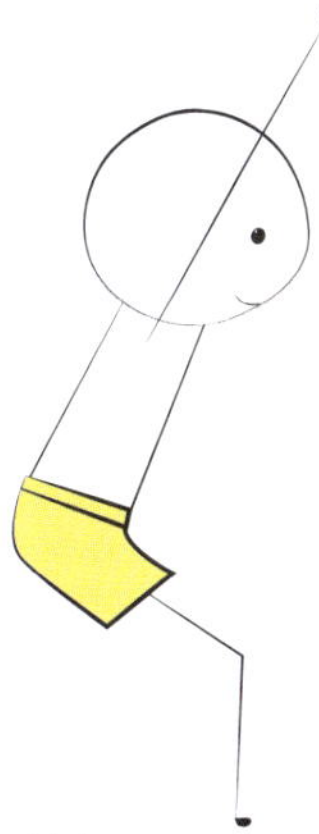

11

Utkatasana

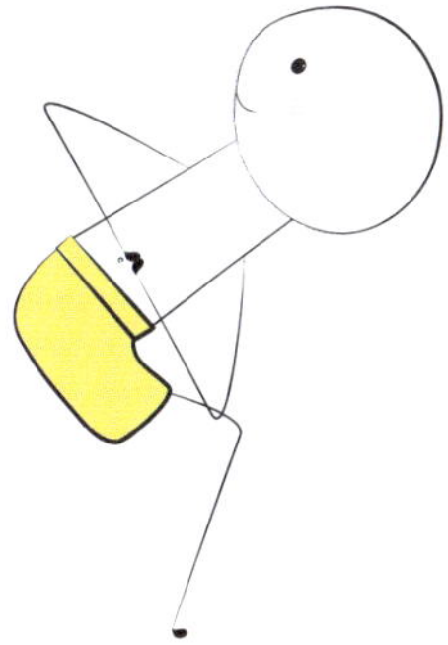

12

Parivrtta Utkatasana

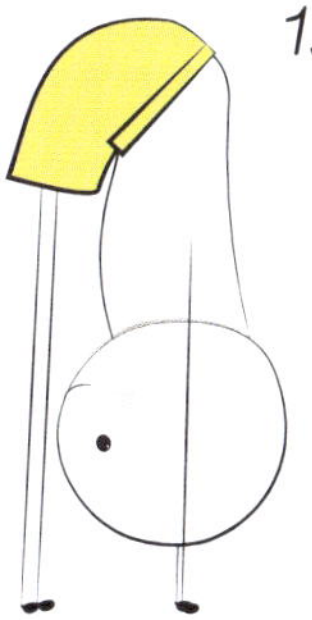

13

Uttanasana

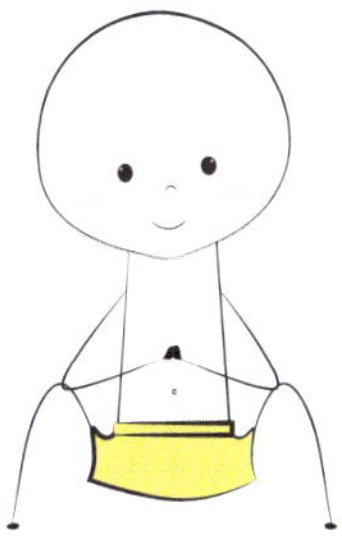

14

Malasana

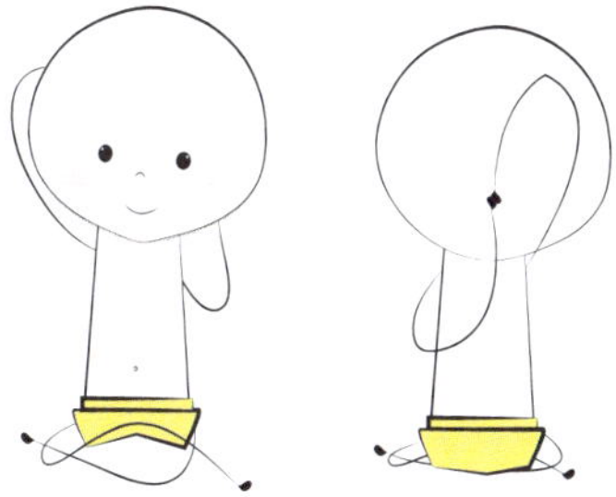

15

Gomukhasana

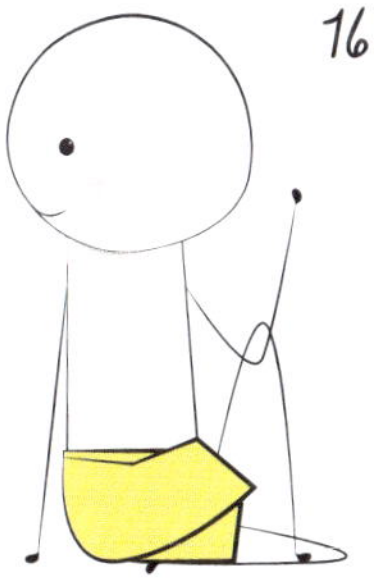

16

Ardha Matsyendrasana

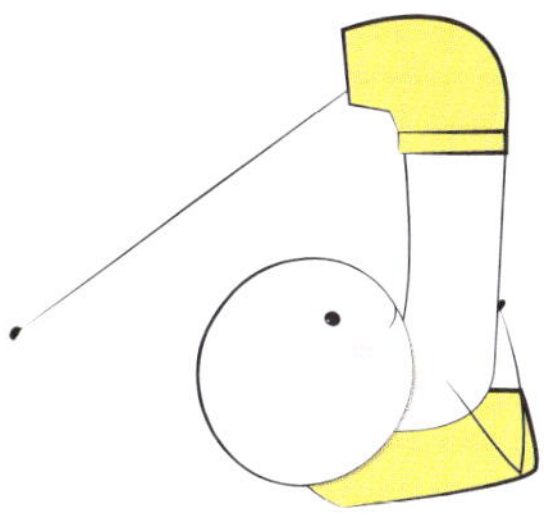

17

Halasana

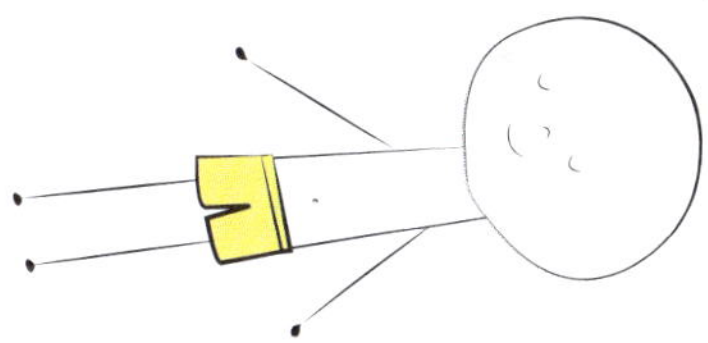

18

Shavasana

Yoga gegen Magenschmerzen

Haben Sie schon einmal während eines Abenteuerurlaubs beherzt zum Street Food gegriffen, was sich bitter rächte? Ich habe da meine Erfahrungen und rate zum Hinlegen und viel, viel Wasser zu trinken. Diese Sequenz hilft bei kleineren Verdauungsbeschwerden wie Übelkeit, Blähungen und Völlegefühl. Quälen Sie sich allerdings nicht durch die Übungen – Ihr Körper gibt Ihnen Bescheid, wann es zu viel ist.

1. *Sukhasana* (Einfache Haltung)
2. *Nadi Shodana Pranayama* (Wechselatmung), 10 Minuten lang
3. *Balasana* (Kindhaltung)
4. *Baddha Konasana* (Gebundener Winkel)
5. *Janu Sirsasana* (Kopf-zum-Knie-Haltung). Wiederholen Sie die Übung auf der anderen Seite.
6. *Supta Pavana Muktasana* (Knie-zum-Kopf-Haltung, liegend). Wiederholen Sie die Übung auf der anderen Seite.
7. *Supta Matsyendrasana* (Liegende Drehung)
8. *Apanasana* (Knie zum Brustkorb, liegend)
9. *Shavasana* (Totenstellung)

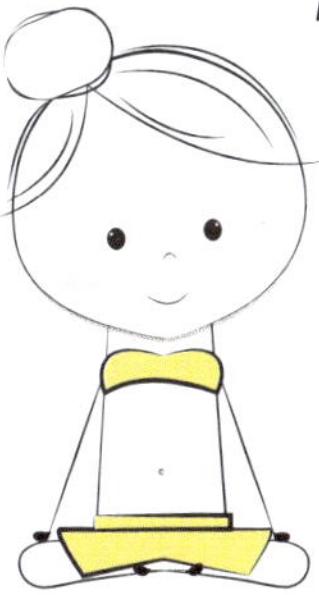
1
Sukhasana

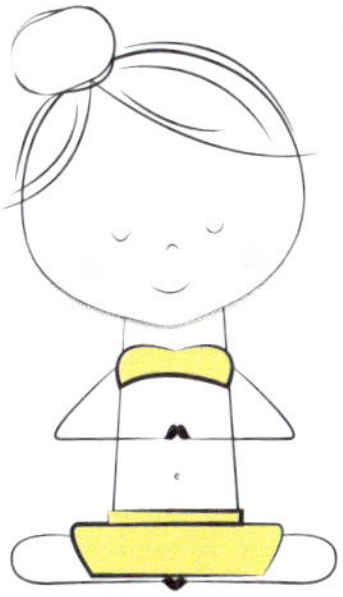
2
Pranayama

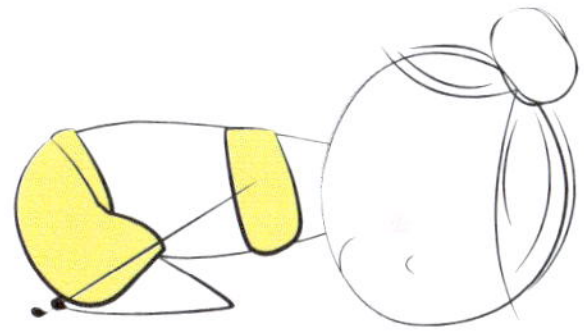
3
Balasana

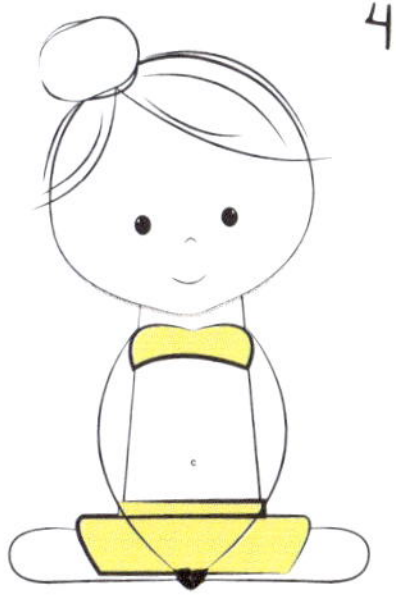
4
Baddha Konasana

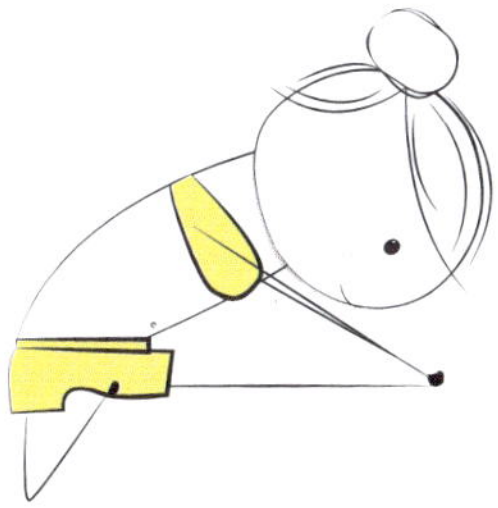
5
Janu Sirsasana

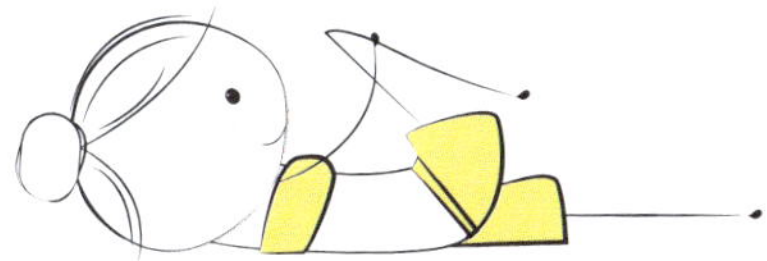
6
Supta Pavana Muktasana

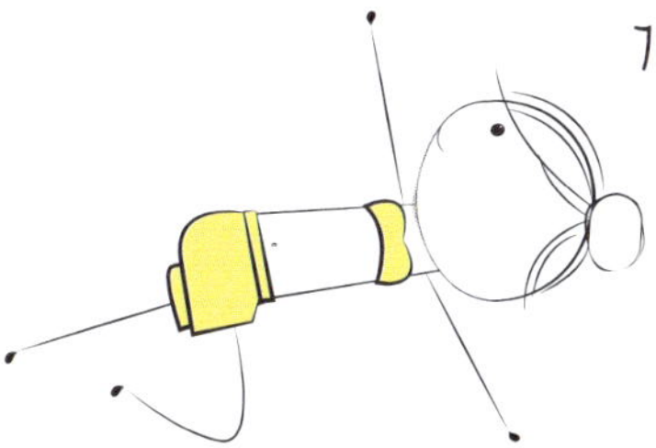
7
Supta Matsyendrasana

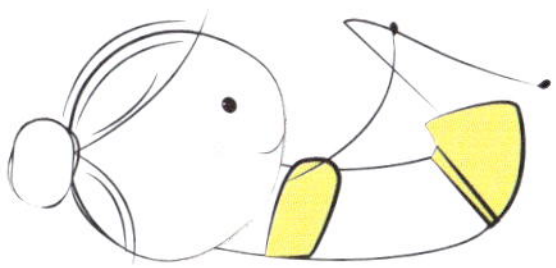
8
Apanasana

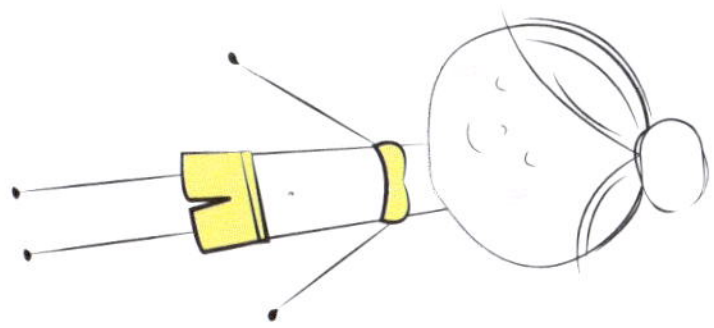
9
Shavasana

Yoga gegen Kater

Ich schätze mal, dass Ihnen, wenn das Symptom dieser Seite aktuell ist, jetzt nichts so fernliegt, als Ihre Yogamatte hervorzuholen. Wahrscheinlich wollen Sie lieber zu Hause bleiben, die Vorhänge zuziehen und sich irgendwo zusammenrollen. Sorry, aber die schnellste Art, Ihr Leiden zu beenden, ist, sich aus dem Bett und auf die Matte zu schleppen. Denn es ist doch so: Wenn Sie die letzte Nacht mit Yogaübungen zugebracht hätten, statt das zu tun, was Sie getan haben, würde es Ihnen jetzt ja auch nicht schlecht gehen, oder? Yoga beschleunigt die Entgiftung und hilft, das Elend auszuschwitzen.

1. *Vajrasana* (Diamant)
2. *Ardha Matsyendrasana* (Drehsitz). Wiederholen Sie die Übung auf der anderen Seite.
3. *Tadasana* (Berg)
4. *Pavana Muktasana* (Knie zum Kopf, stehend). Wiederholen Sie die Übung mit dem anderen Bein.
5. *Uttanasana* (Stehende Vorwärtsbeuge)
6. *Malasana* (Girlande)
7. *Paschimottanasana* (Sitzende Vorwärtsbeuge)
8. *Supta Pavana Muktasana* (Knie zum Kopf, stehend , liegend). Mit dem anderen Bein wiederholen.

Fortsetzung der Sequenz auf Seite 176

1

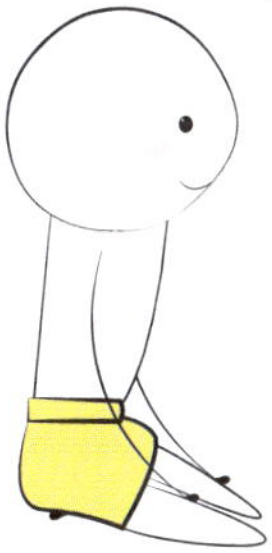

Vajrasana

2

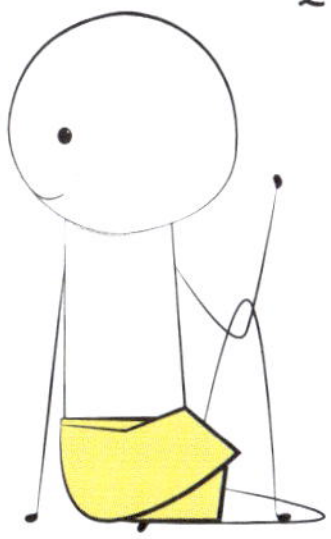

Ardha Matsyendrasana

3

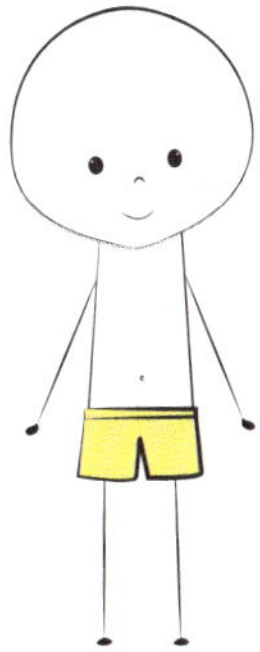

Tadasana

4

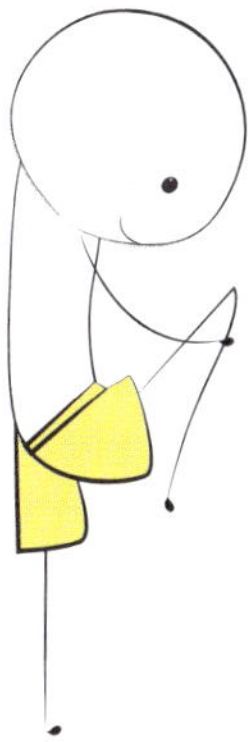

Pavana Muktasana

5

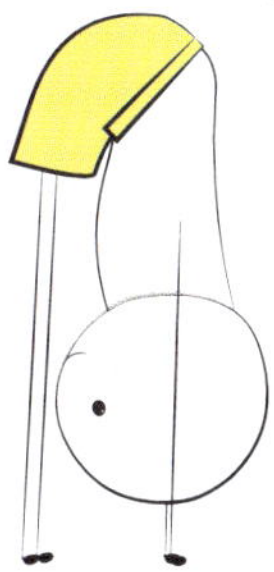

Uttanasana

6

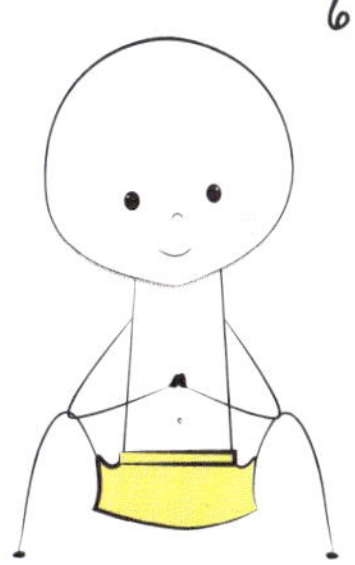

Malasana

7

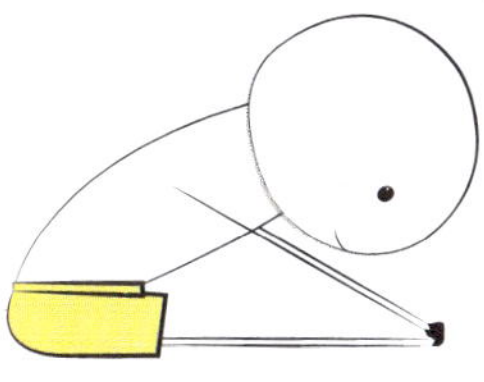

Paschimottanasana

8

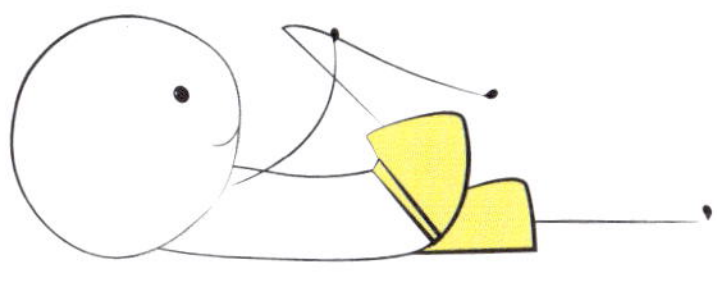

Supta Pavana Muktasana

9. *Apanasana* (Knie zum Brustkorb, liegend)
10. *Supta Matsyendrasana* (Drehung im Liegen). Wiederholen Sie die Übung auf der anderen Seite.
11. *Sharvangasana* (Schulterstand)
12. *Halasana* (Pflug)
13. *Matsyasana* (Fisch)
14. *Sirsasana* (Kopfstand)
15. *Balasana* (Kindhaltung)
16. *Shavasana* (Totenstellung)

9

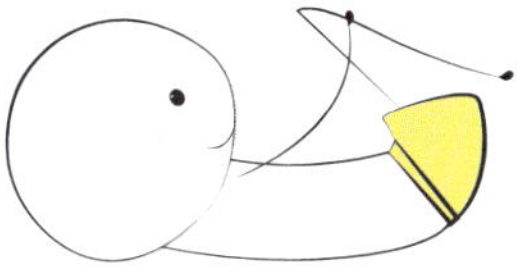

Apanasana

10

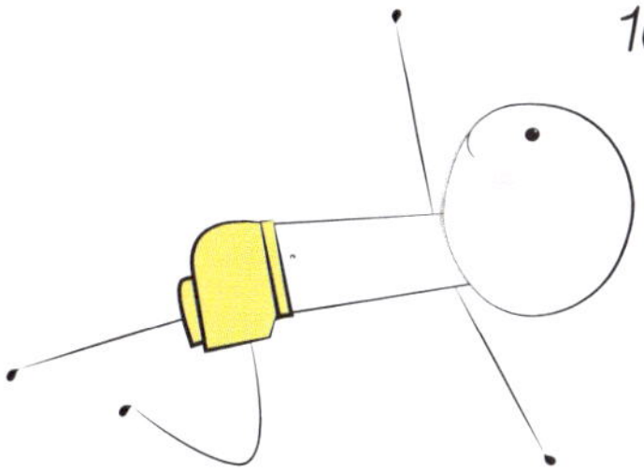

Supta Matsyendrasana

11

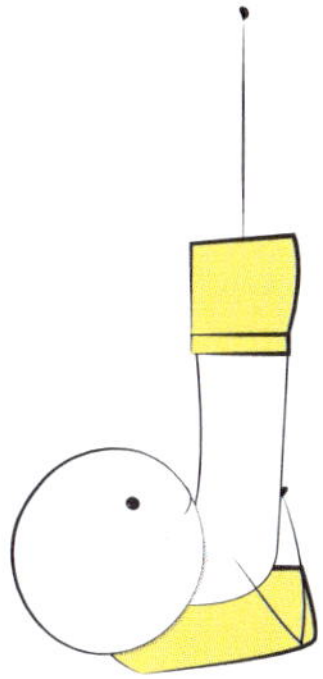

Sharvangasana

12

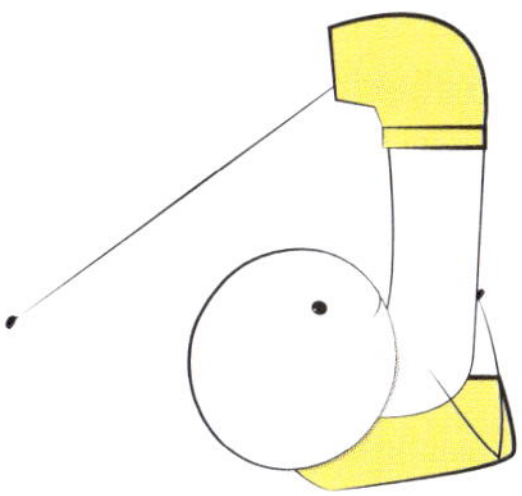

Halasana

13

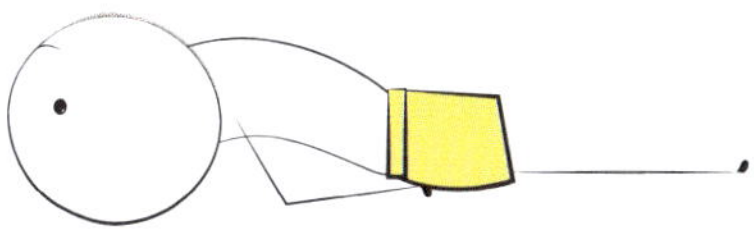

Matsyasana

14

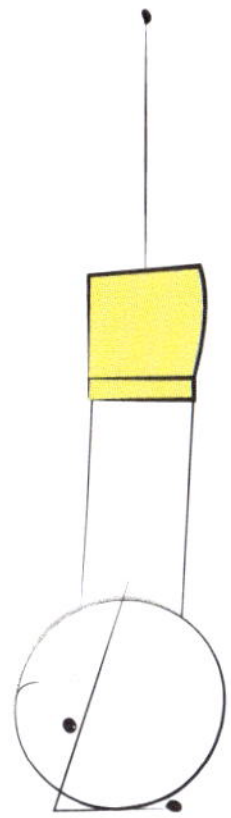

Sirsasana

15

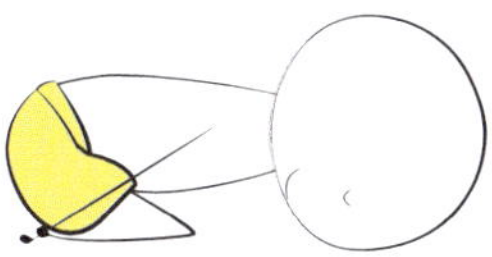

Balasana

16

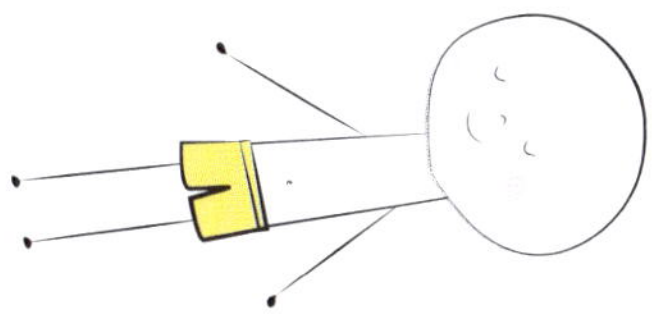

Shavasana

Geist und Seele stärken

Yoga für mentale Gesundheit

Yoga bei Liebeskummer

Wenn etwas emotional Verstörendes geschieht, sei es die Auflösung einer Beziehung oder der Tod eines geliebten Menschen, scheinen unsere Herzen regelrecht zu zerbrechen. Als sehr Erfahrene in Sachen Liebeskummer habe ich mir eine neue Strategie zugelegt. Anstatt mein Herz wie eine kaputte Maschine als »gebrochen« anzusehen, versuche ich, den Riss als Tür zu betrachten, durch die neues Verständnis, Licht und Wahrheit eintreten können. Zur Erinnerung: Unsere Herzen fühlen sich gebrochen an, weil wir vollständig geliebt haben – das ist nie falsch. Hier ist eine Praxis, die Sie ermutigen kann, Ihr Herz offen zu halten und der Versuchung zu widerstehen, Mauern zu errichten. Es lohnt sich!

1. *Sukhasana* (Einfache Haltung). Nehmen Sie eine Hand zum Herz und die andere zum Bauch. Atmen Sie in beide Hände.
2. *Anahatasana* (Kniender Hund)
3. Vierfüßlerstand
4. *Vyaghrasana* (Tiger). Wiederholen Sie die Übung auf der anderen Seite.
5. *Balasana* (Kindhaltung)
6. *Adho Mukha Shvanasana* (Herabschauender Hund)
7. *Uttanasana* (Stehende Vorwärtsbeuge)
8. *Tadasana* (Berghaltung)
9. *Virabhadrasana I* (Krieger I)

Fortsetzung der Sequenz auf Seite 182

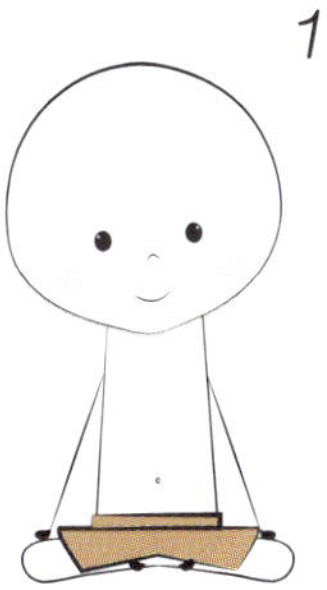

Sukhasana

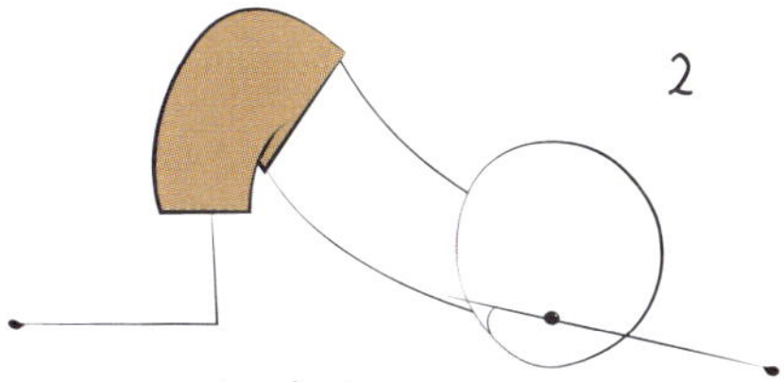

Anahatasana

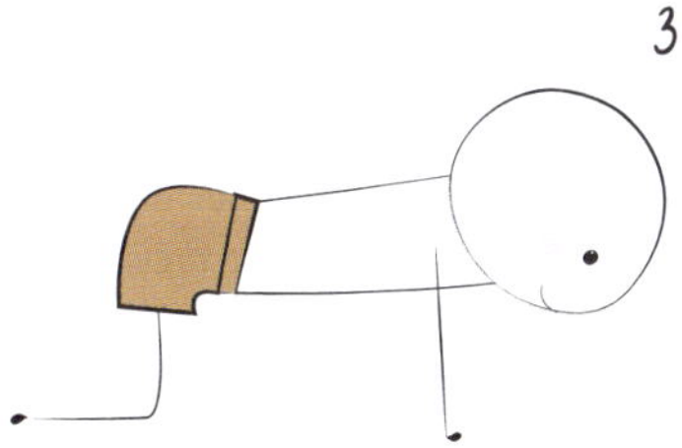

Vierfüßlerstand

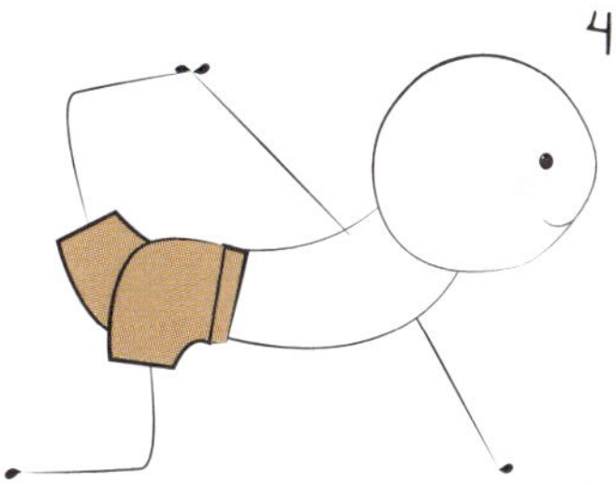

Vyaghrasana

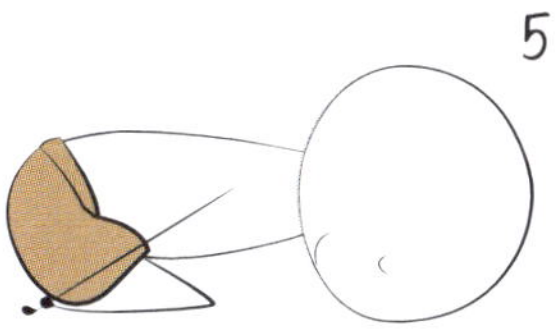

Balasana

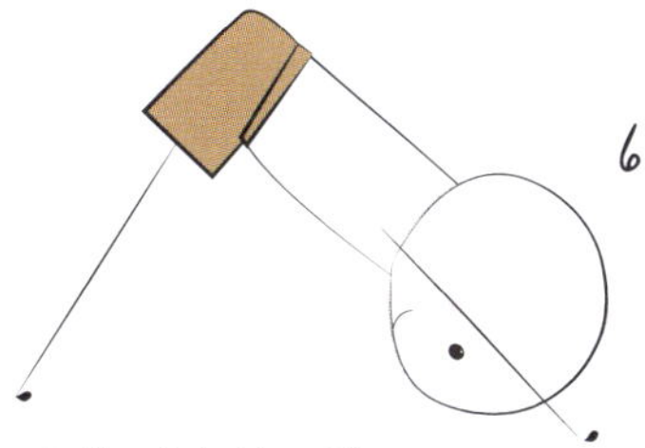

Adho Mukha Shvanasana

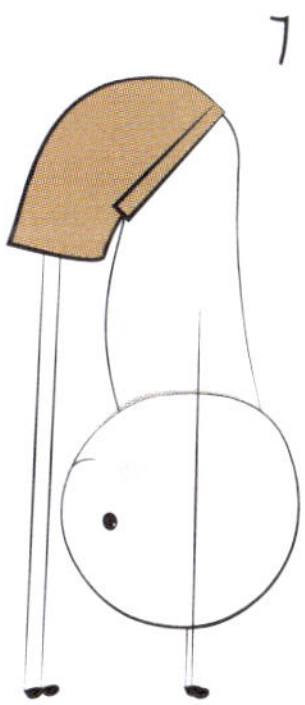

Uttanasana

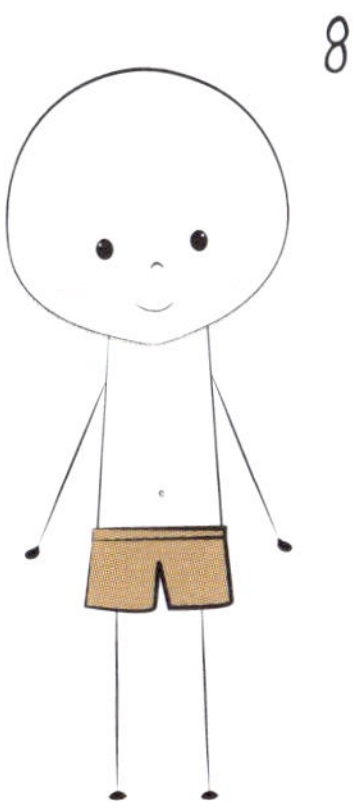

Tadasana

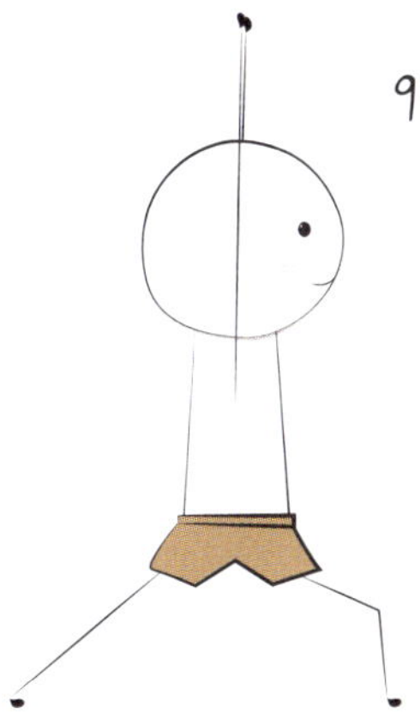

Virabhadrasana I

10. *Baddha Virabhadrasana* (Demütiger Krieger)
11. *Parsvottanasana* (Intensive Flankendehnung)
12. *Trikonasana* (Dreieck)
13. Wiederholen Sie die Schritte 9 bis 12 auf dem anderen Bein.
14. *Vrksasana* (Baum). Wiederholen Sie die Übung auf der anderen Seite.
15. *Setu Bandhasana* (Brücke). Wiederholen Sie die Übung oder kommen Sie als zweiten Schritt in Urdhva Dhanurasana (Rad), um die Herzgegend noch intensiver zu öffnen.
16. *Paschimottanasana* (Sitzende Vorwärtsbeuge)
17. *Janu Sirsasana* (Kopf-zum-Knie-Haltung). Wiederholen Sie die Übung auf der anderen Seite.
18. *Ardha Matsyendrasana* (Drehsitz). Wiederholen Sie die Übung auf der anderen Seite.
19. *Shavasana* (Totenstellung)

10

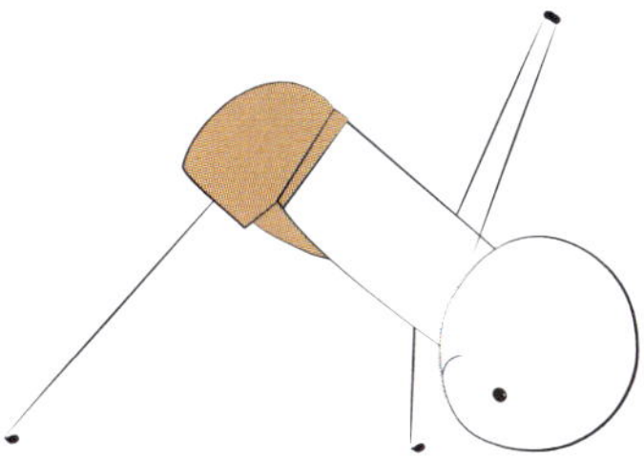

Baddha Virabhadrasana

11

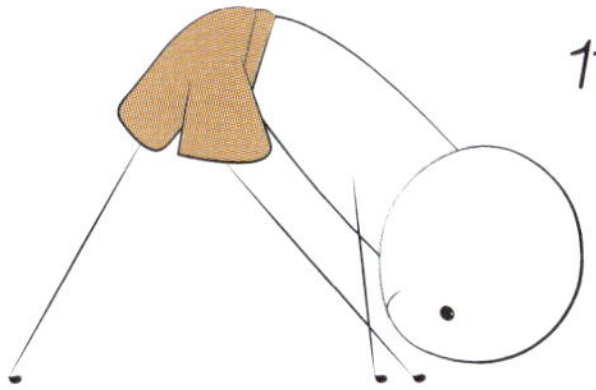

Parsvottanasana

12

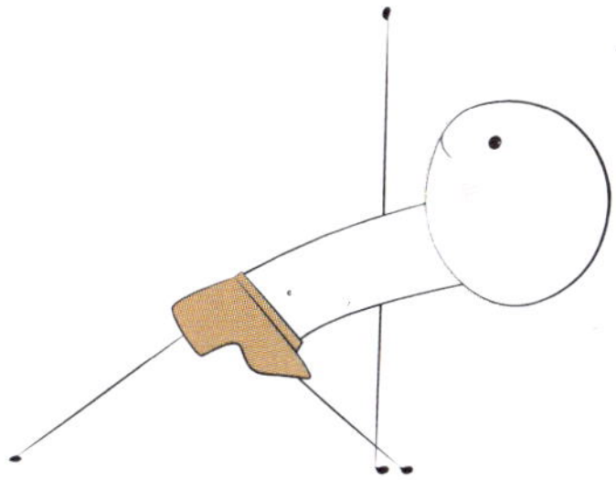

Trikonasana

14

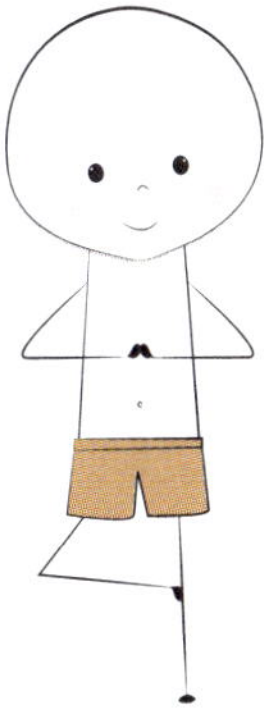

Vrksasana

15

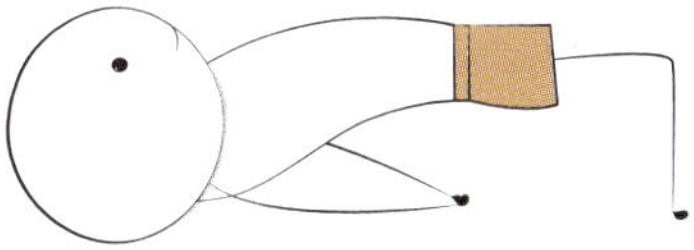

Setu Bandhasana

16

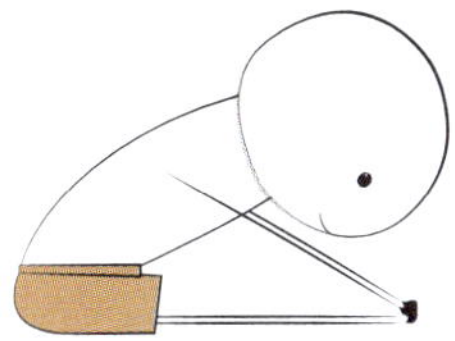

Paschimottanasana

17

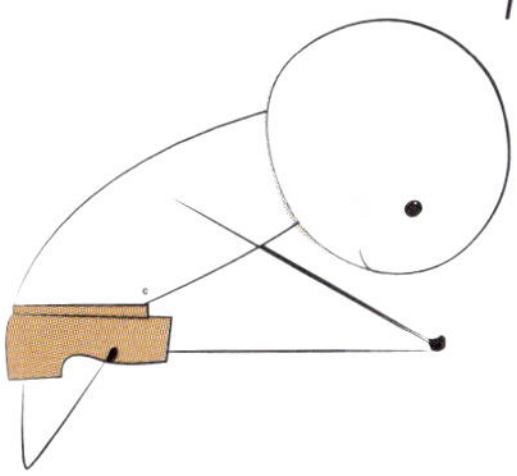

Janu Sirsasana

18

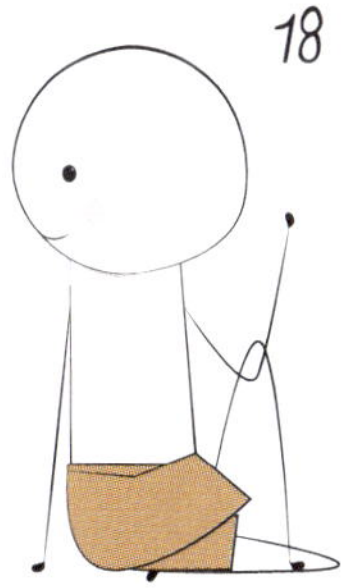

Ardha Matsyendrasana

19

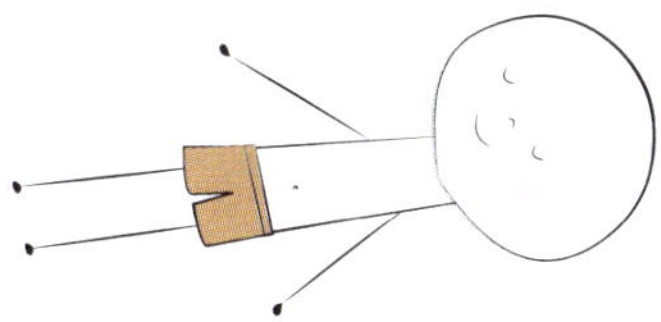

Shavasana

Yoga für die Balance

Wissen Sie, was das Beste an Yogahaltungen ist, die den Fokus auf die Balance legen? Sie haben auch ausgleichende Wirkung auf den Geist. Momente der Ruhe und Konzentration senken den Blutdruck, verlangsamen die Atmung und reduzieren die Ausschüttung von Stresshormonen. Wenn Sie auf gleichmäßige, mühelose Atmung achten, entspannt sich nicht nur Ihr Baum, sondern auch Ihr Geist.

1. *Sukhasana* (Einfache Haltung)
2. *Dirga Pranayama* (Volle yogische Atmung)
3. *Janu Sirsasana* (Kopf-zum-Knie-Haltung). Wiederholen Sie die Übung auf der anderen Seite.
4. *Tadasana* (Berghaltung)
5. *Vrksasana* (Baum)
6. *Tadasana*
7. *Pavana Muktasana* (Knie-zum-Kopf-Haltung, stehend)

Fortsetzung der Sequenz auf Seite 186

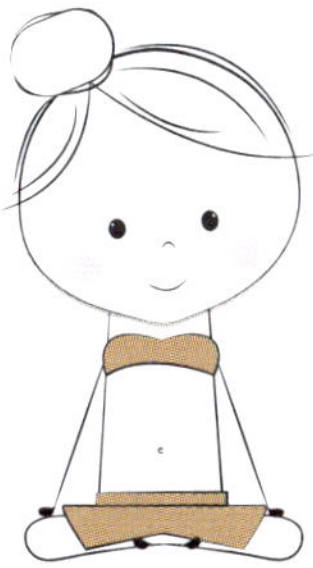

1

Sukhasana

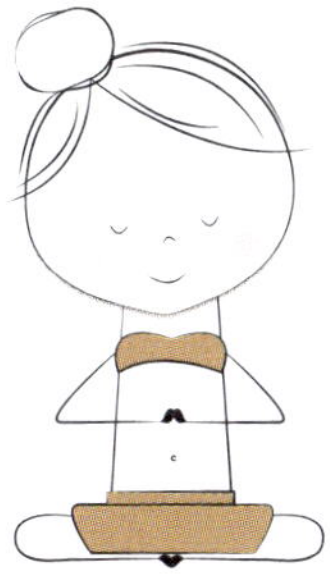

2

Dirga Pranayama

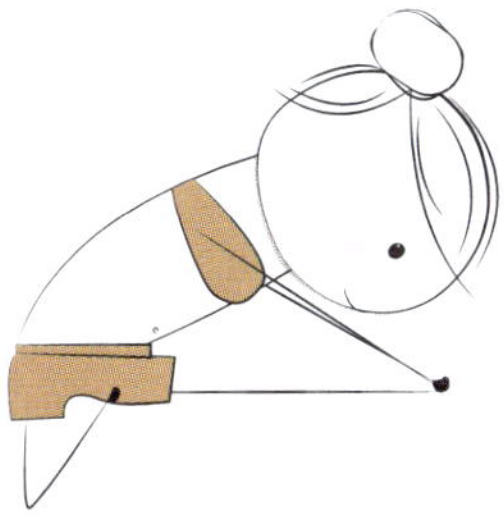

3

Janu Sirsasana

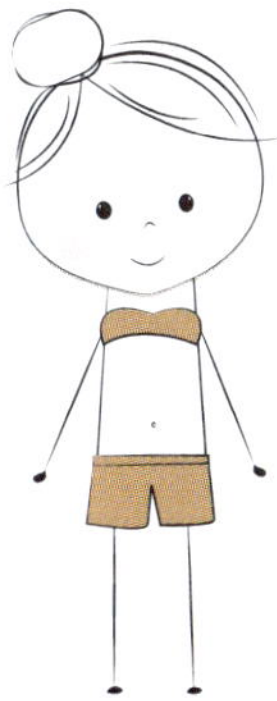

4

Tadasana

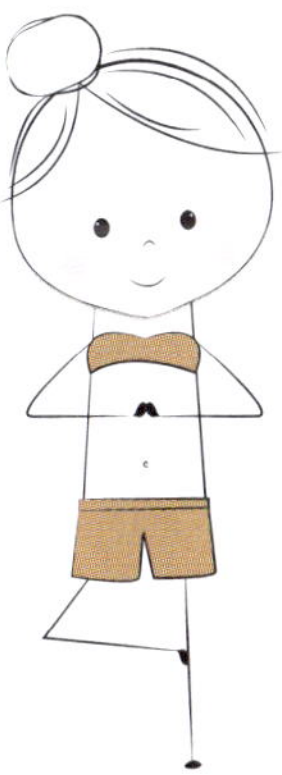

5

Vrksasana

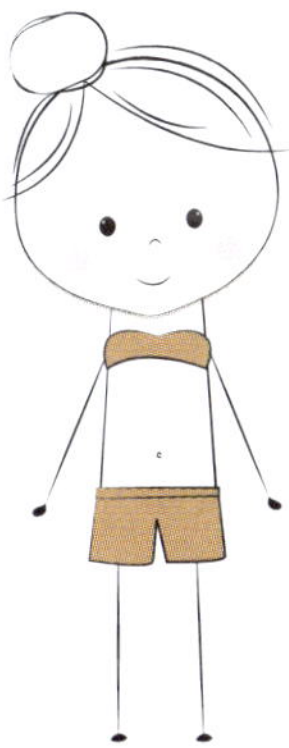

6

Tadasana

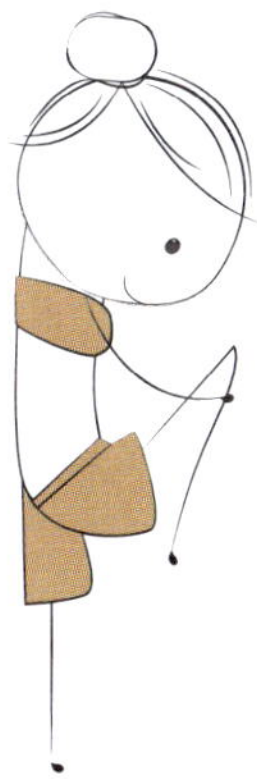

7

Pavana Muktasana

8. *Tadasana*
9. *Virabhadrasana I* (Krieger I)
10. *Virabhadrasana III* (Krieger III)
11. Wiederholen Sie die Schritte 9 und 10 auf der anderen Seite.
12. Bretthaltung
13. *Vasishthasana* (Seitliche Bretthaltung). Wiederholen Sie die Übung auf der anderen Seite.
14. *Bhujangasana* (Kobra) mit Wiederholung
15. *Shavasana* (Totenstellung)

8

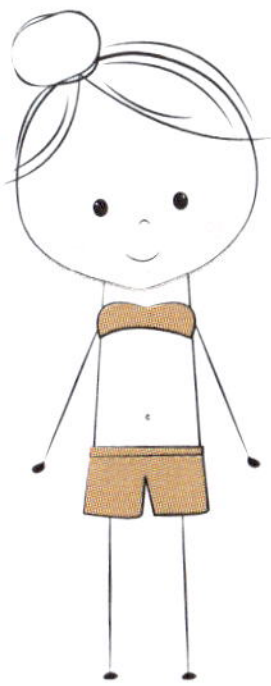

Tadasana

9

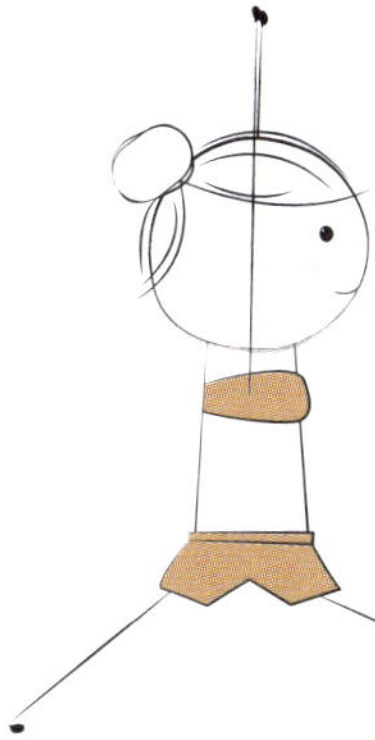

Virabhadrasana I

10

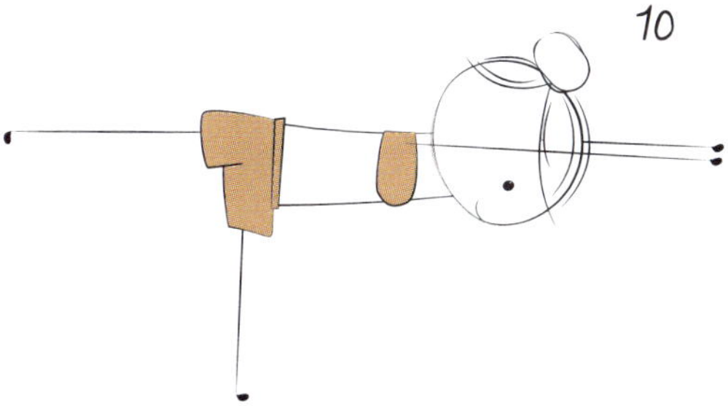

Virabhadrasana III

12

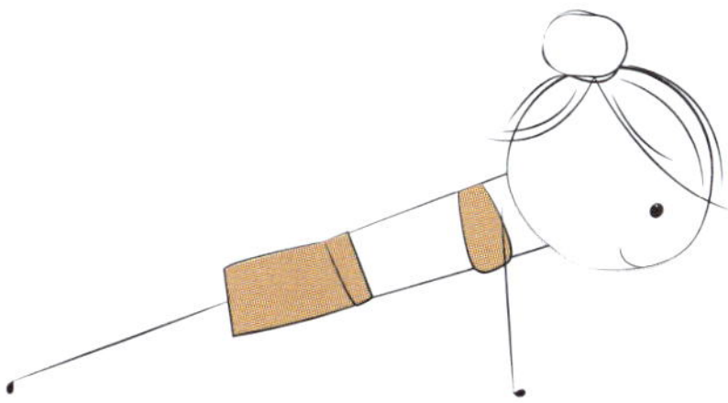

Bretthaltung

13

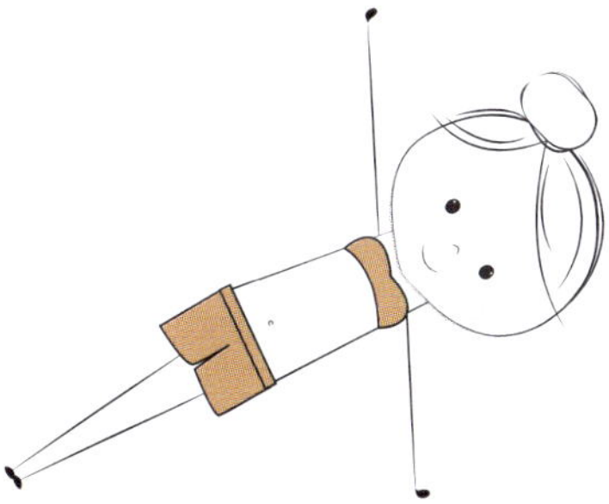

Vasishthasana

14

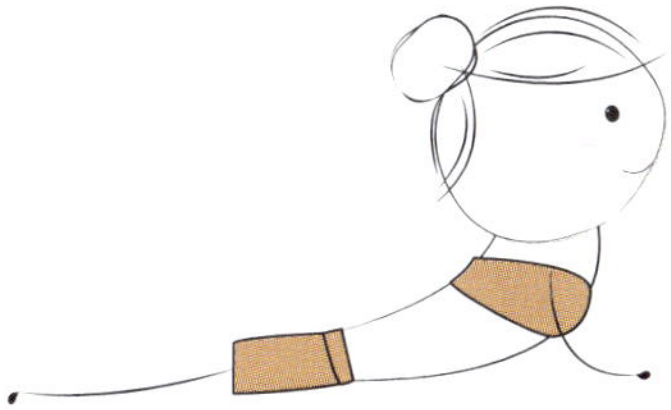

Bhujangasana

15

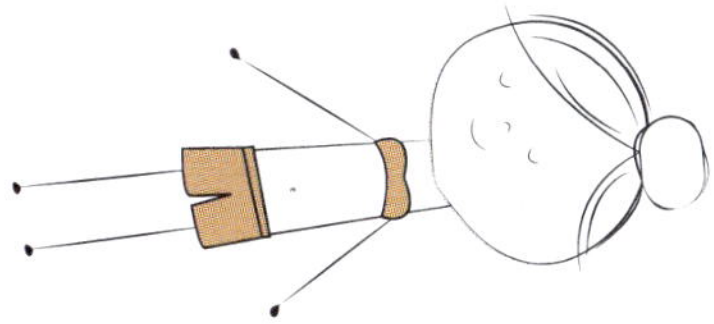

Shavasana

Yoga und Dankbarkeit

Jedes Jahr unterrichte ich um die Zeit des Erntedankfestes eine Stunde rund um das folgende Mantra, das dem Zenmeister Sono zugeschrieben wird: »Danke für alles. Es fehlt mir an nichts.« Wenn die Dinge wunderbar laufen, fühlt es sich ebenso wunderbar an, Dankbarkeit zu äußern. Auch wenn es schwieriger wird, kann es erdend und beruhigend sein, das gleiche Mantra zu sprechen. Wir sollten nicht nur in guten Zeiten dankbar sein. Dürfen wir uns überhaupt anmaßen, etwas als Fluch oder Segen zu bewerten? Sicher haben wir alle in der Vergangenheit Dinge erlebt, die wir damals beklagten und deren Wert wir heute erkennen – und umgekehrt!

Mit dieser Sequenz lade ich Sie ein, alles, wofür Sie in diesem Moment dankbar sind, zum Zentrum Ihrer Meditation zu machen. Füllen Sie sich mit jeder Einatmung mit Dankbarkeit und gestalten Sie die Ausatmungen als Erinnerung daran, dass nichts selbstverständlich ist. Wenn Sie ein persönliches Mantra haben, können Sie auch dies still rezitieren. Was mich betrifft, halte ich es genau mit Sonos Mantra: »Danke für alles. Es fehlt mir an nichts.«

1. *Vajrasana* (Diamant)
2. *Gomukhasana* (Kuhgesicht). Wiederholen Sie die Übung auf der anderen Seite.
3. *Virasana* (Heldensitz)
4. *Supta Virasana* (Heldensitz, liegend). Nutzen Sie hier so viele Hilfsmittel wie nötig.
5. Katze/Kuh im Vierfüßlerstand
6. *Ardha Matsyendrasana* (Drehsitz). Wiederholen Sie die Übung auf der anderen Seite.
7. *Anahatasana* (Kniender Hund)
8. *Adho Mukha Shvanasana* (Herabschauender Hund)
9. *Supta Kapotasana* (Taube)
10. Wiederholen Sie die Schritte 7 bis 9 auf der anderen Seite.

Fortsetzung der Sequenz auf Seite 190

1

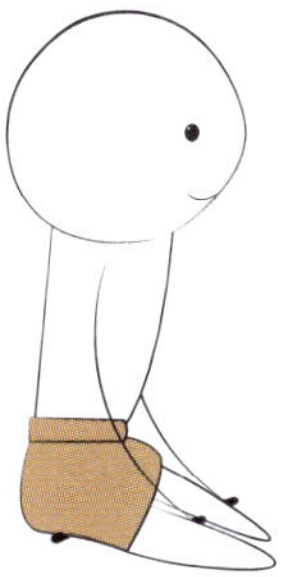

Vajrasana

2

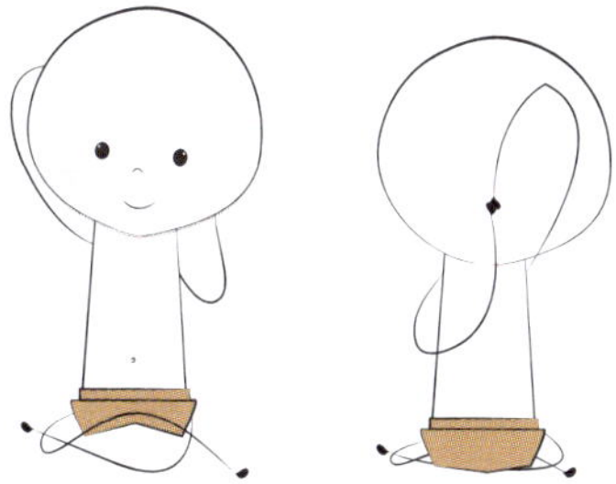

Gomukhasana

3

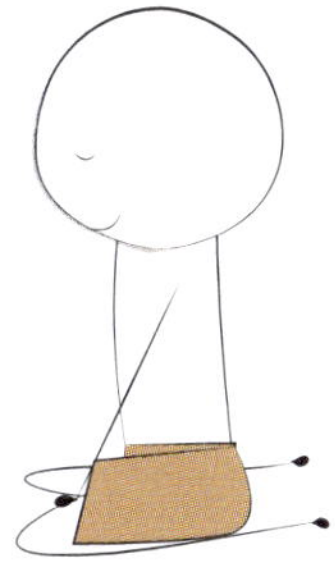

Virasana

4

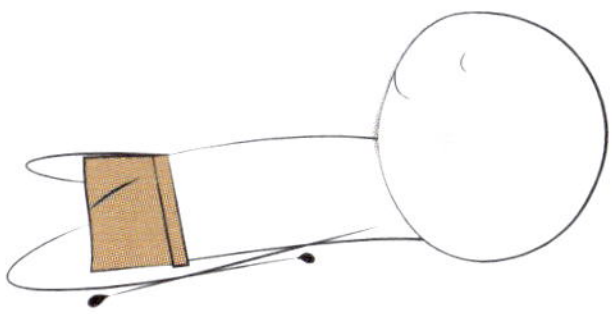

Supta Virasana

5

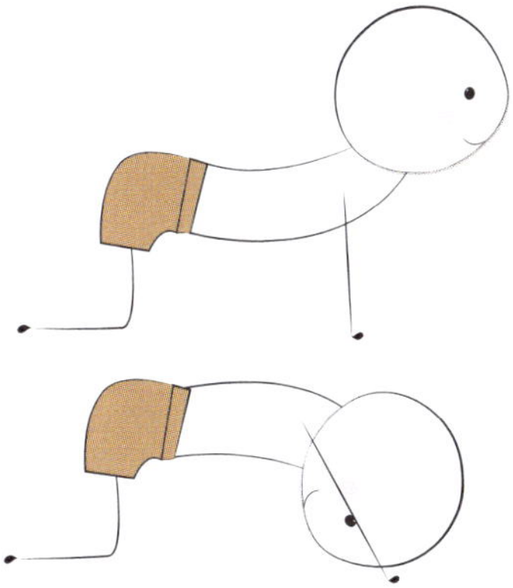

Katze/Kuh im Vierfüßlerstand

6

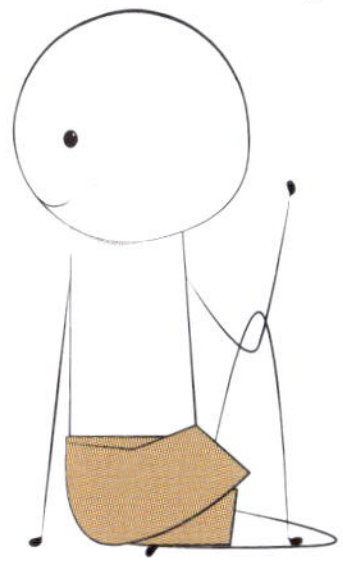

Ardha Matsyendrasana

7

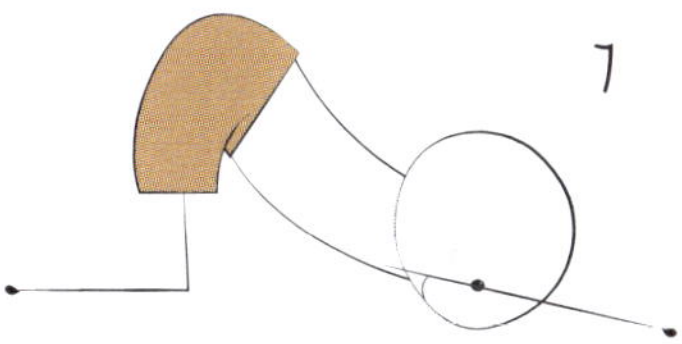

Anahatasana

8

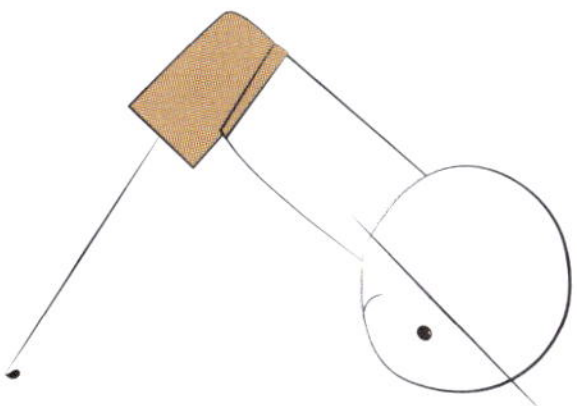

Adho Mukha Shvanasana

9

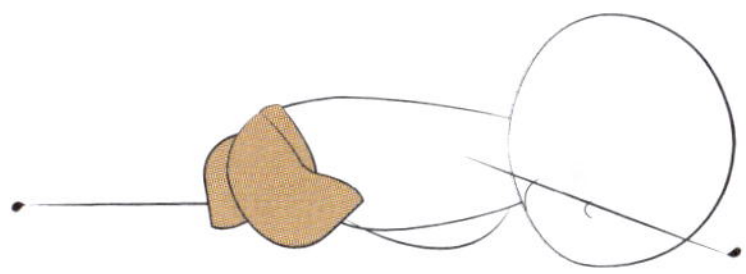

Supta Kapotasana

11. *Tadasana* (Berghaltung)
12. *Uttanasana* (Stehende Vorwärtsbeuge)
13. *Urdhva Hastasana* (Berghaltung mit nach oben gestreckten Armen)
14. *Parsvottanasana* (Intensive Flankendehnung)
15. *Urdhva Hastasana*
16. *Tadasana*

Fortsetzung der Sequenz auf Seite 192

11

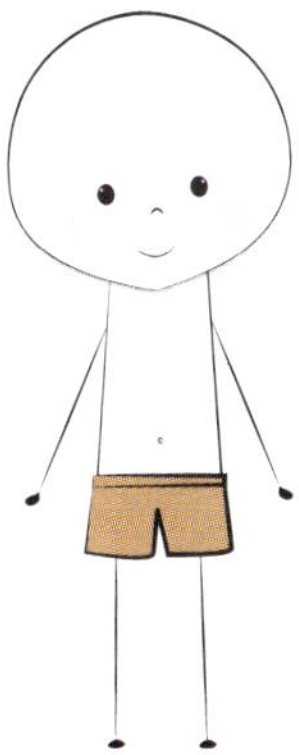

Tadasana

12

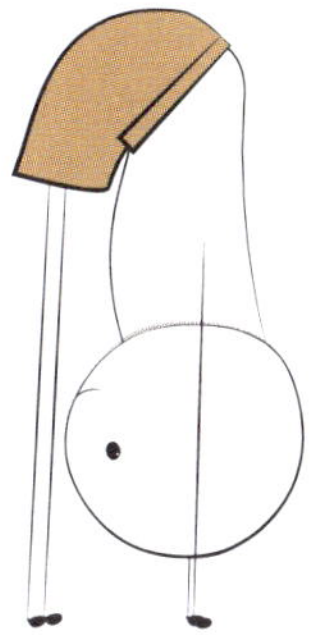

Uttanasana

13

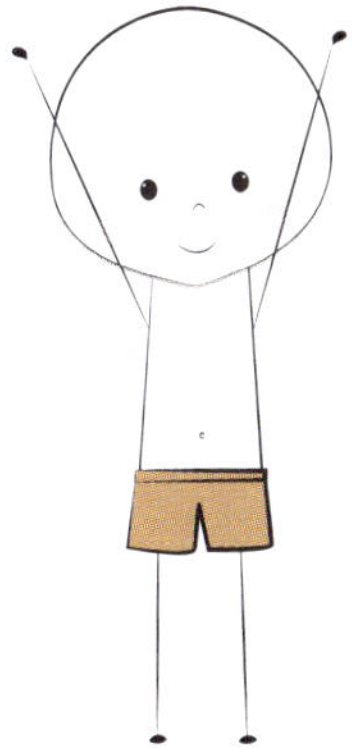

Urdhva Hastasana

14

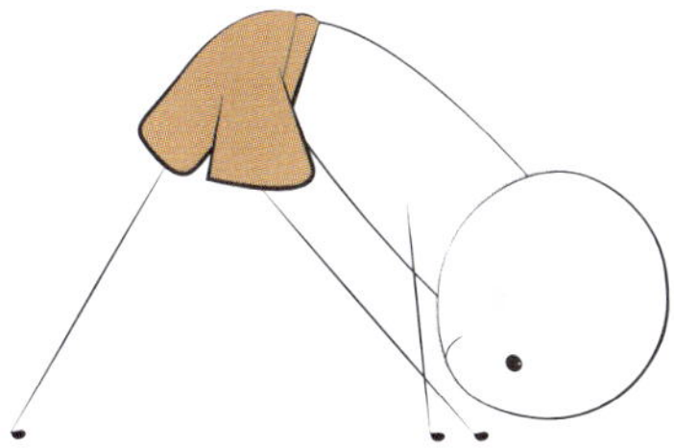

Parsvottanasana

15

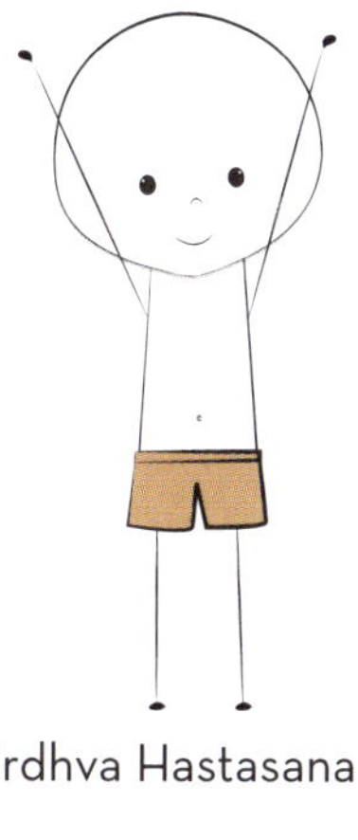

Urdhva Hastasana

16

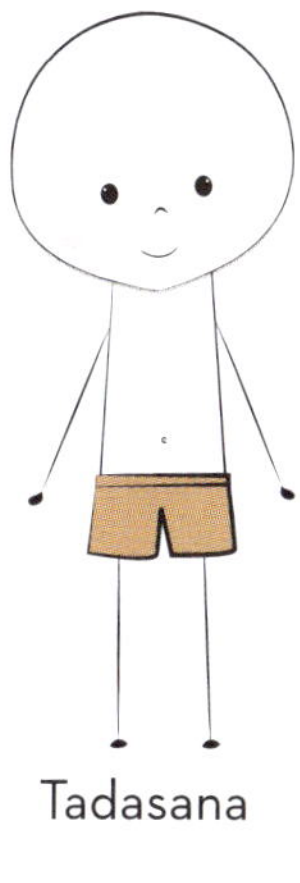

Tadasana

17. *Natarajasana* (Tänzer). Wiederholen Sie die Übung auf der anderen Seite.
18. *Prasarita Padottanasana* (Vorwärtsbeuge in der Grätsche). Verschränken Sie die Finger hinter Ihrem Rücken, um eine Dehnung in Rücken und Schultern zu erreichen.
19. *Janu Sirsasana* (Kopf-zum-Knie-Haltung)
20. *Upavishta Konasana* (Grätsche)
21. Wiederholen Sie die Schritte 19 und 20 auf der anderen Seite.
22. *Supta Matsyendrasana* (Drehung im Liegen). Wiederholen Sie die Übung auf der anderen Seite.
23. *Shavasana* (Totenstellung)

17

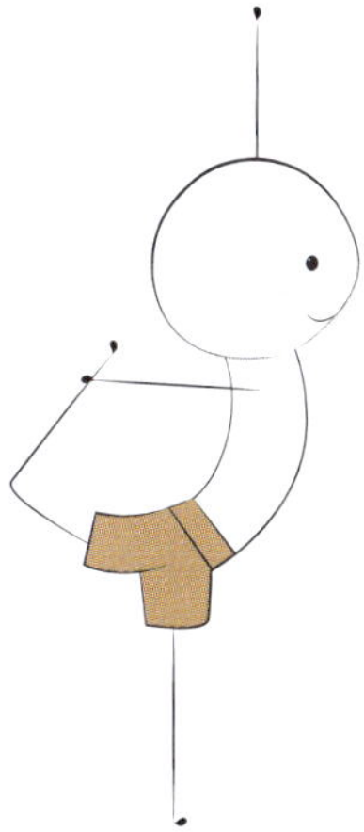

Natarajasana

18

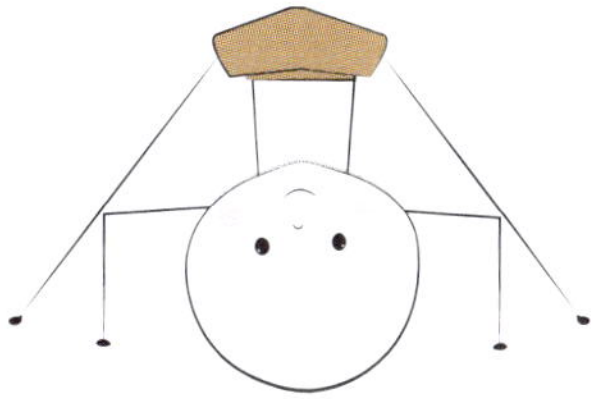

Prasarita Padottanasana

19

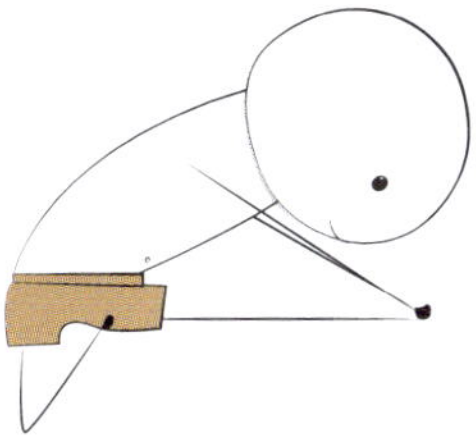

Janu Sirsasana

20

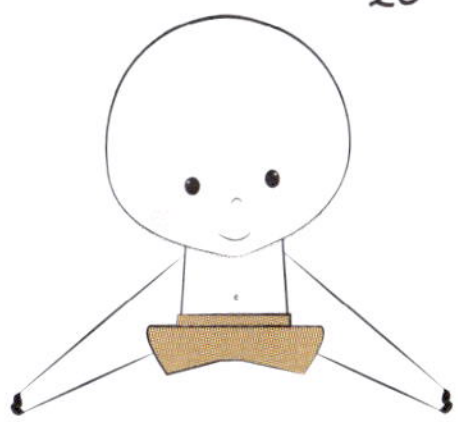

Upavishta Konasana

22

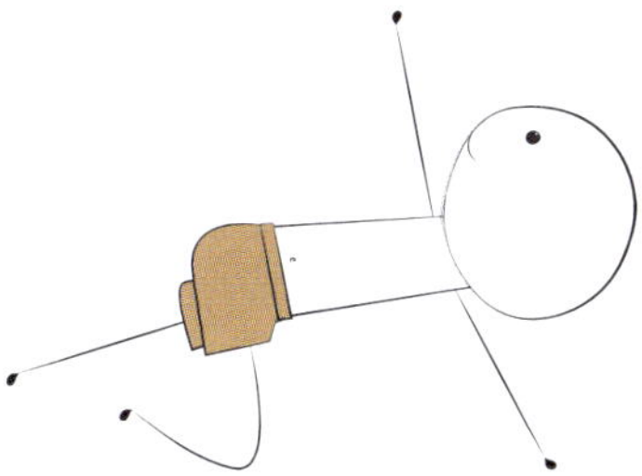

Supta Matsyendrasana

23

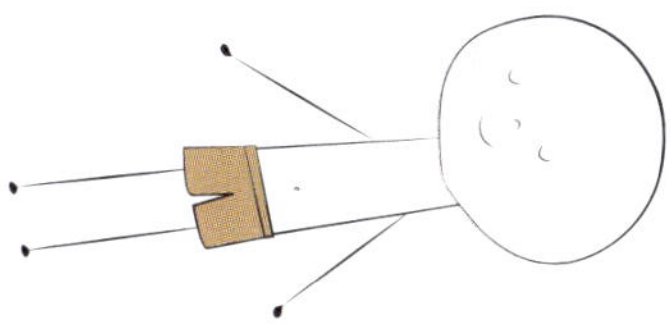

Shavasana

Raum schaffen

Schließen Sie Ihre Augen und stellen Sie sich fünf Paar Schuhe vor, die Sie besitzen. Nehmen Sie Farbe, Form und den derzeitigen Standort wahr. Denken Sie an den Zeitpunkt des Kaufs, wie viel sie gekostet haben und was Sie zum Kauf motiviert hat.

»Schuhe? Lese ich richtig?«, denken Sie jetzt vermutlich. Hier ist der Clou der Sache: Wenn Sie sich mit geschlossenen Augen fünf Paar Schuhe vorstellen können (ich persönlich sehe spontan sehr viele mehr …), nehmen sie nicht nur in Ihrem Schuhschrank, sondern auch in Ihrem Bewusstsein Platz ein. Das Schuhexperiment kann beliebig mit Mänteln, Taschen, Besteck oder Kaffeetassen variiert werden. All diese Dinge liegen in unserem Geist verstreut und verstauben dort.

Nehmen Sie sich vor der Yogapraxis Zeit, einen sauberen und bequemen Platz für sich vorzubereiten. Räumen Sie ablenkende Gegenstände zur Seite, schalten Sie Ihr Telefon aus und vergessen Sie die Schuhe. Wenn Sie vor der Praxis Ihren Geist klären, werden Sie erstaunt sein, wie mühelos er sich während der Übungen ausdehnen kann.

1. *Simhasana Pranayama* (Löwenatmung mit ausgestreckter Zunge)
2. *Tadasana* (Berghaltung, kniend)
3. *Parighasana* (Tor)
4. Katze/Kuh im Vierfüßlerstand
5. Wiederholen Sie die Schritte 2 bis 4 auf der anderen Seite.
6. *Adho Mukha Shvanasana* (Herabschauender Hund). Heben Sie ein Bein in den dreibeinigen Hund und versetzen Sie das Knie in der Luft in kreisende Bewegungen. Wiederholen Sie die Übung auf der anderen Seite.
7. *Uttanasana* (Stehende Vorwärtsbeuge)

Fortsetzung der Sequenz auf Seite 196

1

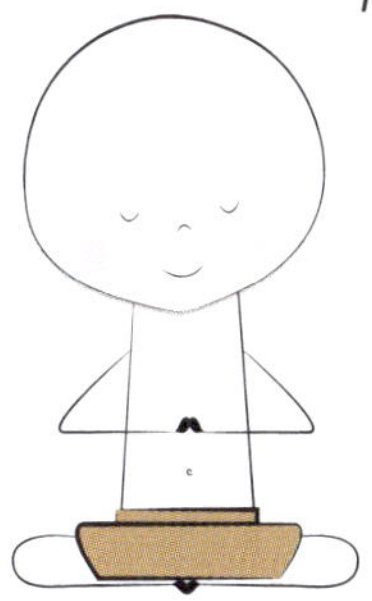

Simhasana Pranayama

2

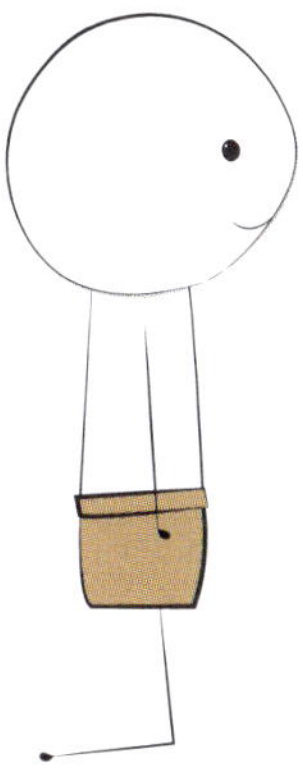

Tadasana

3

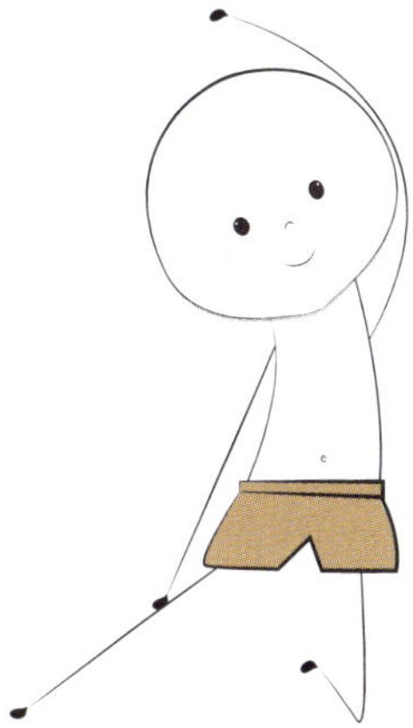

Parighasana

4

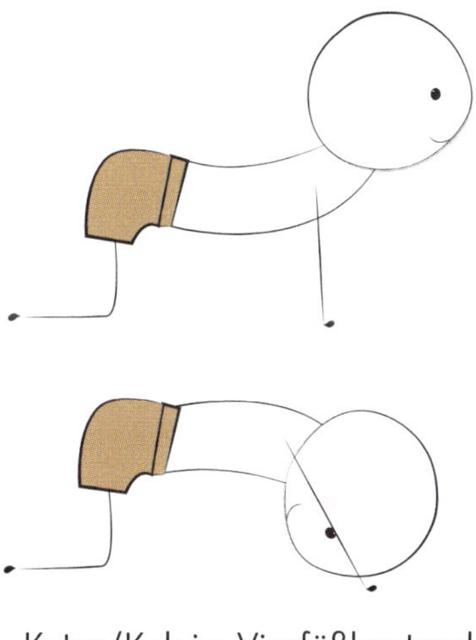

Katze/Kuh im Vierfüßlerstand

6

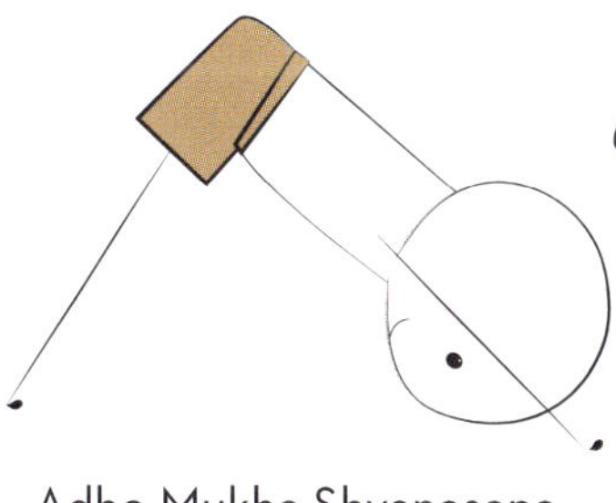

Adho Mukha Shvanasana

7

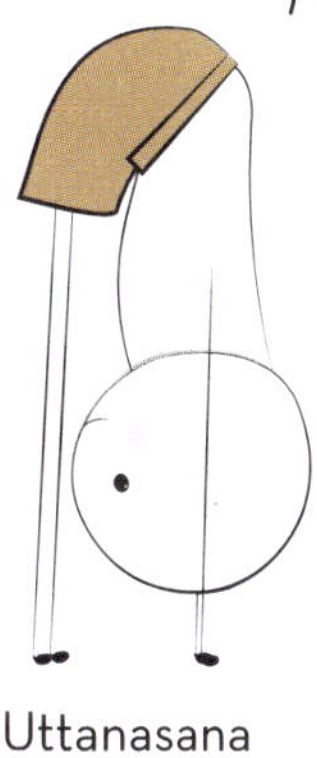

Uttanasana

8. *Urdhva Hastasana* (Berghaltung mit nach oben gestreckten Armen). Halten Sie die Position 10 Atemzüge lang.
9. *Virabhadrasana III* (Krieger III)
10. *Virabhadrasana I* (Krieger I)
11. *Virabhadrasana II* (Krieger II)
12. Wiederholen Sie die Schritte 6 bis 11
13. *Prasarita Padottanasana* (Vorwärtsbeuge in der Grätsche)
14. *Deviasana* (Göttin). Halten Sie die Position 10 Atemzüge lang.
15. *Urdhva Hastasana*

Fortsetzung der Sequenz auf Seite 198

8

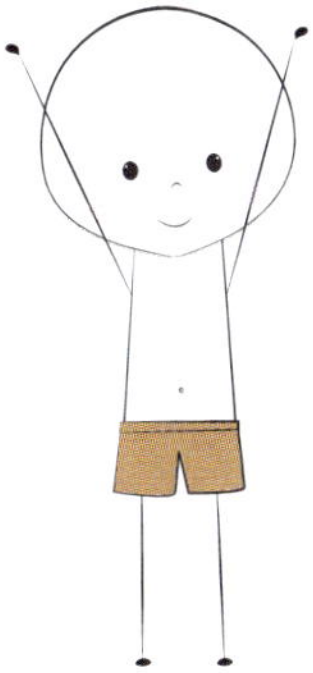

Urdhva Hastasana

9

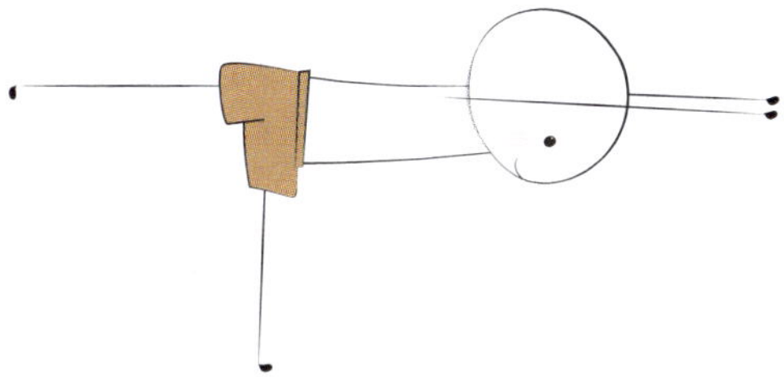

Virabhadrasana III

10

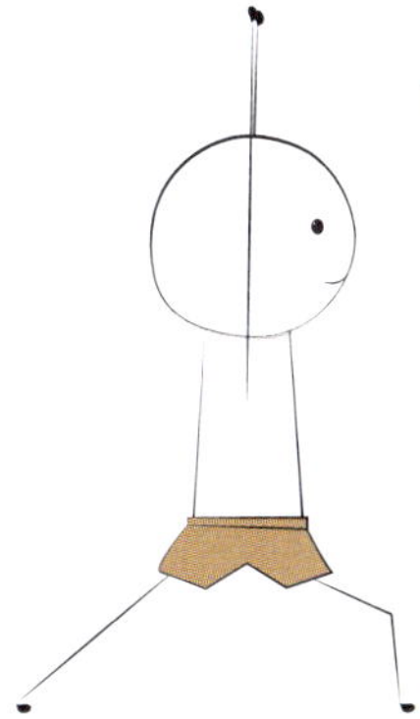

Virabhadrasana I

11

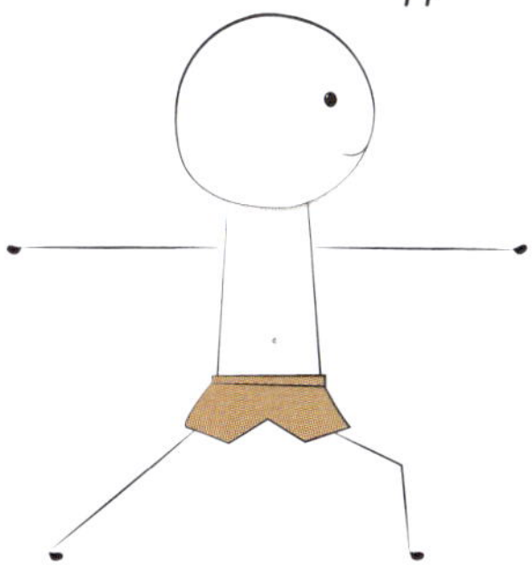

Virabhadrasana II

13

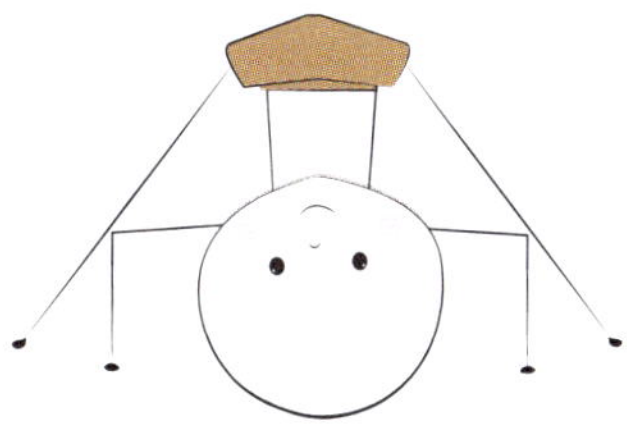

Prasarita Padottanasana

14

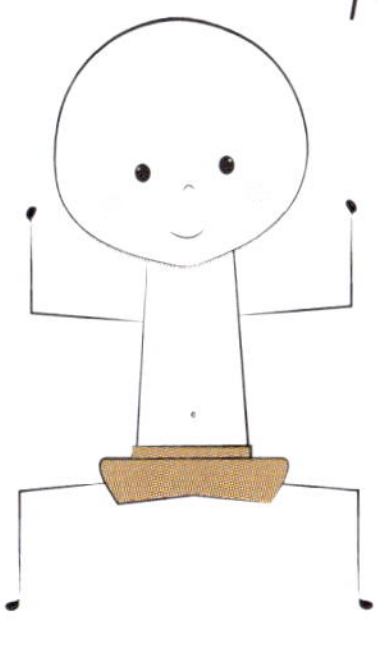

Deviasana

15

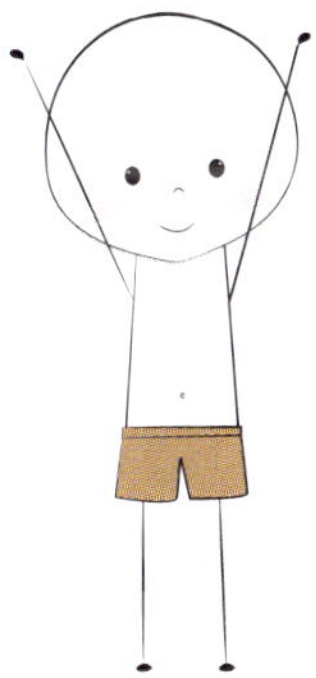

Urdhva Hastasana

16. *Balasana* (Kindhaltung)
17. *Dhanurasana* (Bogen)
18. *Balasana*
19. *Sharvangasana* (Schulterstand)
20. *Halasana* (Pflug)
21. *Supta Matsyendrasana* (Drehhaltung, liegend)
22. *Shavasana* (Totenstellung)

16

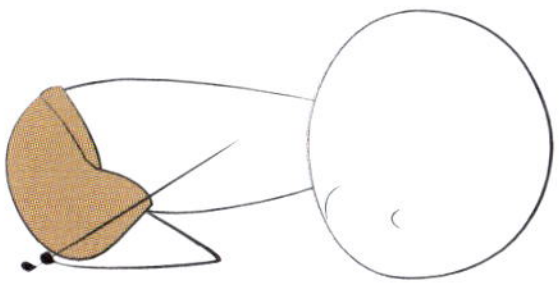

Balasana

17

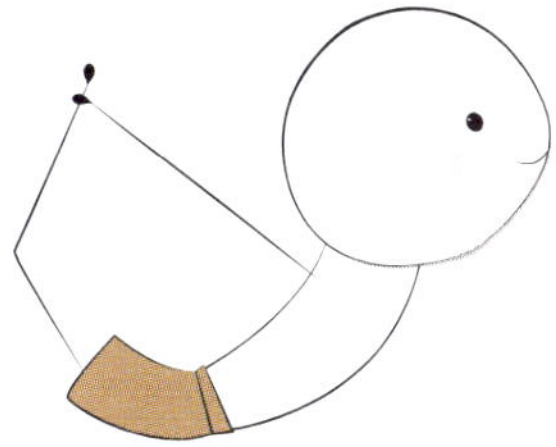

Dhanurasana

18

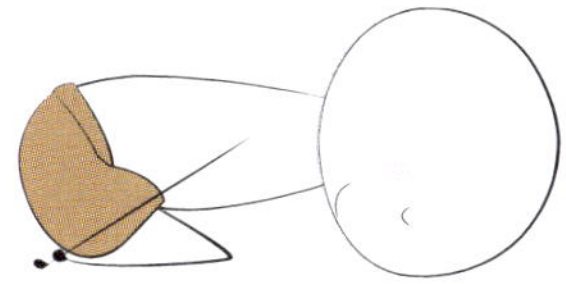

Balasana

19

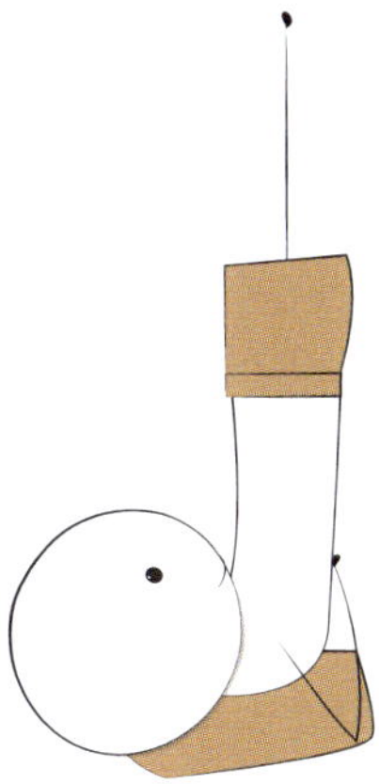

Sharvangasana

20

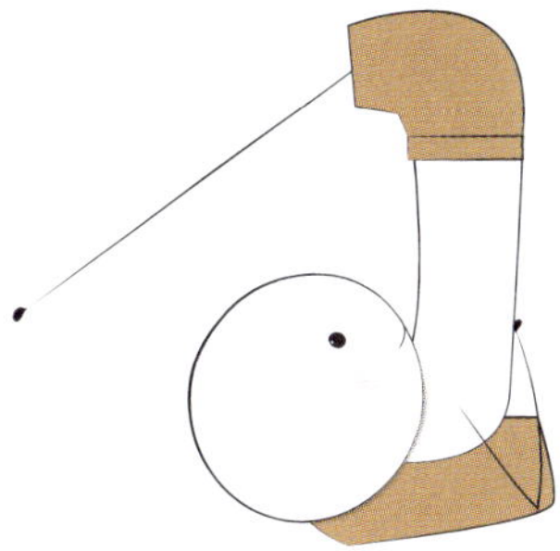

Halasana

21

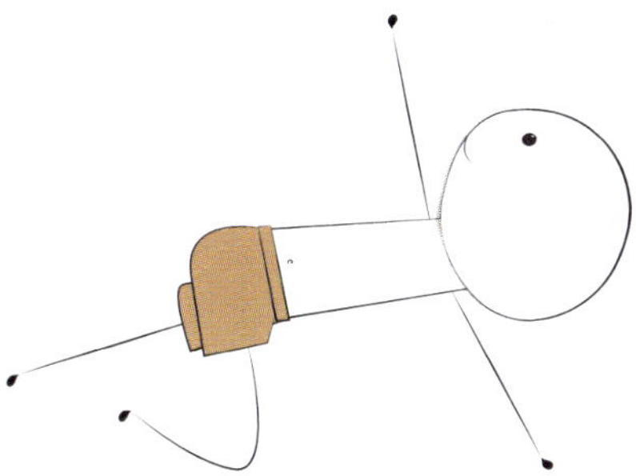

Supta Matsyendrasana

22

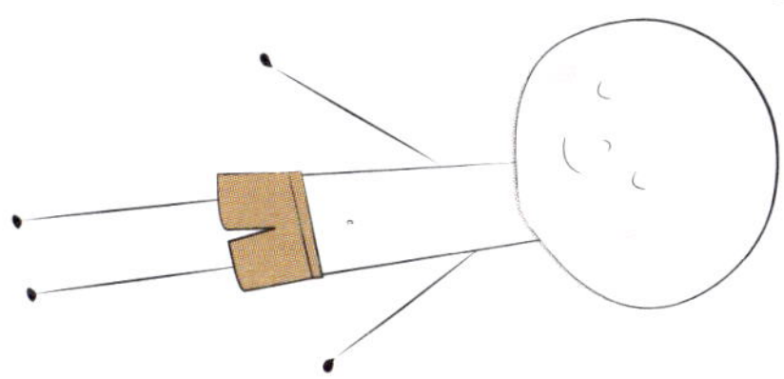

Shavasana

Yoga und Traurigkeit

»Einer, den ich liebte, gab mir einmal eine Schachtel voller Dunkelheit.
Jahre später verstand ich, dass auch dies ein Geschenk war.« *(Mary Oliver)*

Wir alle kennen Tage voller Traurigkeit. Manchmal kennen wir den Grund, manchmal nicht. Oft funktionieren an diesen Tagen unsere Instinkte nicht optimal, und wir wollen uns mit einem kitschigen Film und einem Taschentuch vor der Welt verstecken. Ein viel besserer Stimmungsaufheller ist jedoch eine Yogasession, die die Ausschüttung des Stresshormons Cortisol reduziert und den Sympathikus aktiviert. In traurigen Zeiten dient Yoga als Weg, den Körper besser zu verstehen und geduldiger mit dem Geist und seinen Stimmungen umzugehen.

1. *Supta Baddha Konasana* (Liegender gebundener Winkel). Nutzen Sie falls gewünscht Hilfsmittel unter dem Oberkörper, Kopf und Nacken.
2. *Supta Matsyendrasana* (Drehhaltung, liegend). Wiederholen Sie die Übung auf der anderen Seite.
3. *Setu Bandhasana* (Brücke)
4. *Balasana* (Kindhaltung)
5. *Adho Mukha Shvanasana* (Herabschauender Hund)
6. *Prasarita Padottanasana* (Vorwärtsbeuge in der Grätsche)
7. *Urdhva Hastasana* (Berghaltung mit nach oben gestreckten Händen)
8. *Tadasana* (Berghaltung)
9. *Vrksasana* (Baum). Wiederholen Sie die Übung auf der anderen Seite.

Fortsetzung der Sequenz auf Seite 202

1

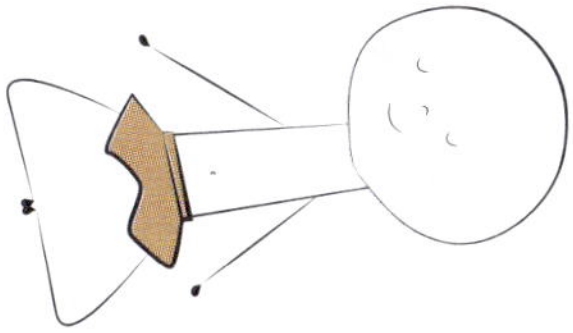

Supta Baddha Konasana

2

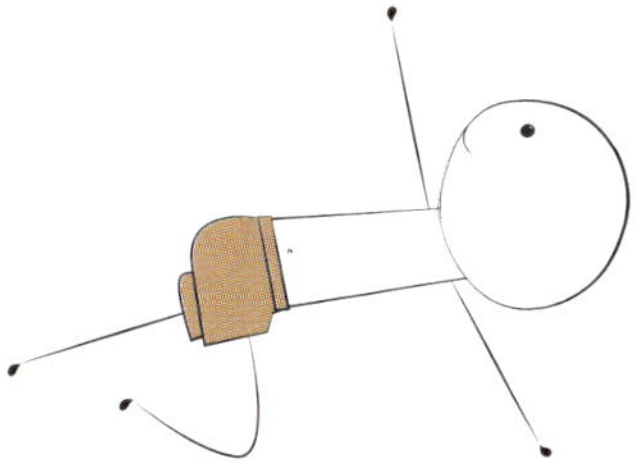

Supta Matsyendrasana

3

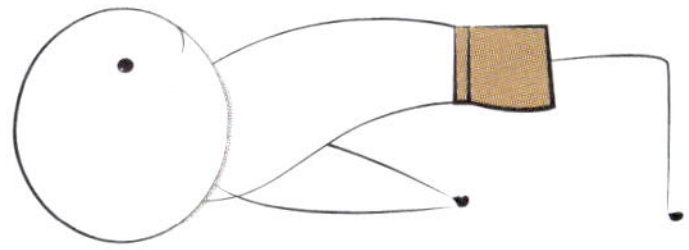

Setu Bandhasana

4

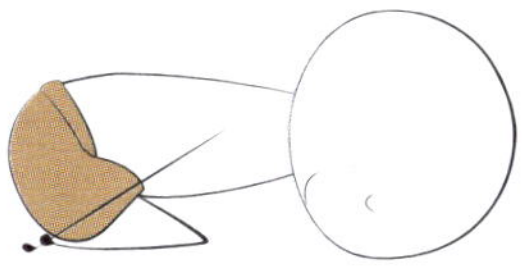

Balasana

5

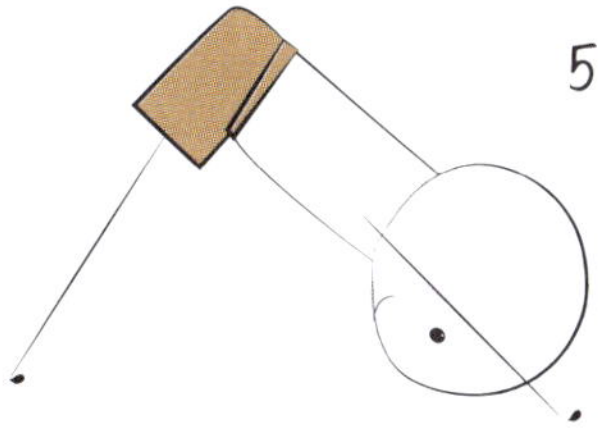

Adho Mukha Shvanasana

6

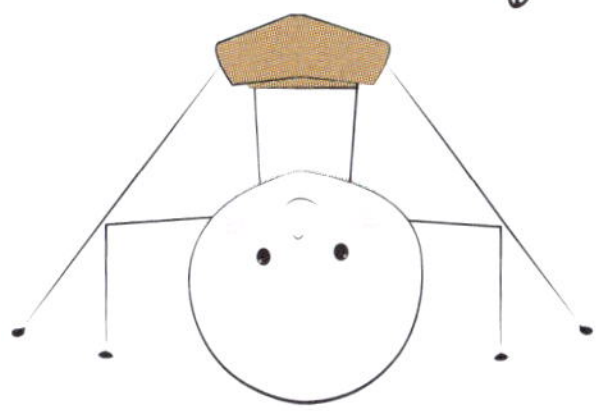

Prasarita Padottanasana

7

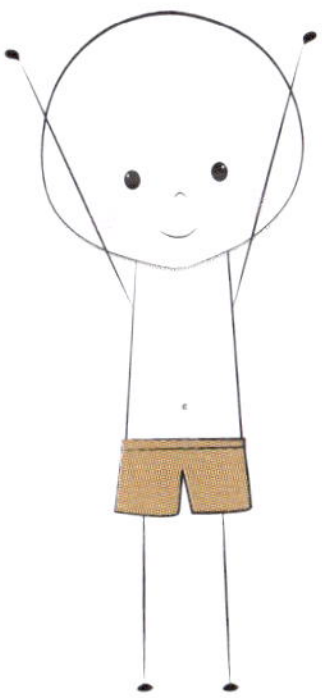

Urdhva Hastasana

8

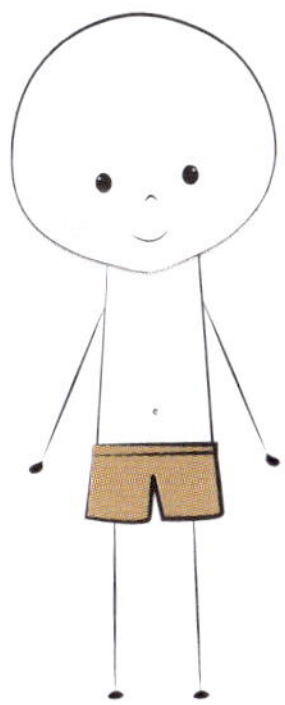

Tadasana

9

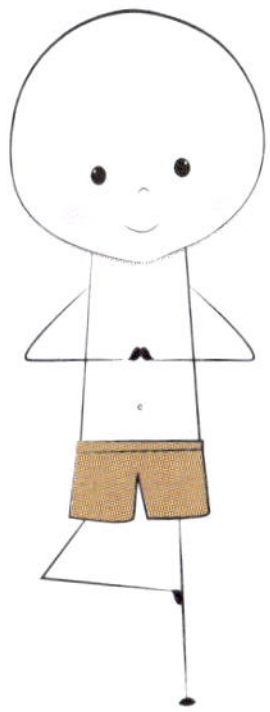

Vrksasana

10. *Virabhadrasana III* (Krieger III). Wiederholen Sie die Übung auf der anderen Seite.
11. *Ardha Chandrasana* (Halbmond). Wiederholen Sie die Übung auf der anderen Seite und üben Sie, falls Sie unsicher stehen, mit dem Rücken gegen die Wand.
12. *Paschimottanasana* (Sitzende Vorwärtsbeuge)
13. *Sharvangasana* (Schulterstand)
14. *Halasana* (Pflug)
15. *Matsyasana* (Fisch)
16. *Sirsasana* (Kopfstand)
17. *Shavasana* (Totenstellung)

10

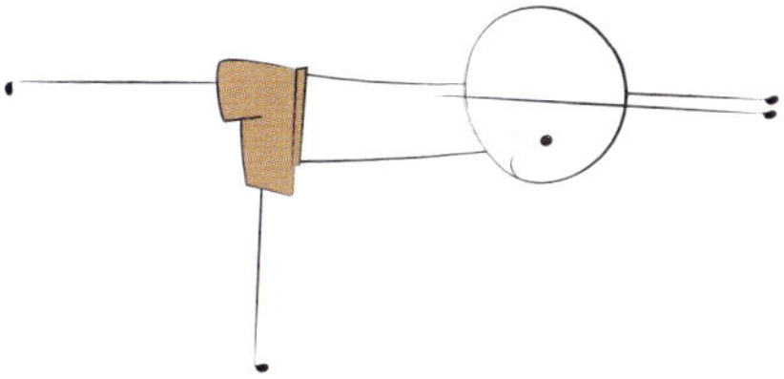

Virabhadrasana III

11

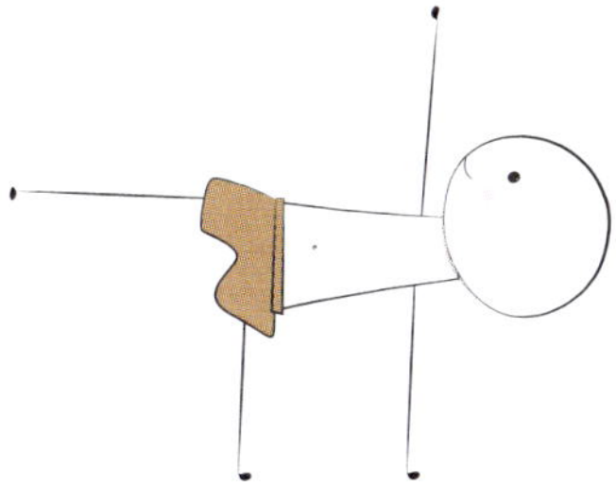

Ardha Chandrasana

12

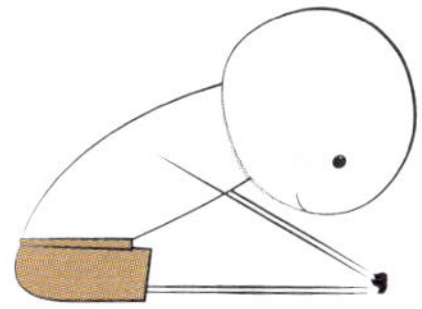

Paschimottanasana

13

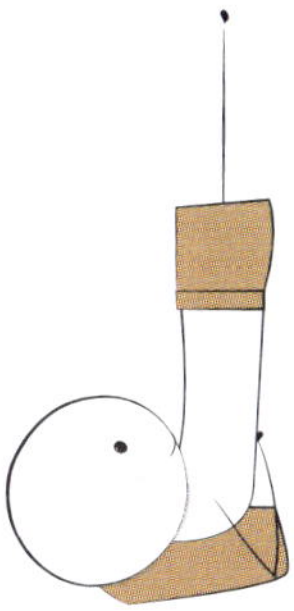

Sharvangasana

14

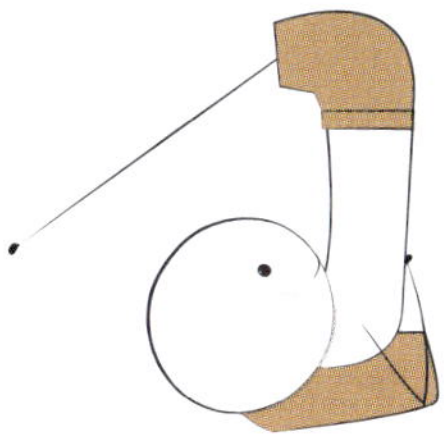

Halasana

15

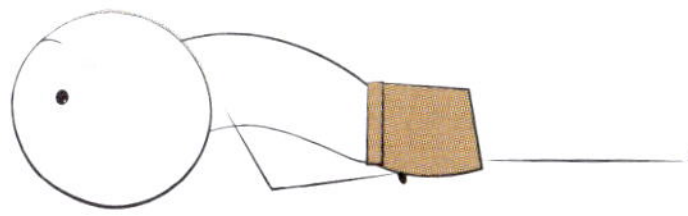

Matsyasana

16

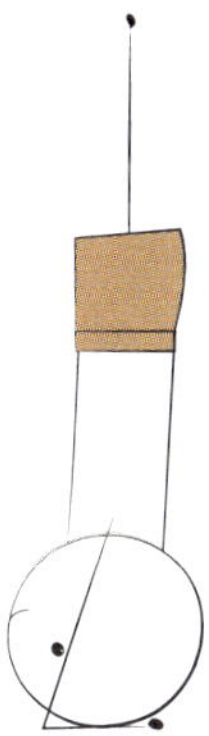

Sirsasana

17

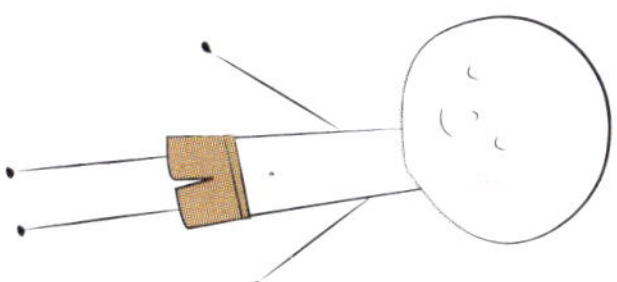

Shavasana

Yoga und Wut

Vor einigen Jahren hütete ich das Haus meiner Eltern, während mein jüngerer Bruder zu Hause war. Nach einem Streit verließ ich das Haus. Als ich zurückkam, hatte er jeden Topf und jede Pfanne aus dem Schrank genommen, auf den Küchentisch gestellt und mit Ketchup vollgeschmiert. Meine erste Idee war, all das Geschirr à la »Der Pate« in seinem Bett zu arrangieren. Allerdings musste ich vorher Yoga unterrichten und verschob meinen Racheplan auf später.

Vielleicht ahnen Sie schon, wie die Geschichte ausging. Allein durch das Unterrichten und das Wahrnehmen meiner unregelmäßigen Atmung, meiner aufgebrachten Gedanken und meines rasenden Pulses merkte ich, dass Rache keine Lösung war. Zu Hause wusch ich alle Töpfe und Pfannen und war angenehm überrascht, dass Ketchup offenbar tiefenreinigende Eigenschaften für Geschirr aus Kupfer und Messing hat. Danach war mein Geist (wie die Töpfe) blitzblank. Wenn wir uns darauf konzentrieren, die Nebeneffekte des Ärgers zu heilen, löst sich die Wut schneller auf als Ketchup.

1. Meditationssitz. Konzentrieren Sie sich auf die gleiche Länge von Ein- und Ausatmung.
2. *Nadi Shodana Pranayama* (Wechselatmung), 5 bis 15 Minuten lang.
3. Löwenatmung
4. Katze/Kuh im Vierfüßlerstand. Bewegen Sie sich im Rhythmus des Atems.
5. *Bhujangasana* (Kobra)
6. *Shalabhasana* (Heuschrecke)
7. *Balasana* (Kindhaltung), 1 bis 3 Minuten lang.
8. *Paschimottanasana* (Sitzende Vorwärtsbeuge)
9. *Janu Sirsasana* (Kopf-zum-Knie-Haltung). Wiederholen Sie die Übung auf der anderen Seite.
10. *Halasana* (Pflug)
11. *Viparita Karani* (Umkehrhaltung mit Beinen an der Wand), 5 bis 15 Minuten lang.
12. *Shavasana* (Totenstellung)

1

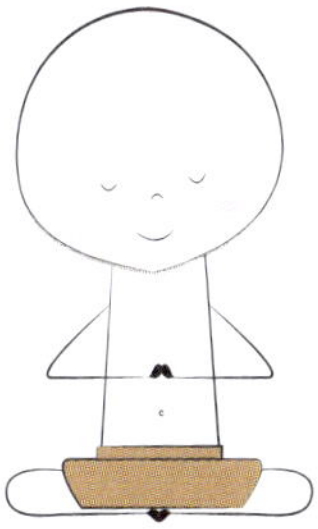

Meditation

2

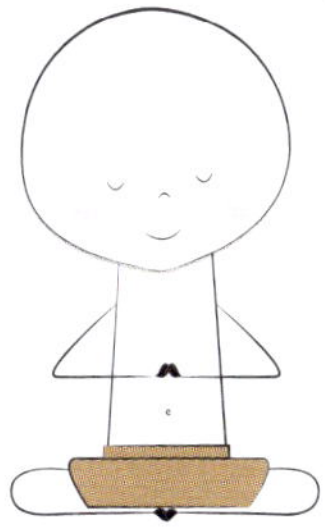

Pranayama

3

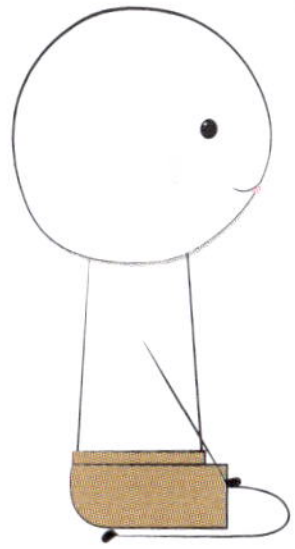

Löwenatmung

4

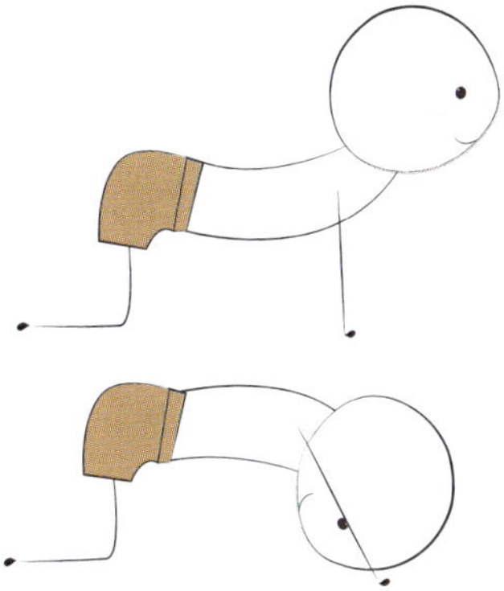

Katze/Kuh im Vierfüßlerstand

5

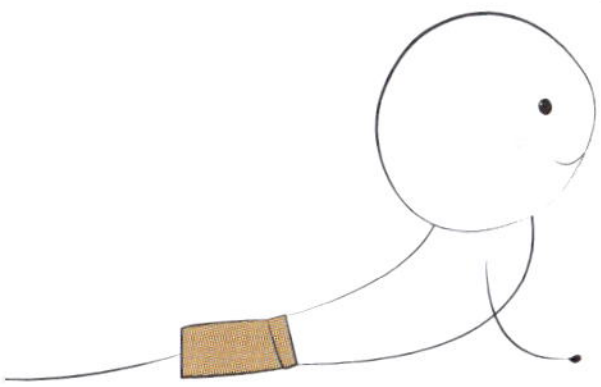

Bhujangasana

6

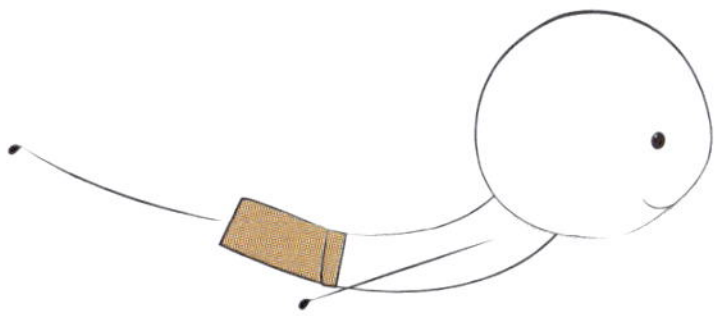

Shalabhasana

7

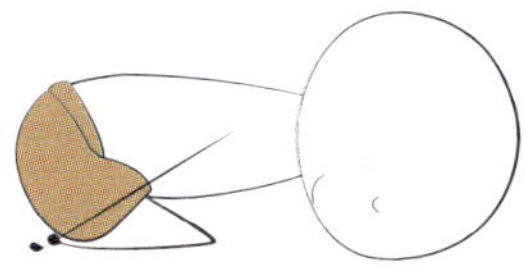

Balasana

8

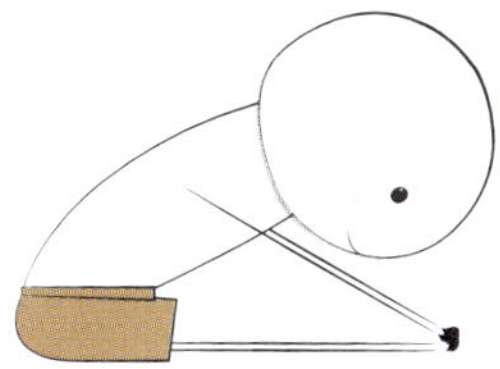

Paschimottanasana

9

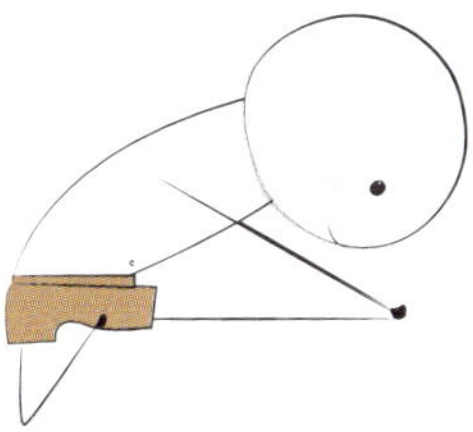

Janu Sirsasana

10

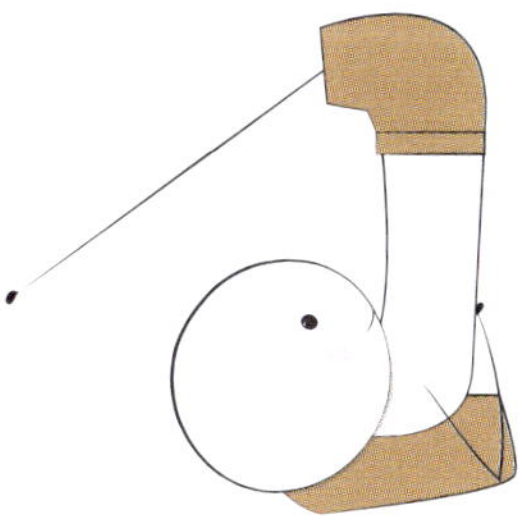

Halasana

11

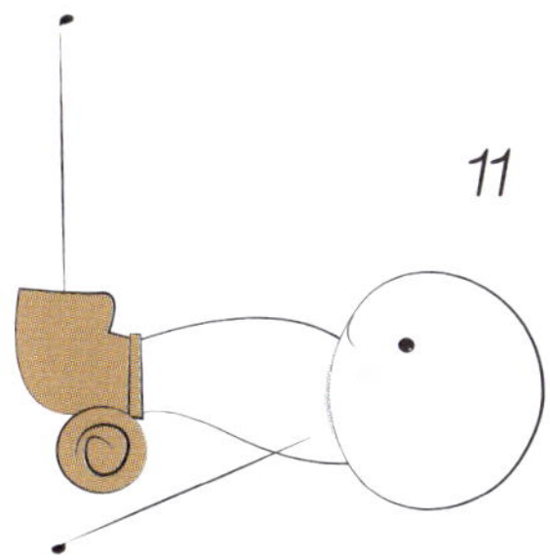

Viparita Karani

12

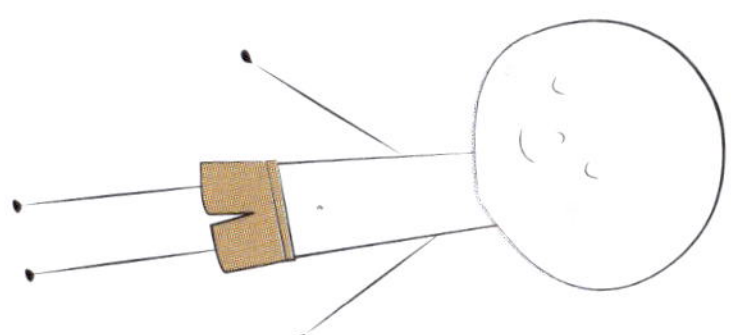

Shavasana

Dank

Meine Mutter und ich sind uns in vielem ähnlich – auch darin, dass wir am Schluss eines Buches immer die Danksagungen lesen. Wir wissen allerdings beide nicht genau, warum. Daher gilt euch eifrigen Danksagungslesern mein erster Dank: Ich sage euch Dank und versuche, die folgenden Worte so unterhaltsam wie möglich zu gestalten.

Dank an die brillanten Schwestern Kerri und Nicole Frail. Ich hätte mich schon mit nur einer von ihnen für einen Glückspilz gehalten, und dann waren es sogar zwei. Das Buch ist durch eure Arbeit das geworden, was es ist. Ebenso dankbar bin ich meiner Agentin Kathleen Rushall: Du bist geduldig, ausdauernd und verlierst nie die perfekte Übersicht.

Dank an meine kleine, wilde und perfekte Familie, besonders Opa Manny, der hundert Jahre alt wurde, aber die Veröffentlichung dieses Buches knapp verpasste.

2007 ist die Idee zu diesem Buch am Kripalu Center for Yoga and Health entstanden. Dank dem Zentrum für Seva, YTT, Devarshi und Sudha. Ich habe bei vielen Mitgliedern Rat gesucht, unter anderem waren F-stop Fitzgerald, Naomi Silverman und Larry Bush unverzichtbare Quellen – Menschen, die genau wissen, was sie tun.

Dank an meine früheren und aktuellen Arbeitgeber: Emily Yachinich und Diane Fine von der Cornell University, Tory Jenis von Blackbird Yoga sowie Heather Healey von Mighty Yoga. Mit ihnen habe ich wunderbare Vorbilder, was Professionalität, Balance und den Gebrauch von Kopfhörern betrifft. Danke auch an alle Lehrerkollegen: Ich habe von euch allen unendlich viel gelernt.

Dieses Buch wäre nicht ohne die bisher Genannten entstanden, aber ich wäre auch nicht die, die ich bin, ohne die Hilfe folgender außergewöhnlicher Menschen (in zeitlicher Reihenfolge):

Dank an Simon's Rock College in Bard (wenn Sie dort studiert haben, wissen Sie, warum). Dank an meine Seelenfreunde Saro Hinson und Heather Fisch, meine inoffizielle Pressesprecherin Erica Webb und ihre Assistentin Ashley Nelson.

Dank an Sara Griffin, eine adoptierte Silverman, und Madison's Friday Night Ladies' Teerunde.

Dank an Colin Jermain für seine Unterstützung und seinen unbestechlichen Sinn für Ästhetik. An Chris Negronida, der von Anfang an an mich geglaubt hat.

Dank an die Stadt Ithaca, New York. Und an eine Liste wunderbarer Frauen, die ich zu meinem großen Glück beliebig verlängern könnte: Ilana, Nicole, Emma, E-dub, Shoshi, Luisa, Tess, Jenna, Anaar, Dara, Kendra, Yardenne, Meg and Megan. Ich liebe euch.

Noch vor allen anderen gilt mein inniger Dank meinen Yogaschülern. Ihr seid meine Lehrer.

Danke für alles. Es fehlt mir an nichts.